经典医学手术系列 Classic Series of Medical Surgery

Aortic Root Reconstruction
实用主动脉根部重建术

◎主编 陶 凉

中国科学技术出版社
·北 京·

图书在版编目（CIP）数据

实用主动脉根部重建术 / 陶凉主编 . — 北京：中国科学技术出版社，2019.5
ISBN 978-7-5046-8266-6

Ⅰ . ①实… Ⅱ . ①陶… Ⅲ . ①主动脉疾病－心脏外科手术 Ⅳ . ① R654.2

中国版本图书馆 CIP 数据核字（2018）第 055283 号

策划编辑	焦健姿　王久红
责任编辑	焦健姿
装帧设计	华图文轩
责任校对	龚利霞
责任印制	李晓霖

出　　版	中国科学技术出版社
发　　行	中国科学技术出版社有限公司发行部
地　　址	北京市海淀区中关村南大街 16 号
邮　　编	100081
发行电话	010-62173865
传　　真	010-62179148
网　　址	http://www.cspbooks.com.cn

开　　本	889mm×1194mm　1/16
字　　数	197 千字
印　　张	10.5
版　　次	2019 年 5 月第 1 版
印　　次	2019 年 5 月第 1 次印刷
印　　刷	北京威远印刷有限公司
书　　号	ISBN 978-7-5046-8266-6 / R・2393
定　　价	158.00 元

（凡购买本社图书，如有缺页、倒页、脱页者，本社发行部负责调换）

编著者名单

主　编　陶　凉
副主编　胡大清　宋来春
编　者　（排名不分先后）
　　　　　陈绪发　程　端　庾华东　冯学国
　　　　　张真路　马小静　符　竣　周　宏
　　　　　曾祥军　周　丹　华正东　金　晶
　　　　　王　潇　杨建国　贺必辉　张　恒
　　　　　王　波　韩　啸　许　铭　段　立
　　　　　宋　杰　王　刚　杨海泉　方极辉
绘　图　石　磊

内容提要

　　作者从事儿童及成人心脏手术多年，对主动脉根部病变的治疗有一定的体会。通过学习前辈的经验和总结自己的体会，将主动脉根部重建理念外衍，形成了一套临床实用、效果明显的技术和理念，对主动脉根部进行功能性解剖，根据病变部位进行分型，并施以不同的治疗方法。书中介绍的手术理念和方法，每一步的操作及注意事项都非常详细，还配有图片及说明，这些精美的图片都是术中直接拍照后结合作者经验一张一张临摹而成的，便于读者学习掌握并应用于临床操作。本书图文并茂，简明易懂，特别适合心脏外科医生和医学生阅读参考。

序

主动脉根部病变是常见的疑难病变，由于致病因素复杂多样、解剖结构特殊，主动脉根部手术一直是心脏外科的巨大挑战。近几十年来，人们对主动脉根部病理解剖的认识不断深化，手术方法不断创新，麻醉与体外循环技术有了长足进步，手术材料的发展十分快速，这使得主动脉根部外科也取得了巨大进展。但是，仍有一些复杂重症病例的手术效果不太理想。从学科发展的角度来看，目前对主动脉根部的病理分型、手术策略和手术技术的探索仍是临床实践中的重要课题。

武汉亚洲心脏病医院陶凉教授从事心脏外科近三十年，对于各类心脏手术均有丰富的临床经验，尤其在主动脉根部手术方面有着不少独到的见解和经验。其开展的主动脉瓣单瓣叶、二瓣、三瓣叶置换成形等手术，从近期到中远期均取得了良好效果。

陶凉教授是一位很有才华的医生，其所在的心脏外科团队是国内优秀团队之一。他勤于实践、精于思维、善于总结，在多年的坚持与不懈努力下形成自己的理念，提出了病变分型与相应的治疗技术。现将自身经验汇集为这本《实用主动脉根部重建术》奉献给广大读者。本书图文并茂，确有匠心独到之处。这是一本很好的参考书，相信对医学生和心脏外科医生定有帮助。

希望陶凉教授不断推出新的著作。乐为序。

中国医学科学院阜外医院

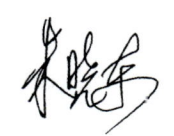

前　言

1986年从北京医科大学（现北京大学医学部）毕业后，我在北京医大附属第一医院（现北京大学第一医院）从事心脏外科工作。在治疗心脏瓣膜病患者的临床手术中，接触到很多瓣膜置换后的患者，有些因为手术瓣膜不匹配，心肌顺应性差，心脏功能改变；有些因为抗凝不到位出现机械瓣膜卡瓣，血栓形成所致血栓症，或者抗凝过量所致出血；还有出现生物瓣衰败或植入物感染等情况，导致患者生活质量下降，甚至因并发症严重危及生命。随着临床经验的积累，我发现瓣膜成形、瓣叶置换手术已经不能解释、覆盖或解决所有瓣膜疾病了。我一直希望能找到一种万全之策来避免这一切，让患者活得更像一个正常人。

机缘巧合，我于1994—1997年赴新加坡中央国立医院进修，有幸遇到Carlos Duran博士并接受了他的培训，包括二尖瓣与主动脉瓣成形的理念和手术技巧。Carlos Duran博士是瓣叶置换的"开山鼻祖"。他的理念让当时的我十分震撼，也为他的创造感到叹服，同时对主动脉瓣及其功能有了新的认知和提升，启发了我对此类疾病的思路，激起了我对主动脉根部疾病探索的欲望。他还设计了主动脉瓣成形的模具，以便临床应用。我们在新加坡理工大学建立了实验室，开始了更为深入的研究。此次培训吸引了德国等西方国家的研究人员，同时也受到了全球同行的关注。当时参加培训的大部分人员是亚洲心脏外科医生，年龄与我相仿，大批来自日本、韩国的外科医生都参与了离体动物实验。后来，这些医生在此领域也均有建树，毫无疑问与Duran博士的教诲密切相关。Saw Huat Seong博士、Chua Yeow Leng博士、Lee Chuen Neng博士、Tan Yong Seng博士都是热衷于瓣膜成形的专家。

Carlos Duran 博士在全球各地巡回演讲，推广他的主动脉瓣叶置换技术及理念。有不少医生争相模仿，但由于手术适应证、患者的选择、材料的选择和应用、设计的欠缺等原因，使得一些研究中心的效果不是很理想，使得大多数外科医生放弃了这一方法。

幸运的是，我回国后仍在心脏瓣膜病手术领域不懈努力坚持着，并在此基础上进一步研究，将理论与实践结合起来并加以改进和创新，使其规范化、简便化，从而稳定了手术效果，使数千患者获益。手术经验在全国学术交流中也得到了同行的认可和高度评价。2015 年，我受邀到美国明尼苏达大学介绍主动脉瓣重建术，广受好评，被命名为 TAO 手术（陶氏手术）。之后，我又多次到新加坡、泰国及中国台湾进行学术交流与授课。由于我的工作同时涉及成人与儿童心脏外科，开展过大量手术，积累了很多独特的经验，充分接触过主动脉瓣的各类病变，使认识更加深入，我将 Tiron David 博士的主动脉根部重建理念外衍，形成了一套临床实用、效果明显的技术和理念。

心脏外科医生需要具备清晰的理念和丰富的临床实践。为了将此理念和技术更好地应用于临床，让心脏外科医生更好地掌握并造福于患者，特编写此书。为最大限度地体现本书的临床实用价值，我们对每一章的编写、每一幅画的绘制，都倾注了大量心血。对于有一定心脏外科手术基础的医生，应该是一部很好的参考指导书。

在即将付梓之际，对参与编写本书的各位编者表示由衷的感谢，同时还要感谢已故的著名华裔心脏外科专家翁渝国教授，他在病中对本书提出了宝贵的修改意见，感谢石磊医生在手术之余为本书绘制精美的图片。

目　录

上篇　基础理论

Part 1　主动脉根部重建概述 …………………………………………………… 003
　　一、主动脉根部重建的启迪 ………………………………………………… 003
　　二、传统方法自身的局限性及手术设计的思考 ………………………… 003
　　三、主动脉根部重建实践 …………………………………………………… 005
　　四、陶氏手术原则 …………………………………………………………… 006

Part 2　主动脉根部的解剖 ……………………………………………………… 011
　　一、心室-主动脉连接 ……………………………………………………… 012
　　二、主动脉窦 ………………………………………………………………… 012
　　三、窦管交界 ………………………………………………………………… 014
　　四、主动脉瓣环 ……………………………………………………………… 015
　　五、主动脉瓣 ………………………………………………………………… 016

Part 3　主动脉根部病变的分类与分型 ……………………………………… 021
　　一、主动脉根部病变分型 …………………………………………………… 021
　　二、主动脉瓣狭窄的病因 …………………………………………………… 023
　　三、主动脉瓣关闭不全的病因 ……………………………………………… 025
　　四、常见的主动脉根部疾病分布 …………………………………………… 026

Part 4　超声心动图在主动脉根部重建中的应用 ································· 029
　　一、主动脉瓣叶器质性病变的超声心动图检查 ····························· 030
　　二、主动脉瓣根部其他结构病变的超声心动图检查 ······················· 032
　　三、心脏超声心动图在主动脉根部重建术中的作用 ······················· 032

下篇　实用技术

Part 5　主动脉根部探查 ··· 043
　　一、主动脉根部手术切口 ··· 043
　　二、主动脉瓣叶的探查 ·· 047
　　三、探查冠状动脉 ··· 051
　　四、STJ 及 VAJ 的测量 ·· 052
　　五、探查主动脉瓣环及瓣下组织结构 ··· 053
　　六、室间隔探查 ·· 055
　　七、主动脉根部重建决策 ·· 056

Part 6　主动脉根部Ⅰ型病变重建 ··· 059
　　一、窦管交界环缩 ··· 059
　　二、升主动脉成形 + 窦管交界成形 ·· 062
　　三、左心室 - 主动脉连接（VAJ）成形 ·· 066
　　四、David 手术 ·· 067

Part 7　主动脉根部Ⅱ型病变重建 ··· 075
　　一、主动脉瓣单瓣叶手术 ·· 075
　　二、主动脉瓣单瓣叶置换 ·· 091
　　三、主动脉瓣二瓣化畸形的手术技术 ··· 103

Part 8　主动脉根部Ⅲ型病变重建 ········· 117

一、合并主动脉扩张的主动脉根部重建术 ········· 117

二、二瓣化畸形的三瓣叶置换 ········· 131

三、鼎状成形 ········· 132

四、重建主动脉窦及主动脉瓣叶 ········· 137

五、切除主动脉窦和（或）主动脉瓣叶 ········· 149

上篇
基础理论

Part 1　主动脉根部重建概述　003
　一、主动脉根部重建的启迪　003
　二、传统方法自身的局限性
　　　及手术设计的思考　003
　三、主动脉根部重建实践　005
　四、陶氏手术原则　006

Part 2　主动脉根部的解剖　011
　一、心室 – 主动脉连接　012
　二、主动脉窦　012
　三、窦管交界　014
　四、主动脉瓣环　015
　五、主动脉瓣　016

Part 3　主动脉根部病变的
　　　　分类与分型　021
　一、主动脉根部病变分型　021
　二、主动脉瓣狭窄的病因　023
　三、主动脉瓣关闭不全的病因　025
　四、常见的主动脉根部疾病分布　026

Part 4　超声心动图在主动脉
　　　　根部重建中的应用　029
　一、主动脉瓣叶器质性
　　　病变的超声心动图检查　030
　二、主动脉瓣根部其他结构
　　　病变的超声心动图检查　032
　三、心脏超声心动图在主动脉
　　　根部重建术中的作用　032

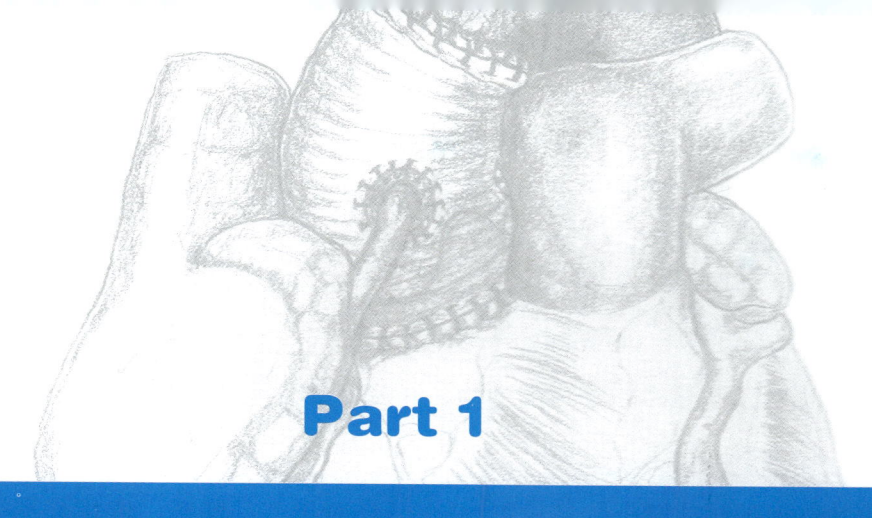

Part 1
主动脉根部重建概述

一、主动脉根部重建的启迪

主动脉根部重建的概念，是由 Tiron David 提出的，主要用于可保留主动脉瓣叶的手术，即后来称之为 David（David Ⅰ保留主动脉瓣的主动脉根部重建术）的主动脉瓣叶保留的手术[1]。

主动脉瓣修复或主动脉瓣成形，已经应用于临床多年，大部分是针对先天性心脏病或瓣叶损伤的手术。由于手术对象多数是儿童，没有换瓣的可能，所以再复杂的病变也只能修复，只要能维护其瓣叶功能及心功能即可，作为一种过渡的手术方式，等待患儿长大成人后再行换瓣手术。当然，病变不重的患儿可以终生不用二次手术或坚持数十年时间。直到 Ross 发明了以肺动脉根部替换主动脉根部的方法，才使得较为复杂的主动脉瓣病变有了根本的解决方法，Ross 逐渐完善其手术方法[2-4]，并推广到成人的主动脉瓣病变患者[5]，在全世界得到了广泛的应用，并取得了良好的效果。

二、传统方法自身的局限性及手术设计的思考

David 手术要求自体瓣叶必须完好，病变轻微，至少是可用的。所以多用于急性主动脉 A 型夹层、病变损伤到窦部或者马方综合征、某些二瓣化畸形的病患。

手术设计、人工血管大小、对瓣叶质量的判断等方面没有绝对统一的标准，致使学

习曲线长，近、远期疗效参差不齐。如主动脉 A 型夹层患者，可能血管壁水肿严重，管道比心室 - 主动脉连接（ventricular-arterial junction，VAJ）大 3mm，还是 5mm？马方综合征患者是以 VAJ 测量决定管道的使用，还是以瓣叶大小决定管道的大小？以 VAJ 测量为标准，术后要不要行主动脉瓣叶成形？怎么成形？这些都是有待进一步讨论和研究并且需要通过临床观察才能得到结论的问题[6-9]。对于主动脉瓣二瓣化畸形患者，0 型二瓣化可以得到好的近期疗效，远期效果仍在观察之中[10]；Ⅰ型二瓣化是否可行，是否应同时行瓣叶成形？是否行瓣环成形？对于这些有争议的问题，是不建议初学者实施的。那么 David 手术，只能局限在效果肯定的患者身上。

David 手术与 Yacoub 手术（保留主动脉瓣的主动脉根部成形术）[11-13]的本质区别是什么？如果 Yacoub+VAJ 成形是否能等同于 David 手术？哪种手术或手术组合最好，目前还在探讨中，尚无定论。

主动脉瓣成形最早应用于先天性主动脉瓣病变或主动脉瓣病变继发于先天性心脏病。

有的瓣叶病变重，不能用常规方法修复，必须加用人工材料，如果是生物材料，用在儿童身上，可能在几年之内就开始出现衰败的情况，致使短期内就要行二次手术[14,15]。这部分患者勉强常规修复，可能即刻效果就不好，必须重做，浪费了宝贵的阻断时间，已严重打击了外科医生的自信心，限制了外科医生尝试修复的勇气，使外科医生对主动脉瓣病变的修复退避三舍。

对于术中主动脉瓣意外损伤的患者，如果不懂如何修复，势必造成慌乱，造成不利的结局，勉强换瓣，家属难以接受，患者被迫接受长期抗凝的困扰。无法换瓣的患者只能选择 Ross 手术（自体肺动脉瓣主动脉根部移植术）将手术大幅扩大，造成不必要的损害。主动脉根部扩大或 Bentall 手术（带瓣人造血管替代主动脉瓣和升主动脉根部，并移植左右冠状动脉术），也难免不会再次手术换瓣，并且给二次手术带来很大的麻烦。所以，掌握主动脉瓣修复技术对心脏外科医生至关重要，是区别高水平外科医生和一般外科医生的分水岭。

Ross 手术可以解决主动脉瓣的问题，但是大多数主动脉瓣病变的患者，是否需要这么大的手术呢？

将患者的一个瓣膜问题变成了两个瓣膜问题，肺动脉瓣需用同种或异种生物材料替换，以后这两个瓣膜中的任何一个出现问题都需要再次手术。如果两个瓣膜转换出现问题，不知道患者以后要做多少次手术[16-18]。

某些大的心脏中心的 Ross 手术效果很好。但只有在大的心脏中心，经过很长时间的学习，才能培养出高水平的医生，这与主动脉瓣疾病的高发病率严重不匹配。如果把很多医生培训成优秀的 Ross 手术医生，不知要付出多少患者的代价，实在是得不偿失的事情。所以，像 Ross 手术、Kono-Ross 手术（左心室流出道切开扩大加自体肺动脉瓣主动脉根部移植术），仅存在于大的心脏中心是符合实际情况的。全世界每年这类手术也不多，与其学习 Ross 手术不如学习主动脉瓣成形更直接和实用。

三、主动脉根部重建实践

主动脉瓣的功能，不是简单的主动脉瓣叶的功能，要把主动脉根部作为一个整体来考量。我以前在做先心病合并主动脉瓣成形时，效果时好时坏。面对同样的病变，采用同样的手术方式，结果却大相径庭。经过 20 世纪 90 年代初 Duran、Ross 医生的培训指导，结合自己的思考，体会到主动脉根部疾病有很多相通之处。根部整体结构决定着瓣膜的功能，整体结构合理，瓣膜功能维持的时间才长。如在儿童患者中，我们只修复瓣叶，其实前提是默认其他结构是正常的。当然大多数患儿是这样的，但一旦出现某位患儿根部结构发生继发性的改变，可能单纯修复瓣叶的效果就不好了。我们便开始怀疑这种修复方法，而不是找寻在根部结构判断上的问题，这种错误出现几次，就使我们对主动脉瓣修复产生了畏惧心理。

而当我们把根部结构作为一个整体来考量时，这些问题便迎刃而解了。根据学习前辈的经验并结合自己的体会，我把主动脉根部按照功能解剖出来，在讲解解剖时着重推介，并根据病变的部位进行分型，根据分型对应不同的治疗方法。

1. 对于Ⅰ型病变，解决根本问题的是 David 手术，但是不是每个患者都需要把手术做得这么大。如果病变不重或某些部位病变不重，我们为什么不能只解决有问题的部分，而使手术规模变小，多保留一些患者自身的组织呢？有些患者是不是可能行 Yacoub 或 Yacoub+VAJ 成形，有些患者可能只做 VAJ 或 STJ［窦管交界（sinutubular junction, STJ）］成形，或 VAJ+STJ 成形就可以。其实这些都基于对主动脉根部功能的理解之上，只要了解根部功能，答案就在其中了。

2. 对于Ⅱ型病变，能在教科书上找到的方法不多，并且杂乱无章。根据临床经验，我将瓣叶的病变分型、分部位，增添了许多新的方法。通过逐一讲解修复方法，并将复合病变应用组合的修复方法，系统解决瓣叶病变问题，同时对应用的人工材料进行选择，帮助读者对主动脉修复形成新的认识和体会（对于不能修复的患者可以设计 1/2 瓣叶置换）。

3．Ⅲ型病变，其实是临床上最多见的问题。我在 Duran 医生的手术基础上，结合自己的临床体会和实践，设计了一系列手术方式，如主动脉瓣三叶瓣替换＋主动脉根部成形＋左心室流出道成形（即陶氏手术），基本上可以应对所有Ⅲ型病变的患者，但这类手术因为要用到牛心包材料，所以不建议应用于青少年，除非有某些特殊原因。

四、陶氏手术原则

1．最符合生理的血流动力学

（1）瓣叶直接缝合于自体瓣环上，保证最大的开口面积，其他的瓣膜置换如果想得到更大的开口只能考虑行根部扩大。

（2）瓣叶附着在自体瓣环上，是柔性组织，关闭时的剪切力最小，缓冲得最好。

（3）主动脉窦的保留使瓣叶关闭的顺序、冠状动脉灌注均符合正常血流动力学。

（4）无"死角"血流可以冲刷每个角落，使得该方法更适合于感染性心内膜炎患者。

2．最符合的个性化治疗方式

每个人的根部结构和血流方向都不同，而瓣叶置换是在自身结构基础上设计的，最符合患者的个体化需求。

3．预计远期效果好于生物瓣

瓣叶置换材料（牛心包）与目前生物瓣膜的材料相同，但是瓣叶置换更符合生理状态，因此预估其远期效果要优于目前的牛心包生物瓣。

4．应用于 Behcet 综合征患者、IE 患者、小根部患者的优点突出

（1）缝合牛心包瓣叶时，缝合部分左心室心肌组织。

（2）缝合时针数多，每针受力较小且均匀，不易出现瓣周漏。

5．其他

目前国外 Ozaki 等[19-22]采用模具化自体心包主动脉瓣成形手术治疗主动脉瓣疾病，术后随访 9 年二次手术豁免率约 98.3%，并且肾功能不全透析患者、高龄患者等均取得

了良好的治疗效果。另外，美国其他心脏中心也已经尝试此种技术，也取得了良好的临床效果[23]。虽然Ozaki技术与陶氏手术技术有相似之处，但亦有较大的区别。

（1）Ozaki手术，瓣叶大小的测量是基于主动脉窦部的测量，进而决定心包瓣叶的大小，但很多患者窦部都伴有继发性的病理改变，显然这种测量方法是不合理的。

（2）主动脉根部病变不仅仅局限于瓣叶，根部的其他结构亦有病变，如窦部扩张、窦管交界扩张等，术中仅置换瓣叶，不处理病变的窦管交界等，远期效果堪忧。

（3）自体心包片的制作方法及心包的质量无法统一及标准化，这可能会影响远期重建后主动脉瓣的使用年限。

（4）此方法仅限于主动脉瓣三叶瓣，对于二叶及四叶瓣此方法并不适用。

（5）对置换瓣叶的血流动力学评估不足，如术后主动脉瓣前向血流未检测。

因此，我们应该将主动脉根部结构作为一个整体来考量，结合不同的病变部位进行分型[24]，并根据分型采用不同的手术方法，方可取得良好的重建效果。

（陶　凉　胡大清　程　端　曾祥军）

参考文献

[1] David TE, Armstrong S, Ivanov J, et al. Aortic valve sparing operaions: an update[J] Ann Thorac Surg, 1999, 67: 1840-1842.

[2] Ross DB, Trusler GA, Coles JG, et al.Small aortic root in childhood: surgical options[J]. Ann Thorac Surg, 1994, 58(6): 1617-1624; discusion 1625.

[3] Ross DN.Replacement of aortic and mitral valves with a pulmonary autograft[J]. Lancet, 1967, 2(7523): 956.

[4] Bohm JO, Botha CA, Hemmer W, et al. Older patients fare better with the Ross operation[J]. Ann Thorac Surg, 2003, 75: 796–801.

[5] Schmidtke C, Bechtel JFM, Noetzold A, et al. Up to seven years of experience with the Ross procedure in patients > 60 years of age[J]. J Am Coll Cardiol, 2000, 36: 1173–1177.

[6] Miller DC. Valve-sparing aortic root replacement in patients with the Marfan syndrome[J]. J Thorac Cardiovasc Surg, 2003, 125: 773–778.

[7] Erasmi AW, Stierle U, Bechtel JFM, et al. Up to 7 years' experience with valve-sparing aortic root remodeling/reimplantation for acute type A dissection]. Ann Thorac Surg, 2003, 76：99–104.

[8] Leyh RG, Fischer S, Kallenbach K, et al. High failure rate afte valve-sparing aortic root replacement using the "remodeling technique" in acute type A dissection[J]. Circulation, 2002, 106：(Suppl Ⅰ)：229–233.

[9] Sievers HH. Reflections on reduction ascending aortoplasty's liveliness[J]. J Thorac Cardiovasc Surg, 2004, 128：499–501.

[10] Kari FA, Liang DH, Kvitting JP, et al. Tirone David Valve-sparing aortic root replacement and cusp repair for bicuspid aortic valve disease[J]. J Thorac Cardiovasc Surg, 2013, 145（Suppl 3）：S35-S40.

[11] Yacoub MH, Cohn LH. Novel approaches to cardiac valve repair：from structure to function：part Ⅰ[J]. Circulation, 2004, 109：942–950.

[12] Yacoub MH, Fagan A, Stassano P, et al. Results of valve conserving operations for aortic regurgitation[J]. Circulation, 1983, 68 (Suppl Ⅲ)：321.

[13] Bechtel JF, Erasmi AW, Misfeld M, et al.Reconstructive surgery of the aortic valve：the Ross, David, and Yacoub procedures[J]. Herz, 2006, 31（5）：413-422.

[14] Boodhwani M, De Kerchove L, Glineur D, et al. Repair-oriented classification of aortic insufficiency：impact on surgical techniques and clinical outcomes[J]. J Thorac Cardiovasc Surg, 2009, 137（2）：286-294.

[15] Nosdl M, Poruban R, Valentik P, et al. Initial experience with polytetra fluoronethylene leaflet extensions for aortic valve repair[J]. Eur J Cardiothorac Surg, 2012, 41（6）：1255-1257；discussion 1258.

[16] Alphonso N, Baghai M, Dhital K, et al. Midterm results of the Ross procedure[J]. Eur J Cardiothorac Surg, 2004, 25：925–930.

[17] Bechtel JFM, Bartels C, Schmidtke C, et al. Anti-HLA class Ⅰ antibodies and pulmonary homograft function after the Ross-procedure[J]. Ann Thorac Surg, 2001, 71：2003–2007.

[18] Bechtel JFM, Bartels C, Schmidtke C, et al. Does histocompatibility affect homograft valve function after the Ross-procedure? [J]. Circulation, 2001, 104：(Suppl Ⅰ)：25–28.

[19] Concha M, Aranda PJ, Casares J, et al. Prospective evaluation of aortic valve replacement in young adults and middle aged patients：mechanical prosthesis versus pulmonary autograft[J]. J Heart Valve Dis, 2005, 14：40–46.

[20] Ozaki S, Kawase I, Yamashita H, et al. Aortic valve reconstruction using autologous pericardium for ages over 80 years[J]. Asian Cardiovasc Thorac Ann, 2014, 22（8）：903-908.

[21] Kawase I, Ozaki S, Yamashita H, et al. Aortic valve reconstruction with autologous pericardium for dialysis patients[J]. Interact Cardiovasc Thorac Surg, 2013, 16（6）：738-742.

[22] Ozaki S, Kawase I, Yamashita H, et al. A total of 404 cases of aortic valve reconstruction with glutaraldehyde-treated autologous pericardium[J]. J Thorac Cardiovasc Surg, 2014, 147（1）：301-306.

[23] Ozaki S, Kawase I, Yamashita H, et al. Aortic valve reconstruction using autologous pericardium for patients aged less than 60 years[J]. J Thorac Cardiovasc Surg, 2014, 148（3）：934-938.

[24] Hammer P E, Delnido P J. Guidelines for sizing pericardium for aortic valve leaflet grafts[J]. Ann Thorac Surg, 2013, 96（1）：e25-27.

Part 2

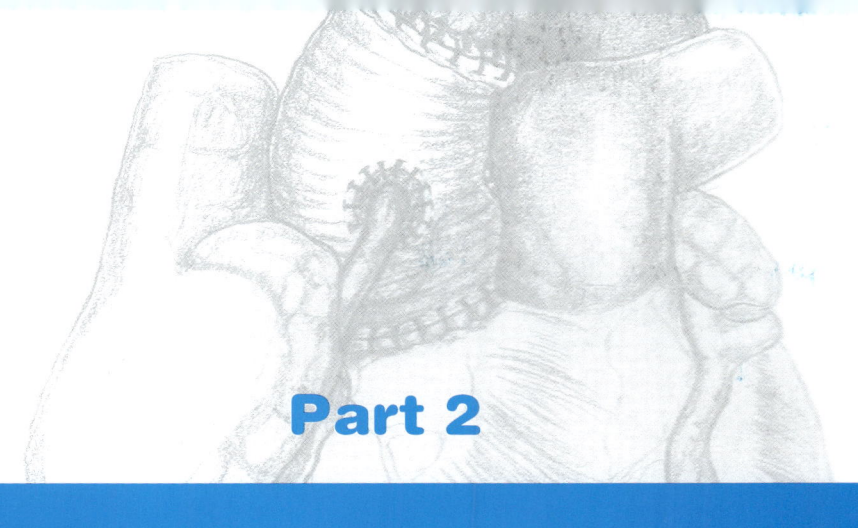

主动脉根部的解剖

主动脉根部是一个复杂的结构，作为一个功能和解剖的单位称为主动脉根部。主要包括五部分，即左心室-主动脉连接、主动脉窦（即 Valsalva 窦）、主动脉瓣环、窦管交界及主动脉瓣叶。这五个部分在维持瓣膜功能方面起着重要的作用（图 2-1）。

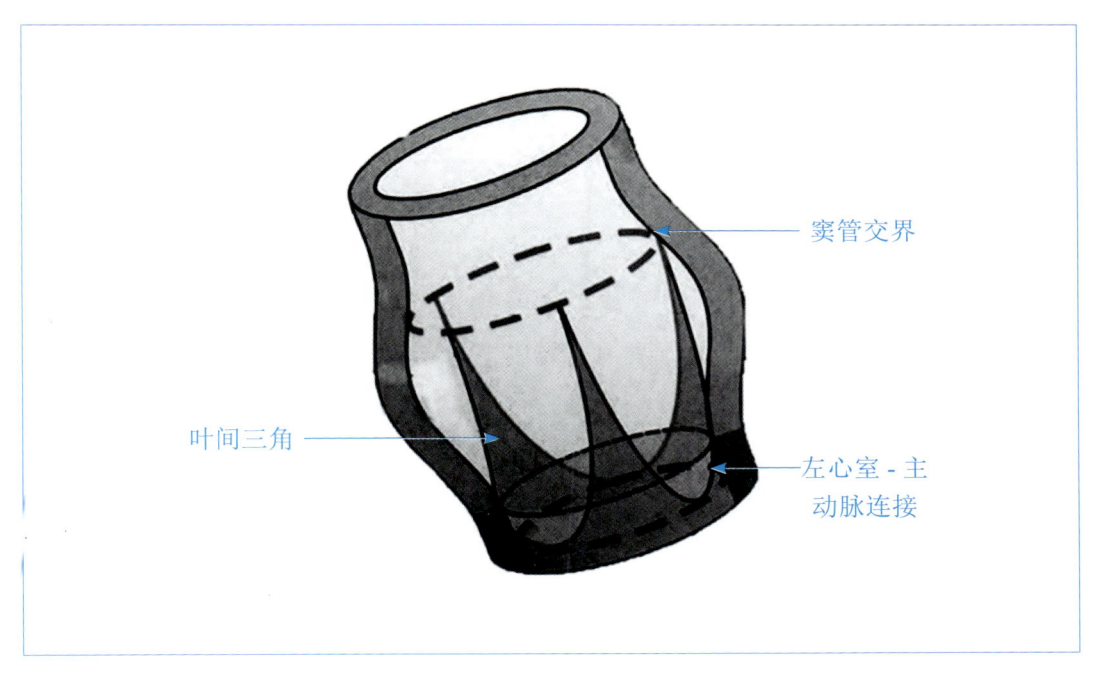

▲ 图 2-1 主动脉根部结构示意

主动脉瓣叶呈三叶王冠形，其顶部为一虚拟的环，即窦管交界。同时半月形瓣叶附着线跨过另一个环，即解剖心室-动脉交界[1]。箭头示叶间三角、窦管交界、解剖心室-主动脉连接

一、心室－主动脉连接

1. 解剖学定义的心室-主动脉连接（ventricular-arterial junction，VAJ）是心室肌肉的附着终点，并延续为主动脉袖状主动脉壁，是动脉干纤维壁与对动脉壁起支撑作用的心室结构的分界标志（图2-2）。

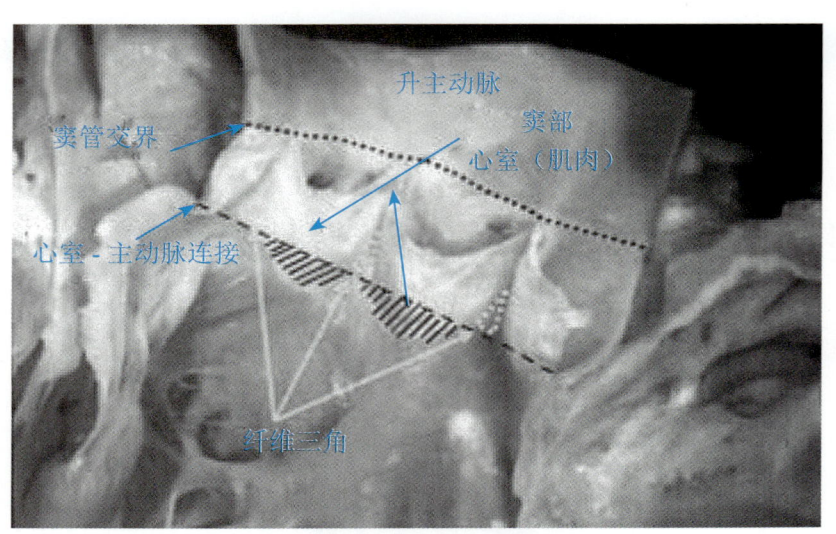

▲ 图 2-2　心室－主动脉连接
箭头示左心室-主动脉连接，主动脉瓣环跨过该交界[1]

2. 心室-主动脉连接在心脏收缩舒张过程中不是固定不变的。通过羊体观察实验，在心脏等容收缩期是逐渐膨胀的，并在收缩期前1/3达到最大值，随后的2/3收缩期以及舒张期是收缩的；在相同部位的直径变化来看，甚至达到10%，这种变化主要得益于肌肉部分的变化。心脏收缩期，整个主动脉根部看起来更像个"直筒"的管状结构，但是舒张期窦管交界回缩，主动脉窦部扩张，整个根部形状可以用上小下大的圆锥体型来描述。

二、主动脉窦

1. 主动脉窦（aortic sinus）分为左窦、右窦和后窦。左、右冠状动脉分别发自左、右窦，后窦无冠状动脉发起，故亦称无冠状动脉窦（图2-3）。

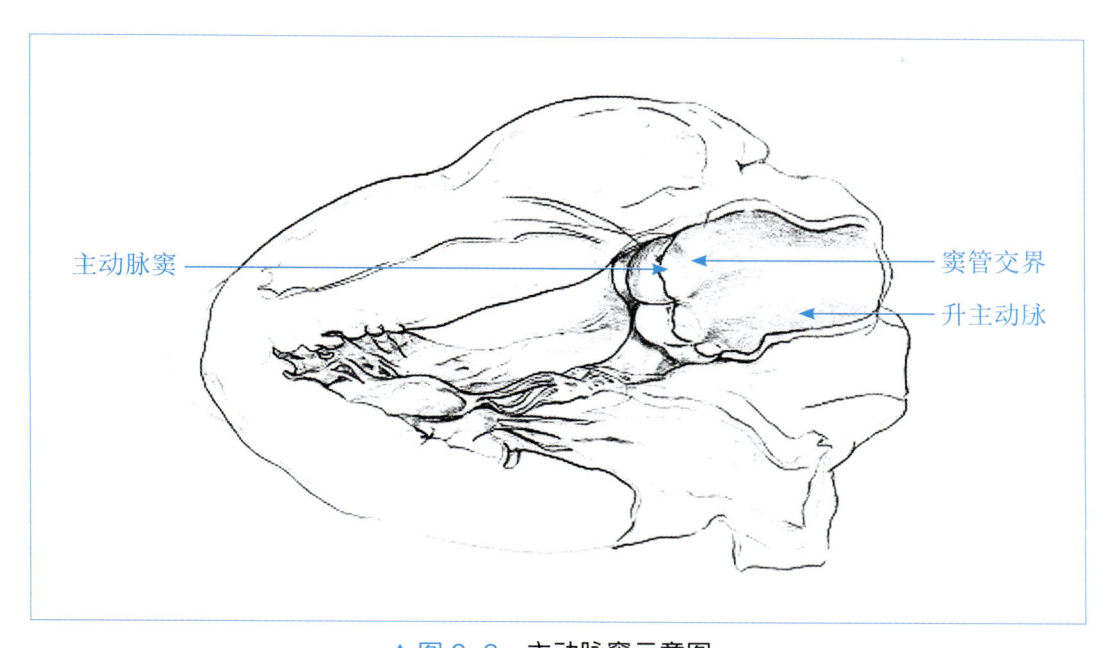

▲图 2-3　主动脉窦示意图
箭头示主动脉窦、窦管交界及升主动脉

2. 主动脉窦壁上界稍高于瓣膜的游离缘处，是一明显的弧形隆嵴，称窦管嵴或瓣上嵴。主动脉窦的厚度约为升主动脉壁的 1/2，窦管嵴的 1/4，这是主动脉窦瘤容易形成的重要原因。

3. 冠状动脉口通常位于窦管嵴下方窦壁中 1/3 处，成人心脏中距离主动脉瓣附着线 10～15mm，以保证收缩期瓣叶开放时冠状动脉的供血不受影响[2, 3]。

4. 主动脉瓣窦对主动脉瓣正常功能的维持具有重要的意义[4]，正常的主动脉窦保证冠状动脉在心动周期的任何时相都能得到充分的不间断灌流，同时对主动脉瓣的关闭也有重要作用，即左心室收缩将血液射入主动脉的同时也注满主动脉窦，使血液在主动脉窦内形成涡流，使主动脉瓣不致紧贴主动脉壁。这样，一方面使冠状动脉得到充分的灌注，主动脉窦内始终维持一定压力，也使主动脉瓣具有随时关闭的趋势，射血一旦停止，主动脉瓣能立即关闭（图 2-4）。当然，主动脉和左心室之间的压力差是使主动脉瓣关闭的重要因素。与此同时，主动脉内的血压使冠状动脉继续得到充分灌注。

左心室收缩期血液在主动脉窦内形成涡流，使主动脉瓣不致紧贴主动脉壁，并维持主动脉窦内的压力，射血停止时，瓣叶自底部向游离缘闭合，可减少对瓣叶游离缘的冲击。

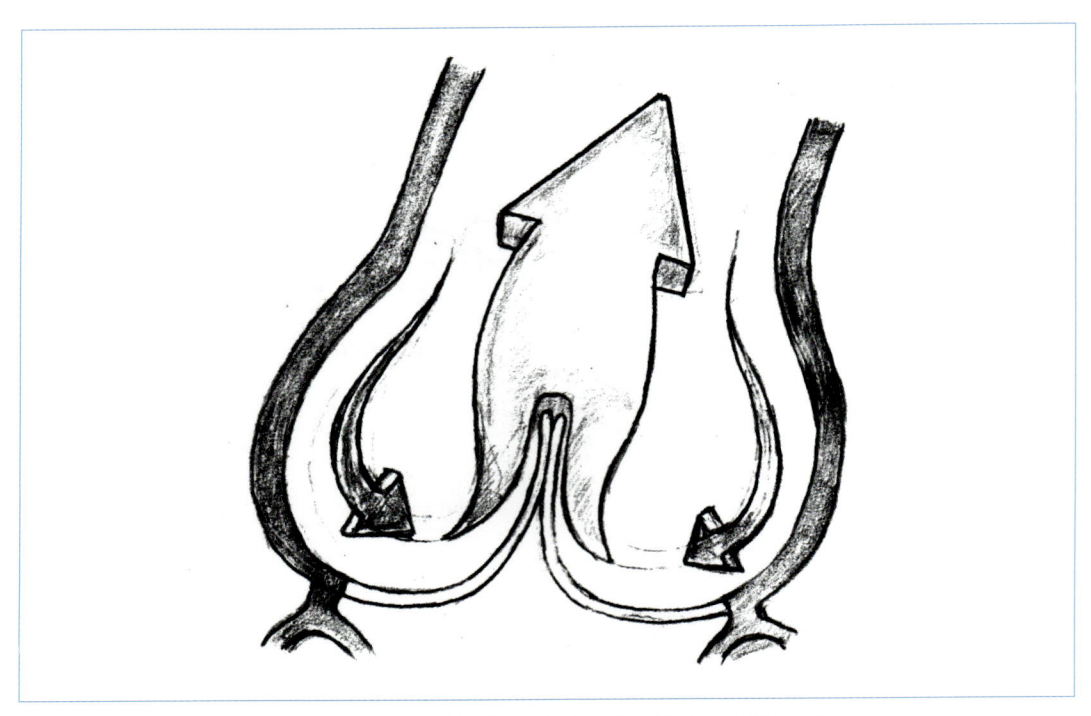

▲ 图 2-4　主动脉窦在心动周期不同时相的功能

三、窦管交界

窦管交界（sinutubular junction，STJ）位于主动脉瓣叶游离缘开口水平的连线处（图 2-5）。

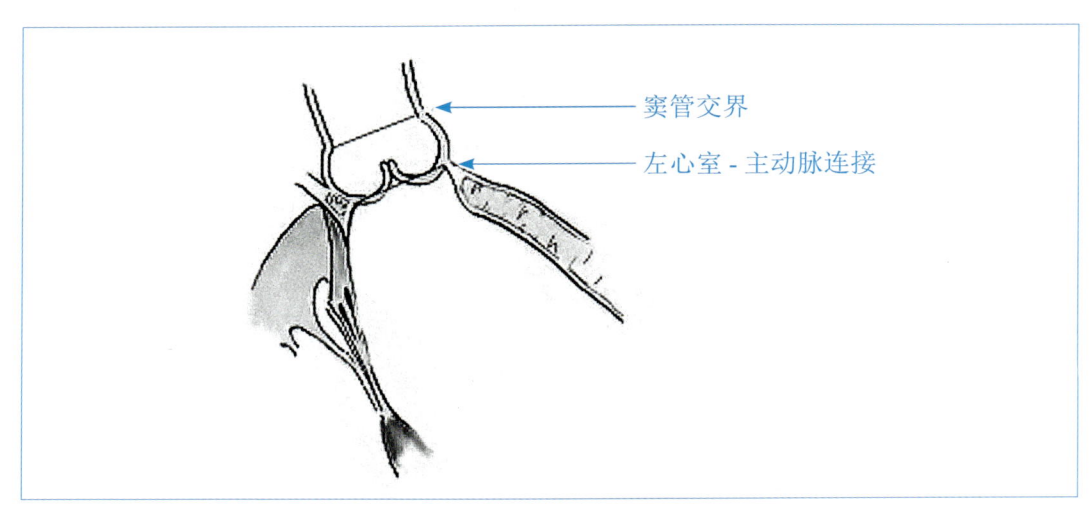

▲ 图 2-5　窦管交界示意图
箭头示窦管交界及左心室 - 主动脉连接关系

Part 2　主动脉根部的解剖

多数文献认为，左心室 - 主动脉连接径比窦管交界大 10%～15%，并且主动脉根部直径在心动周期中平均约 5% 的动态变化[5, 6]。

四、主动脉瓣环

1. 心脏的纤维结缔组织在主动脉口处也形成三个首尾相连的半环形支架，称为主动脉瓣环（aortic annulus，图 2-6）。

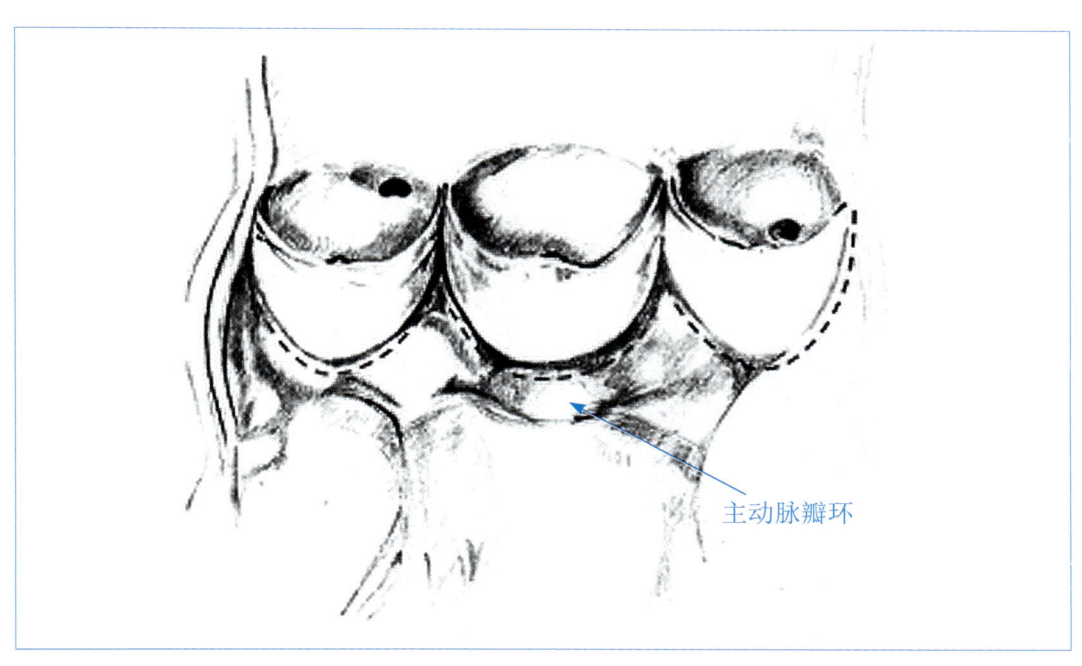

▲图 2-6　示主动脉瓣环
即主动脉瓣叶附着处，箭头所示呈波浪状

2. 心脏超声医生常把瓣膜附着最低点的连线认为是主动脉瓣环，而术中见到的瓣环却是沿着瓣叶附着线的波浪形曲线，也就是真正的主动脉瓣环，外科医生缝合人工瓣膜时需要把缝线安置在波浪形的主动脉瓣环上。主动脉波浪形瓣环上方部分是主动脉窦壁，窦部延续 1～2mm，主动脉壁向主动脉腔内"突出"形成主动脉窦管交界，也就是主动脉窦和"管状"升主动脉之间的分界线。一般的，右冠窦内壁的右冠瓣附着部分可能"下沉"到室间隔肌肉部分。无冠窦突出到右心房部分，往往形成一个隆起，位于房间隔卵圆窝的上方。

五、主动脉瓣

1. 主动脉瓣（aortic valve）是由附着于主动脉的半月形瓣（半月瓣）组成的，即左冠瓣（左瓣）、右冠瓣（右瓣）和后瓣（无冠瓣）（图 2-7）。三瓣叶呈半月形附着于主动脉根部，其瓣叶间的组织称为叶间三角，对主动脉根部功能的维持也有重要作用[7]。各瓣叶三个瓣叶位置同高，大小外形近似，但大小并不精确一致。调查 200 例正常人主动脉瓣结果显示，三个半月瓣大小均不一样，仅 5 例三个半月瓣大小一样[8]。

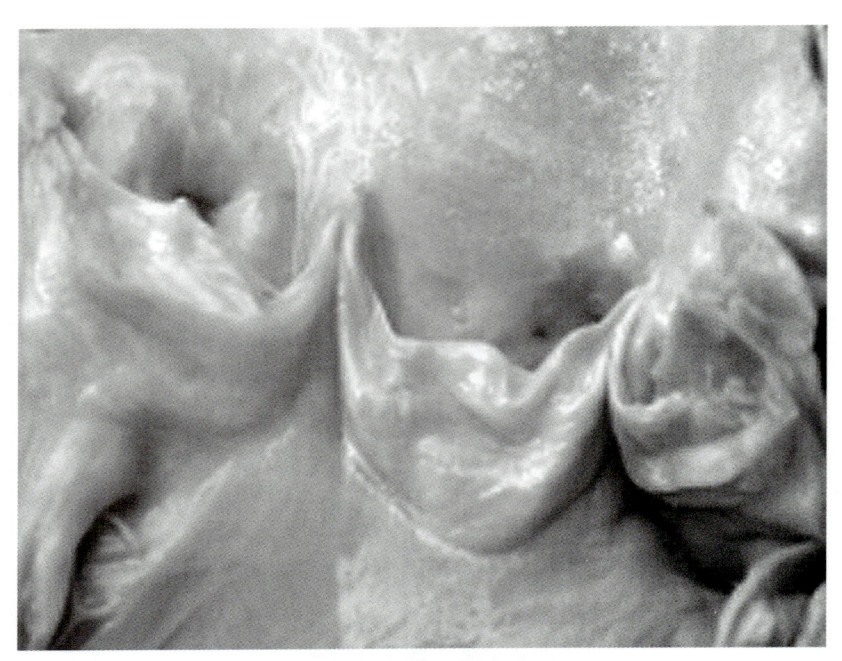

▲ 图 2-7　正常主动脉瓣叶大体观
瓣叶呈半月形附着于主动脉根部

2. 主动脉瓣叶游离缘及瓣环附着处运动的幅度是不同的，其瓣叶不同部位的功能是不相同的，可分为结构部及功能部（图 2-8）。

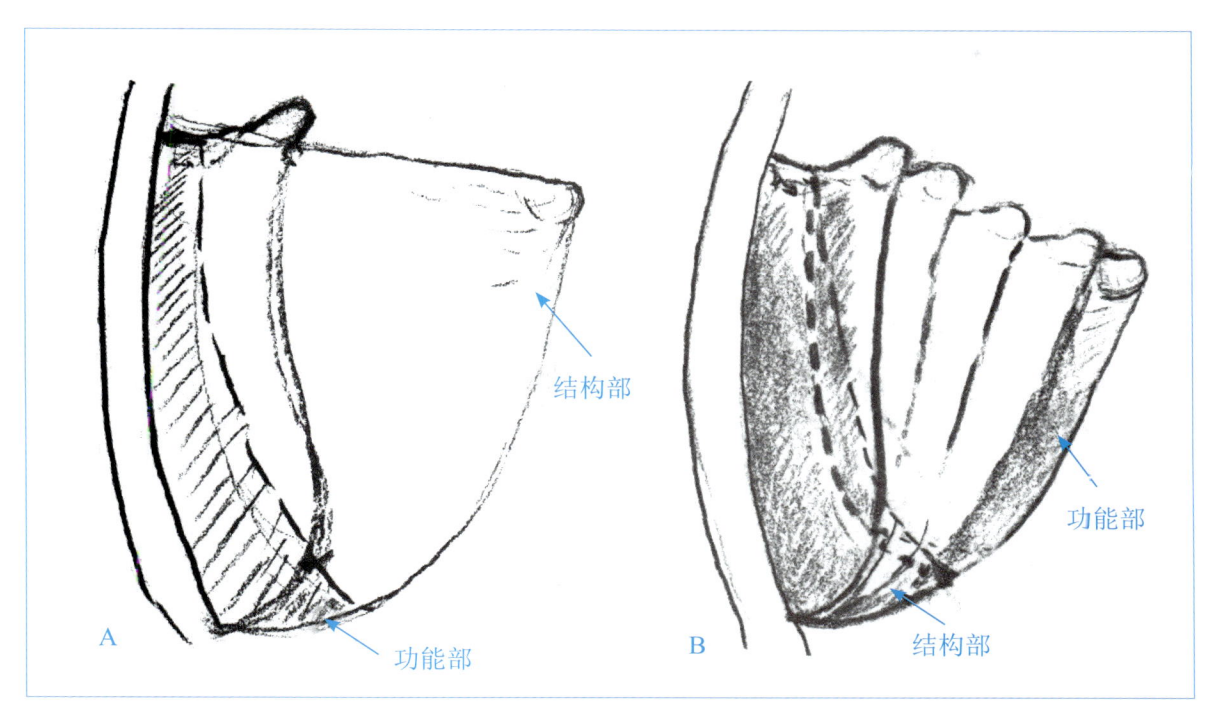

▲ 图 2-8　主动脉瓣叶的功能分类

A. 图示静态的主动脉瓣，靠近游离缘的部分称为功能部；B. 图示动态的主动脉瓣，近瓣环的部分称为结构部

3. 主动脉瓣叶游离缘的中部的纤维增厚，称为 Arantius 结。两侧的游离缘则称为弧线。瓣的室面游离缘下方有一白色线，为闭合线，闭合线与弧线（游离缘）之间常有窗孔，尤其是在瓣膜连合点处。二者对主动脉瓣的关闭极为重要。主动脉瓣叶的对合缘比较深，并由中央的结节（nodule of Arantius）来加强闭合效果。主动脉无冠窦一般最大，其次是右冠窦，即常常所说的 N＞R＞L，并导致瓣环平面和窦管交界的水平面有 11°左右的倾斜角（图 2-9）。三个瓣叶的均匀分配不仅仅能共同分担瓣叶所承受的张力，在主动脉窦腔内的压力在瓣叶的两侧也是受力均匀的，在相对的方向上相互抵消，从几何学上来讲，假设主动脉窦管交界处的半径为 r，那么每个瓣叶的周边长度应该为 2r，三瓣叶边缘长度之和约等于窦管交界处主动脉内径（2r+2r+2r=2πr），因此我们在设计这一瓣叶的时候，可以根据窦管交界的直径来设计人工瓣叶的对合缘边长。三个边缘对合后，三个主动脉窦在几何形态上相互"支撑"，起到关闭主动脉根部流出道的作用。

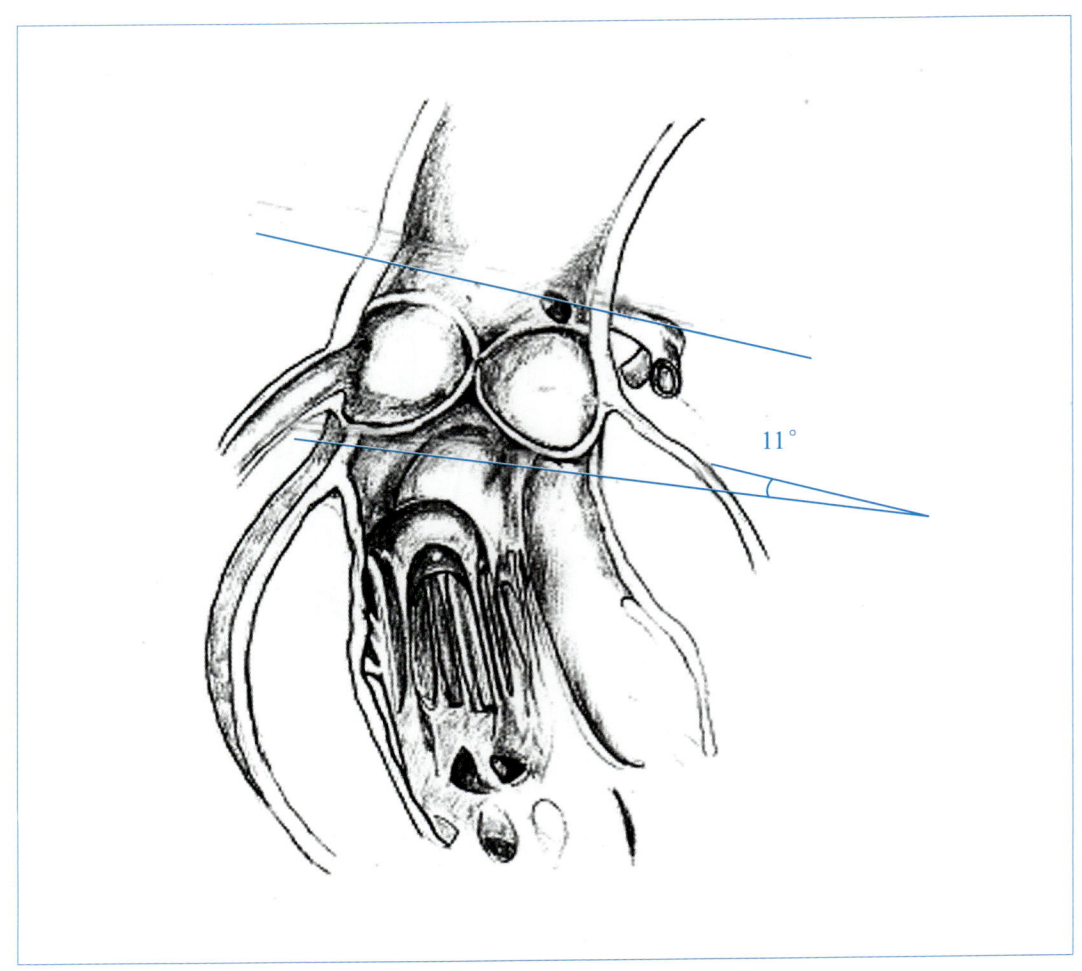

▲ 图 2-9 瓣环平面和窦管交界平面的夹角
主动脉瓣环平面和窦管交界的水平面有 11°左右的倾斜角

随着保留主动脉瓣手术技术的开展，对主动脉根部及血流动力学的研究越来越深入，发现主动脉根部对主动脉瓣正常功能的维持也具有重要的作用[9-15]，主动脉根部的扩张可以引起主动脉瓣功能的异常，常见的是主动脉瓣关闭不全。

（周　宏　贺必辉）

参考文献

[1] Anderson RH. Anatomy：Clinical anatomy of the aortic root[J].Heart, 2000, 84：670-673.

[2] Muriago M，Sheppard MN，Ho SY，et al. Location of the coronary arterial orifices in the normal heart[J].Clin Anat, 1997, 10：297-302.

[3] Cavalcanti JS，de Melo NC，de Vasconcelos RS. Morphometric and topographic study of coronary ostia[J]. Arq Bra Cardiol，2003，81：359-362，355-358.

[4] Robicksek F. Leonardo da Vinci and the sinuses of Valsalva[J]. Ann Thorac Surg, 1991, 52（2）：328-335.

[5] 陈华，陈学香．多层螺旋 CT 与超声心动图在主动脉根部形态中的应用 [J]．中国老年学杂志，2016，36（21）：5335-5336.

[6] 朱丹．主动脉根部形态、功能的研究及临床应用 [D]．上海：复旦大学，2011.

[7] Sutton JP，Ho SY，Anderson RH. The forgotten interleaflet triangles：a review of the surgical anatomy of the aortic valve[J]. Ann Thorac Surg, 1995, 59（2）：419-427.

[8] James L Cox，Thoralf Sundt Ⅲ . Operative Techniques in Cardiac or Thoracic Surgery, 1996, 1（1）：5-10.

[9] Brewer RJ，Deck JD，Capati B，et al. The dynamic aortic root：its role in aortic valve function[J]. J Thorac Cardiovasc Surg, 1976, 72（3）：413-417.

[10] Pang DC，Choo SJ，Luo HH，et al. Significant increase of aortic root volume and commissural area occurs prior to aortic valve opening[J]. J Heart Valve Dis, 2000, 9（1）：9-15.

[11] Thubrikar M，Harry L，Nolan SP，et al. Normal aortic valve function in dogs[J]. Am J Cardiol, 1977, 40（4）：563-568.

[12] Dagum P，Green GR，Nistal FJ，et al. Deformational dynamics of the aortic root：modes and physiologic determinants[J]. Circulation, 1999, 100（19）：Ⅱ 54- Ⅱ 62.

[13] Cheng A，Dagum P，Miller DC. Aortic root dynamics and surgery：from craft to science[J]. Philos Trans R Soc Lond B Biol Sci, 2007, 362（1484）：1407-1419.

[14] Thubrikar M，Bosher LP，Nolan SP. The mechanism of opening of the aortic valve[J]. J Thorac Cardiovasc Surg, 1979, 77（6）：863-870.

[15] Hansen B，Menkis AH，Vesely I. Longitudinal and radial distensibility of the porcine aortic root[J]. Ann Thorac Surg, 1995, 60（2）：S384-390.

Part 3

主动脉根部病变的分类与分型

本书以实用为目的，故将主动脉根部按解剖及功能进行分型，便于对应相应的手术方案。

一、主动脉根部病变分型

正常主动脉瓣叶的功能良好，闭合无异常（图 3-1）。主动脉根部病变主要包括主动脉瓣病变、主动脉窦及主动脉壁病变。常分为三型。

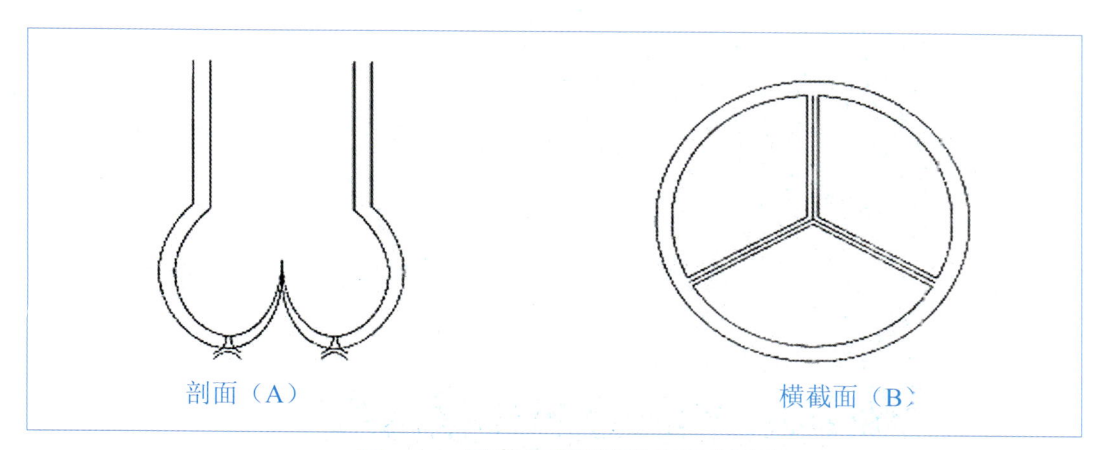

剖面（A） 横截面（B）

▲ 图 3-1 正常主动脉瓣叶的闭合形态

剖面（A）及横截面（B）显示瓣叶闭合良好，呈梅赛德斯 - 奔驰轿车的标志样

1. Ⅰ型

主动脉瓣叶无明显病变，主动脉瓣功能障碍主要由主动脉根部其他结构病变引起，

包括升主动脉、主动脉窦、左心室-主动脉连接等病变引起主动脉瓣狭窄或关闭不全（图3-2）。

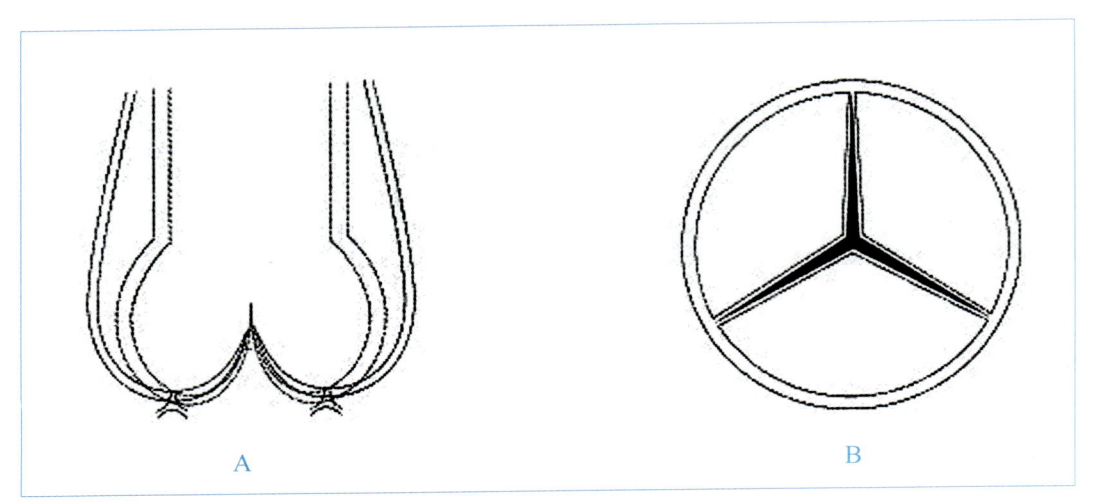

▲图3-2　Ⅰ型病变

主动脉瓣叶无异常，A示主动脉窦部扩张，瓣叶闭合不良；B示瓣叶明显的闭合不全，呈裂隙样

2. Ⅱ型

主动脉瓣叶病变，如主动脉瓣叶增厚、粘连等引起主动脉瓣功能障碍，而主动脉根部其他结构无明显异常（图3-3）。

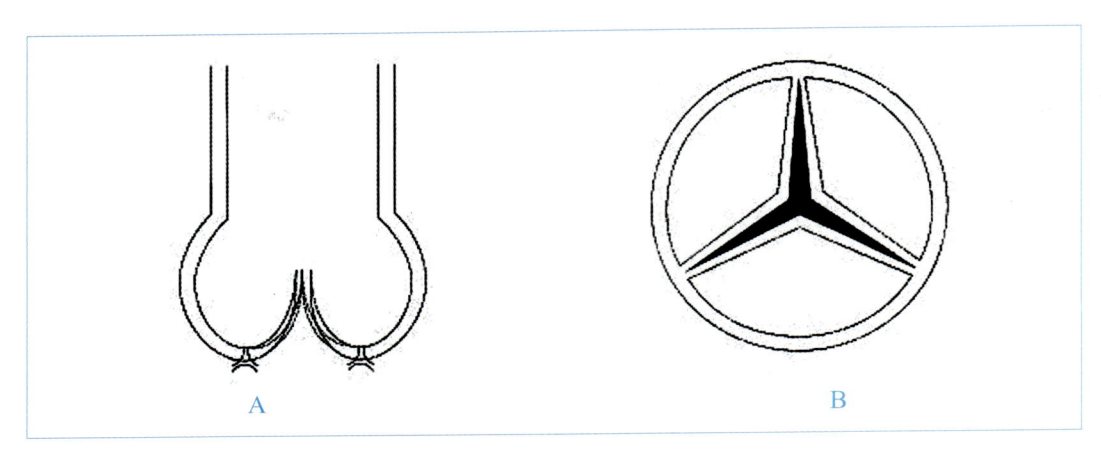

▲图3-3　Ⅱ型病变

A示主动脉瓣叶增厚、粘连，主动脉窦部及升主动脉正常；B示主动脉瓣三瓣叶闭合不良

3. Ⅲ型

主动脉根部结构和主动脉瓣叶复合病变引起主动脉瓣功能障碍（图3-4）。

Part 3 主动脉根部病变的分类与分型

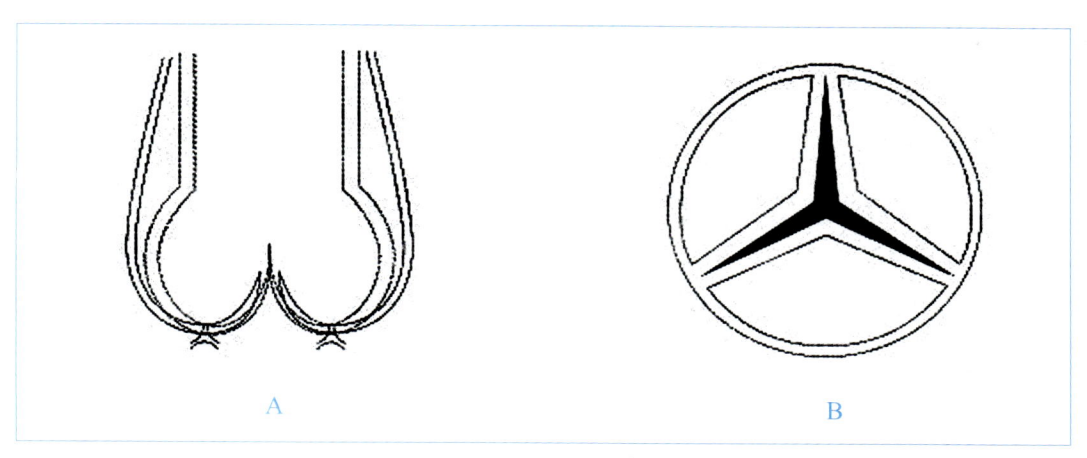

▲图 3-4　Ⅲ型病变

A 示主动脉瓣叶增厚、粘连，伴主动脉窦部及升主动脉病变；B 示主动脉瓣三瓣叶闭合不良

其中Ⅱ型即主动脉瓣叶病变是最常见的主动脉根部病变，包括主动脉瓣狭窄（aortic stenosis，AS）、主动脉瓣关闭不全（aortic incompetence，AI）及主动脉瓣狭窄并关闭不全（aortic stenosis and incompetence）。

二、主动脉瓣狭窄的病因

主动脉瓣狭窄（AS）是指正常主动脉瓣开口面积 > 3 cm^2。若减少为 3 ~ 1.5 cm^2，则为轻度狭窄；若减少为 1.5 ~ 0.8 cm^2，则为中度狭窄；若减少为 < 0.8 cm^2，则为重度狭窄。根据病因常见先天性主动脉瓣发育异常、风湿性主动脉瓣病变、感染性心内膜炎和退行性主动脉瓣病变等[1]。

（一）先天性病因

先天性主动脉瓣狭窄

最常见的原因是瓣叶数量改变，先天性二叶主动脉瓣是主动脉瓣狭窄（AS）最常见的原因，在胎儿发育期间其主动脉瓣叶可发育为单叶式、二叶式、三叶式及四叶式。

（1）先天性单叶式主动脉瓣：患儿出生时即已存在狭窄，以后瓣口纤维化和钙化进行性加重，引起严重的左心室流出道梗阻，患儿多在 1 年内死亡[2]。单叶式主动脉瓣有两种类型：圆顶样无连合瓣叶和单连合瓣叶。圆顶样是由于瓣叶三个连接发育不良，即三连合伴两脊，中央有孔，可认为是一种特殊类型的二瓣化畸形。通常是狭窄和关闭不全同时出现，主要是由于瓣叶间缺乏同步和协调，大多数患者在 40 岁前需行手术治疗。主动脉瓣单叶瓣患者发生主动脉夹层的风险高于主动脉二瓣化，且是普通人群的 14 倍[3]。

（2）先天性二叶式主动脉瓣：由于瓣叶发育起源过程中构成异常的结果，即邻近瓣叶融合为一大的异常单一瓣叶[3]。20%～85% 的先天性主动脉瓣狭窄为二叶瓣畸形，此种畸形在儿童期瓣口可无明显狭窄，但异常的瓣叶结构由于涡流冲击发生退行性变，引起瓣叶增厚、钙化、僵硬，最终导致瓣口狭窄，还可合并瓣膜关闭不全[4-6]。随着病情的进一步发展，二叶主动脉瓣会伴发主动脉扩张、动脉瘤及夹层。

主动脉瓣二叶瓣上 3/4 会有脊，两瓣叶融合处的游离缘呈 V 形，且 V 形角度呈钝角，如为炎症后融合，则为锐角，且伴有先天性交界下移。风湿性瓣叶融合一般涉及三个连接处，当只有一个交界融合时，且交界高度无明显改变，一般会是后天性二叶瓣，二尖瓣也同时受累。

（3）先天性四叶式主动脉瓣：很罕见，发生率 < 0.03%，一般不伴发其他先天性心脏结构缺陷[7,8]，但在我院行手术治疗的先天性四叶式主动脉瓣患者中多伴有共同动脉干。由于瓣叶间运动的不协调，常伴发狭窄并关闭不全。

（二）风湿性病因

风湿性心脏病（rheumatic heart disease，RHD）是引起主动脉瓣狭窄的重要原因。目前，在西方发达国家，由于风湿热的发病率显著降低，风湿性主动脉瓣狭窄已十分罕见[9]，我国南方发病率高于北方，近年也呈下降趋势，但现阶段仍是主要的病因[10]。病理变化为瓣叶交界处粘连和纤维化、瓣叶挛缩、融合，导致钙质沉着，引起开放受限和狭窄，然而单纯的风湿性主动脉瓣狭窄很少见，通常合并关闭不全和二尖瓣病变。

（三）感染性

部分感染性心内膜炎患者、梅毒患者，或患者存在先天性主动脉瓣二瓣化畸形基础上出现感染等也可引起主动脉瓣狭窄，但大多合并不同程度的关闭不全。

（四）主动脉退行性变

多见于 65 岁以上的老年人，男性较常见（男、女比例为 1.6∶1），病变主要累及主动脉瓣，约占 83%[10]，部分患者伴有关闭不全。退行性变引起的主动脉瓣狭窄是西方国家主动脉瓣置换的最常见原因[11]。瓣叶形态学特征是：有三个瓣叶，无中间嵴，无显著的交界处融合，三个瓣叶表面有显著的结节状钙化物质堆积。钙化常见于主动脉侧的瓣叶基底部，由中部向上延伸并导致瓣叶结构的扭曲，引起主动脉瓣叶活动障碍，进而引起狭窄或关闭不全，这类患者二尖瓣一般不会受累[12,13]。

三、主动脉瓣关闭不全的病因

主动脉瓣病变或主动脉病变均可引起主动脉瓣对合不良，引起主动脉瓣关闭不全（aortic incompetence，AI），根据病情发展可分为急性主动脉瓣关闭不全和慢性主动脉瓣关闭不全，常见的原因为炎性（感染性或非感染性）及退行性变[14,15]。

1. 风湿性主动脉瓣关闭不全

仍是发展中国家主要的主动脉瓣疾病类型，瓣叶纤维化、增厚和挛缩，舒张期瓣叶对合不良引起瓣膜关闭不全[14]。单纯主动脉瓣关闭不全较为少见，常同时伴有主动脉瓣狭窄及二尖瓣病变。

2. 感染性主动脉瓣关闭不全

感染性心内膜炎时累及最多的是主动脉瓣，因感染损毁瓣膜导致主动脉瓣膜穿孔或瓣周脓肿造成急性关闭不全，甚至在感染痊愈后，瓣膜瘢痕收缩亦可引起严重关闭不全[16]。视损害进展的快慢不同，可表现为急性、亚急性或慢性关闭不全，为单纯性主动脉瓣关闭不全的常见病因。

3. 退行性主动脉瓣病变

为老年人主动脉瓣关闭不全的主要原因之一。随着年龄增长，瓣膜钙化、挛缩、瓣环扩张等均可引起瓣叶对合不良，引起主动脉瓣关闭不全[17]。

4. 主动脉根部其他病变引起的主动脉瓣关闭不全

（1）马方综合征（Marfan syndrome）：是一种遗传性结缔组织病，通常累及骨骼、关节、眼、心脏和血管。由于主动脉壁中层弹力纤维变性或缺如，黏液样物质囊性沉着等引起主动脉瘤样扩张，常伴二尖瓣脱垂[18-20]。

（2）Ehlers-Danlos综合征：又称先天性结缔组织发育不全综合征，指有皮肤和血管脆弱、皮肤弹性过强、关节活动过大三大症状的遗传性疾病，是一种显性遗传性疾病。由于体内缺乏必要酶和黏多糖代谢异常，使结缔组织中胶原分子有明显的缺陷，多见于年轻人，常引起主动脉根部扩张、二尖瓣脱垂关闭不全等[21-23]。

（3）主动脉夹层动脉瘤：主动脉夹层尤其是升主动脉夹层可能累及主动脉窦部，窦部形态改变，引起主动脉瓣关闭不全，多属于急性主动脉瓣关闭不全，一般可能合并有马方综合征，主动脉瓣二瓣化畸形、高血压等高危因素[24-26]。

（4）梅毒性主动脉炎：梅毒性炎症破坏主动脉壁中层致主动脉根部扩张，瓣环扩大，引起主动脉瓣关闭不全[27]。

（5）其他：包括强直性脊柱炎、特发性升主动脉扩张、重度高血压和（或）动脉粥样硬化导致升主动脉扩张或升主动脉瘤等，进而引起主动脉瓣关闭不全。

四、常见的主动脉根部疾病分布

武汉亚洲心脏病医院回顾性统计分析了 570 例主动脉根部病理检查结果，图 3-5 显示了常见的主动脉根部相关疾病的分布情况，最常见的主动脉瓣病变依次是黏液样变性、风湿性心瓣膜病、退行性变、二瓣化畸形和感染性心内膜炎。

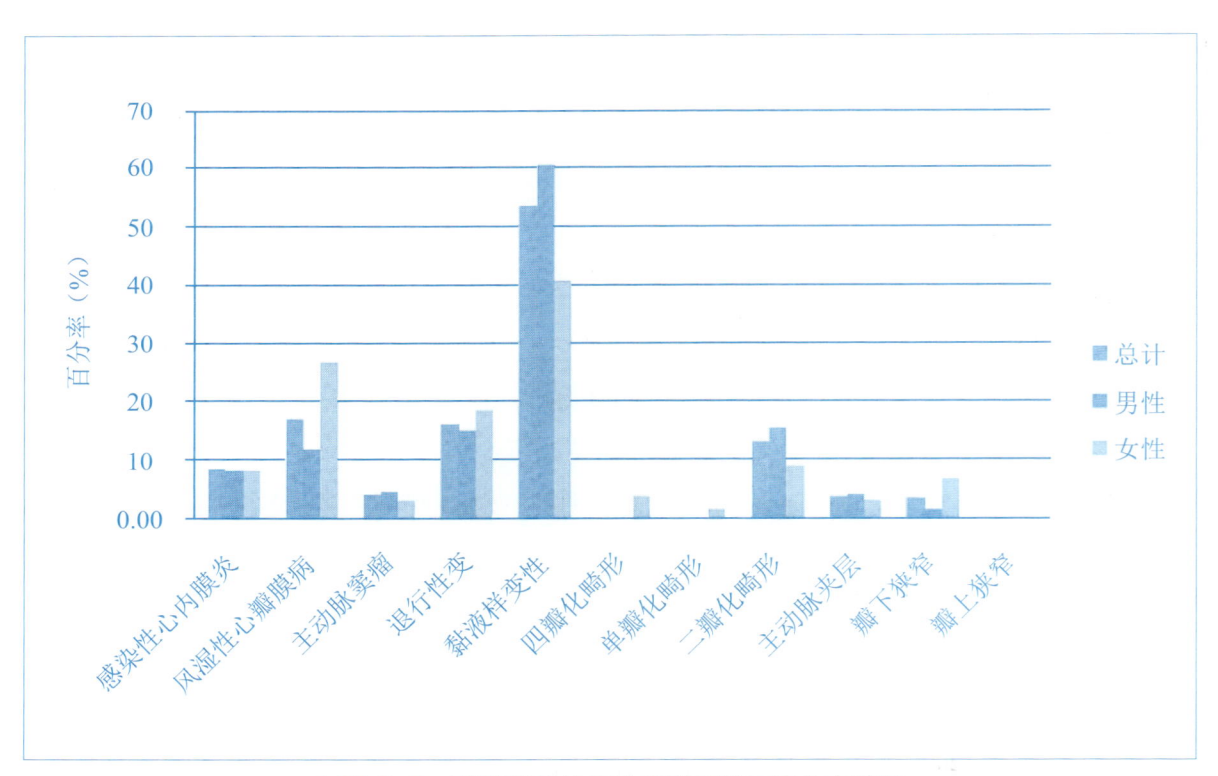

▲ 图 3-5　我院常见的主动脉瓣相关疾病分布情况

（陈绪发　庾华东）

参考文献

[1] Mary N.Sheppard practical cardiovascular pathology（second edition）[J].Hodder Aronold, 2011：67-132.

[2] Collins MJ，Butany J，Borger MA，et al. Implications of a congenitally abnormal valve：a study of 1025 consecutively excised aortic valves[J]. J Clin Pathol, 2008, 61：530–536.

[3] Fedak PW，Verma S，David TE, et al. Clinical and pathophysiological implications of a bicuspid aortic valve[J].Circulation, 2002, 106（8）：900-904.

[4] Moura LM，Maganti K，Puthumana JJ, et al. New understanding about calcific aortic stenosis and opportunities for pharmacologic intervention[J]. Curr Opin Cardiol, 2007, 22：572-577.

[5] Samantha K Atkins，Philippe Sucosky. Etiology of bicuspid aortic valve disease：Focus on hemodynamics[J]. World J Cardiol, 2014, 6（12）：1227–1233.

[6] Mathias Hillebrand，Dietmar Koschyk，Piater Hark，et al. Diagnostic accuracy study of routine echocardiography for bicuspid aortic valve：a retrospective study and meta-analysis[J]. Cardiovasc Diagn Ther, 2017, 7（4）：367–379.

[7] Gulyasy B，López-Candales A，Reis SE，et al. Quadricuspid aortic valve：an unusual echocardiographic finding and a review of the literature[J].Int J Cardiol, 2009, 132（2）：e68-71.

[8] Tutarel O.Quadricuspid aortic valves：a review[J]. Clin Cardiol, 2003, 26（5）：A24.

[9] Nishimura RA，Otto CM，Bonow RO，et al. 2014 AHA/ACC guideline for the management of patients with valvular heart disease：a report of the American College of Cardiology/American Heart Association Task Force on Practice Guidelines[J]. J Thorac Cardiovasc Surg, 2014, 148（1）：e1-e132.

[10] 朱雅莉，贾竹兰，方镇冰.退行性与风湿性心瓣膜病的彩色多普勒超声心动图对比分析[J].陕西医学杂志, 2000, 4：216-217.

[11] Rajamannan NM，Otto CM.Targeted therapy to prevent progression of calcific aortic stenosis[J]. Circulation, 2004, 110：1180-1182.

[12] James L Cox，Thoralf M Sundt Ⅲ. Operative Techniques in Cardiac or Thoracic Surgery, 1996, 1（1）：5-10.

[13] Joseph S Alpert，James E Dalen，Shahbudin Hrahimtoola. 瓣膜性心脏病[M]. 郭继鸿，译. 北京：科学出版社, 2003：13-14.

[14] Davies MJ.Pathology of cardiac valve[M].Butterworth：London-Boston，1980.

[15] Sloer-Soler J，Galve E. Worldwide perspective of vavle disease[J]. Heart, 2000, 83：721-725.

[16] Thiene G, Basso C. Pathology pathogenesis of infective endocarditis in native heart valve[J]. Cardiovasc Pathol, 2006, 15 : 256-263.

[17] Edwards JE, Burchell HB. The pathological anatomy of dficiencies between the aortic root and the heart, including aortic sinus aneurysms[J].Thorax, 1957, 12 : 125-139.

[18] Roberts WC, Honing HS.The spectrum of cardiovascular disease in the Marfan Syndrome : a clinicopathologic study of 18 necropsy patients and comparison to 151 previously reported necropsy patients[J]. Am Heart J, 1982, 104 : 115.

[19] Kainulainen K, Pulkkinen K, Savolainen A, et al. Location on chromosome 15 of the gene defect causing Marfan syndrome[J]. N Engl J Med, 1990, 323 : 935.

[20] Dietz HC, Cutting GR, Pyeritz RE, et al. Marfan syndrome caused by a recurrent denovo missense mutation in the fibrillin gene[J]. Nature, 1991, 352 : 337.

[21] Malfait F, Wenstrup R, De Paepe A. Ehlers-Danlos Syndrome, Classic Type. 2007 May 29 [Updated 2011 Aug 18]. GeneReviews® [Internet]. 1993—2017.

[22] Wenstrup RJ, Meyer RA, Lyle JS, et al. Prevalence of aortic root dilation in the Ehlers-Danlos syndrome[J]. Genet Med, 2002, 4 : 112-117.

[23] Atzinger CL, Meyer RA, Khoury PR, et al. Cross-sectional and longitudinal assessment of aortic root dilation and valvular anomalies in hypermobile and classic Ehlers-Danlos syndrome[J]. J Pediatr, 2011, 158 : 826–830.

[24] Schlatmann TJ, Becker AE.Pathogenesis of dissecting aneurysm of aorta. Compartive histopathologic study of significance of medial changes[J]. Am J Cardiol, 1977, 39 : 21-26.

[25] Roberts CS, Roberts WC. Dissection of the aorta associtated with congenital malformation of the aortic valve[J]. J Am Coll Cardiol, 1991, 17 : 716-721.

[26] Larson EW, Edwards WD.Risk factors for aortic dissection : a necropsy study of 161 cases[J]. Am J Cardiol, 1984, 53 : 849-855.

[27] Heggtveit HA.Syphilitic aortitis.A clinicopathologic autopsy study of 100 cases, 1950—1960[J]. Circulation, 1964, 29 : 346-355.

Part 4
超声心动图在主动脉根部重建中的应用

主动脉根部疾病分为两类，一类是主动脉瓣叶器质性病变，包括先天性单叶瓣、二叶瓣、三叶瓣及四叶瓣畸形、风湿性心脏瓣膜病、感染性心内膜炎及老年退行性病变；另一类是因主动脉根部其他部位病变继发性引起主动脉瓣膜功能障碍，主要包括马方综合征、主动脉炎、主动脉窦瘤破裂、主动脉夹层等。

2017年欧洲心脏病协会（ESC）与欧洲心胸外科学会（EACTS）联合发布的《心脏瓣膜病管理指南》中明确提出超声心动图是诊断心脏瓣膜病、评估瓣膜结构和功能、判断预后的首要诊断方法[1]。对于主动脉根部疾病的患者，首先经胸超声心动图（transthoracic echocardiographic，TTE）进行检查、测量以获得定性、定位诊断，并评估主动脉瓣叶及心脏功能。在施行主动脉瓣根部手术前，常规经食管超声心动图（transesophageal echocardiographic，TEE）再次对主动脉瓣、主动脉根部及升主动脉、室间隔、左心室形态功能、二尖瓣及其他相关结构进行检查，综合分析给出精准的诊断结果，为手术策略的制定提供更多、更准确的信息。

对于主动脉根部疾病的患者，经胸超声心动图检查时应重点关注主动脉瓣及主动脉根部其他部位的病变，其中主动脉瓣需提供瓣叶数目、瓣叶形态、瓣叶功能及心脏功能；主动脉根部其他部位病变需关注主动脉瓣环（左心室-主动脉连接）、窦部、窦管交界、升主动脉、室间隔厚度等部位的病变，并评估与主动脉瓣功能障碍的关系，为手术方案的制定提供有效的信息。

一、主动脉瓣叶器质性病变的超声心动图检查

主动脉瓣的主要检查切面包括胸骨旁左心长轴切面、主动脉根部短轴切面及心尖五腔切面，内容包括瓣叶数目、形态及功能。

（一）瓣叶数目

主动脉瓣叶数目异常一般为先天性畸形，主动脉瓣的正常结构为三瓣叶结构，因先天发育异常可为单瓣叶、二瓣化及四瓣化畸形[2-8]。通过二维超声心动图，在主动脉根部短轴切面可观察到主动脉瓣叶数目、瓣叶活动的动态图像，获得其特征性表现明确诊断。

1. 单瓣叶

单瓣叶畸形即主动脉瓣未分叶，形成一个完整的主动脉瓣膜，多伴有严重狭窄，是最常见的新生儿主动脉瓣狭窄病变[9]。一般分为单交界型及无交界型，多伴有主动脉瓣狭窄，其中以单交界型常见[10]。心脏彩超表现：左心长轴切面可见主动脉瓣开放呈拱形，开放时一侧瓣叶常贴近主动脉，瓣口多呈偏心性；主动脉根部短轴切面可见主动脉瓣开放时似重叠的环，瓣叶关闭时呈逗号样改变。

2. 二瓣化畸形

主动脉二瓣化畸形是最常见的先天性主动脉瓣畸形，约占70%。可分为三种类型[11,12]（图4-1）。

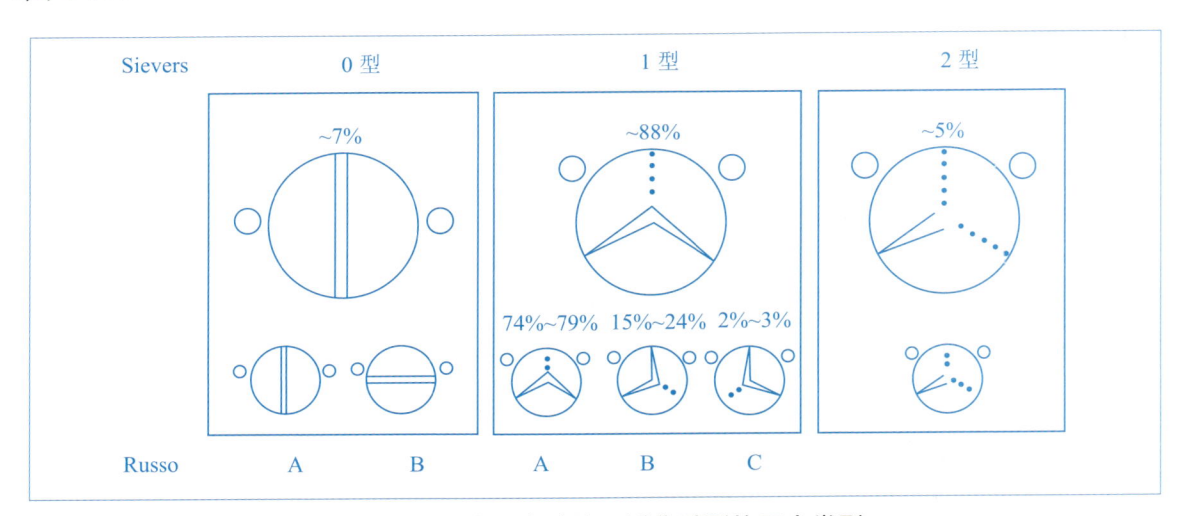

▲ 图4-1 常见主动脉二瓣化畸形的三个类型

0型即所谓"真性二瓣化"，其冠窦及瓣叶数目均为两个。1型及2型由瓣叶交界融合形成，均有三个冠窦，1型为一个瓣叶交界融合，根据融合瓣叶不同，分为A、B、C三种亚型，2型为两个瓣叶交界融合

胸骨旁左心长轴切面，各型之间表现并无特异性，主动脉瓣开放明显受限，呈圆拱形，瓣尖不能贴近主动脉壁。

主动脉根部短轴切面，各型表现有明显的区别。0型：二叶瓣可有各种相对位置，以左、右位居多，其瓣叶通常对称、大小相等，开放时呈鱼口状，关闭时对合线呈"1"字形；1型：融合交界不同，二叶瓣相对位置也不同，瓣叶开放时呈鱼口状，融合后所形成较大瓣叶可见残留的交界线，关闭时与三叶瓣类似；2型：由于两处瓣叶交界融合，实际瓣叶启闭呈一整体，瓣叶开放时瓣口呈水滴状，关闭时与三叶瓣类似。

3. 三瓣叶

对于正常的三瓣叶，左心长轴切面瓣叶活动及弹性良好，开放时贴壁良好。主动脉根部短轴切面可见瓣口开放时呈三角形，关闭时呈Y形，瓣叶大小一般相差不大。当三个瓣叶发育大小不均匀时，可引起主动脉瓣口狭窄，左心长轴切面示瓣叶开放呈拱形，瓣尖增厚；主动脉根部短轴切面可见瓣叶大小不等，开放时瓣口呈圆形，较严重时呈三角形，关闭时呈Y形。

4. 四瓣化畸形

先天性主动脉瓣四瓣化畸形极少见，瓣叶功能障碍主要表现为关闭不全，少数可合并狭窄[8,13-14]。主动脉短轴切面可见主动脉瓣四个瓣叶，瓣叶开放时呈口字形，关闭时呈田字形。

瓣叶数目的诊断需综合冠窦数目、瓣叶关闭时交界线数目、开放时瓣口形状综合判断。当瓣叶钙化严重、明显变形时，则很难做出瓣叶数目的判断，类似这种情况，则需要进一步经食管超声检查，虽然经食管超声也不一定能够完全明确瓣叶数目，但是可以进一步得到更清晰、更有用的信息。

（二）瓣叶形态

主动脉瓣形态的改变，是超声心动图诊断器质性主动脉瓣疾病的重要依据。病因及病变程度的不同会产生瓣叶形态的改变，进而产生相应的特征性图像变化。风湿性心脏瓣膜病瓣叶形态改变以瓣叶弥漫性增厚、卷缩、交界粘连为主，多伴有钙化[15-18]。退行性病变的主动脉瓣以瓣叶局部或弥漫性钙化为主，瓣叶活动僵硬、幅度减小甚至有时无法观察到明显活动，瓣口面积明显减小，有时受钙化声影影响无法显示[19]。感染性主动脉瓣病变一般可见瓣叶或瓣环赘生物形成、瓣叶形态严重破坏、穿孔甚至破裂、瓣叶脱垂，一般有较重的关闭不全[20]。

(三) 瓣叶功能

瓣叶功能异常主要包括瓣膜狭窄、瓣膜关闭不全，决定了主动脉瓣疾病的血流动力学变化。主动脉瓣口面积下降到正常的 1/4～1/3 时，即可引起明显的血流动力学改变。主动脉瓣狭窄二维超声心动图：收缩期瓣叶开放受限，瓣口面积减小，瓣尖无法贴壁。彩色多普勒左心长轴切面及心尖五腔切面可见收缩期瓣口血流束变窄，呈五彩镶嵌样，花色起自瓣口水平。频谱多普勒：于心尖五腔及三腔切面，瓣口血流中点可获得收缩期高速血流频谱。如果主动脉瓣严重钙化，有时很难清晰显示主动脉瓣口位置及过瓣血流，无法获取准确血流频谱[21,22]。

当主动脉瓣病变和（或）主动脉根部扩张导致瓣叶面积相对减小时，瓣叶关闭时对合面积减小、瓣口出现缝隙，从而引起主动脉瓣关闭不全。中度以下的主动脉瓣关闭不全一般不引起明显的血流动力学改变。二维超声心动图可见舒张期瓣叶关闭时的缝隙，或者瓣膜脱垂。左心长轴切面及心尖五腔切面彩色多普勒超声于舒张期可探及自瓣口向左心室的花色血流信号。频谱多普勒：取样容积置于反流束起始处中点可得到反流频谱，一般峰值速度较高[23]。

二、主动脉瓣根部其他结构病变的超声心动图检查

1. 主动脉根部包括左心室-主动脉连接、主动脉窦部、窦管交界、主动脉瓣环及主动脉瓣，主动脉瓣功能的维持需要主动脉根部各结构比例合适、功能正常，任何一个结构的改变都将会影响主动脉瓣的功能（继发性引起瓣膜功能障碍）。

2. 多种疾病可引起主动脉窦部和（或）升主动脉扩张，进而引起主动脉瓣功能障碍，主要表现为主动脉瓣叶脱垂，主动脉瓣关闭不全[24-30]。

三、心脏超声心动图在主动脉根部重建术中的作用

在主动脉根部重建术中超声心动图对于主动脉根部及升主动脉的观察重点在于其内径的测量，主要测定的部位包括主动脉瓣环内径、主动脉窦部大小、窦管交界内径、升主动脉内径等数据，根据不同的病因，为手术方案的制定提供重要的依据。主动脉根部重建不

仅限于主动脉瓣叶的修复，根据超声提供的参数制定详细的重建方案，包括单纯的主动脉瓣叶重建、主动脉瓣＋主动脉窦重建、主动脉瓣＋升主动脉重建等手术方案，我院率先在国内外开展该技术，近、中期的手术效果良好[31-34]，已获得了国内外同行的认可。

1. 通过二维超声心动图观察主动脉瓣叶数目、瓣叶形态、瓣叶结构功能，以及有无赘生物附着及附着位置、大小，同时可以观察主动脉有无扩张或夹层。术中经食管超声心动图同时对主要数据进行再次测量，包括主动脉瓣环径、主动脉窦部内径、窦管交界内径、窦部高度、升主动脉内径、室间隔厚度等，以上数据可以帮助外科术者选择合适的手术方式，并指导术者选择大小合适的牛心包片以及裁剪适当的瓣叶形态及大小。

2. 手术中经食管超声心动图可在术中即刻评价手术效果，需观察主动脉根部重建后瓣叶的形态、结构及启闭活动，利用"zoom"放大瓣叶，测量三个瓣叶的长度、大小及启闭活动是否正常，并再次测量瓣环径及窦管交界内径；应用彩色多普勒超声观察是否存在反流，反流的起源位置、方向、反流束起始处宽度，并对其进行定量或半定量评估，同时需测量主动脉瓣口前向流速与跨瓣压差。重点关注主动脉瓣口前向流速、重建后的瓣叶对合高度以及重建后瓣膜的反流程度，因为我们在后期的随访中发现，这三者与患者的远期效果明确相关，主动脉瓣口前向流速不快、合适的对合高度、轻微或无反流，瓣膜远期疗效良好，反之，远期效果差，需再次手术治疗。

3. 建立随访登记表，便于对主动脉根部重建患者围术期及随访进行评估（表4-1）。术后常规通过超声心动图进行随访观察，术后随访主要探查切面包括左心长轴切面、主动脉根部短轴切面及心尖五腔切面，测量左心室-主动脉连接、窦部最大直径、窦管交界、升主动脉、窦部高度、对合缘顶点距主动脉窦壁距离、瓣环距最低瓣叶底部距离、对合缘长度、瓣叶高度等指标，判断瓣膜脱垂的程度及预测术后主动脉瓣功能障碍复发的可能性；同时通过测定左心室内径、室间隔、左心室后壁厚度及升主动脉的内径有无缩小，左心室射血分数有无升高或减低，判断术后心脏的形态、结构及功能有无改善，间接评价此手术成功与否，还可以预估此类患者术后的远期疗效。

表4-1　主动脉根部重建随访表：围术期及术后随访观察表

主动脉瓣成形入院随访登记表					
基本信息					
病案号		姓　名		性别（男=1，女=2）	
出生年月		年龄（岁）		联系电话	
身高（cm）		体重（kg）		工作性质	

（续 表）

症 状				
胸闷（无 =0，有 =1）			气短（无 =0，有 =1）	
心悸（无 =0，有 =1）			心慌（无 =0，有 =1）	
胸痛（无 =0，有 =1）			其他（无 =0，有 =1）	

体 征					
心脏杂音 （无 =0，有 =1）		杂音情况	L、R 肋 间	S、D	/6 级
			L、R 肋 间	S、D	/6 级
临床心功能评级（NYHA）		Ⅰ、Ⅱ、Ⅲ、Ⅳ级	入院时最高上楼层数		

心电图			
1. 正常心电图（无 =0，有 =1）		2. 心律失常（无 =0，有 =1）	
3. ST-T 段改变（无 =0，有 =1）		4. 房室传导阻滞（无 =0，有 =1）	
5. Q 波（无 =0，有 =1）		6. T 波改变（无 =0，有 =1）	
胸 片	心胸比		

超声心动图参数

登记日期				
类 别	项 目	术前 TTE	术中 TEE		出院前 TTE
			转机前	停机后	
主动脉根部参数（cm，见示意图1）	a. 瓣环直径				
	b. 窦部最大直径				
	c. 窦管交界				
	d. 升主动脉				
	e. 窦部高度				
	f. 对合缘顶点距主动脉窦壁距离				
	g. 瓣环距最低瓣叶底部距离				
	h. 对合缘顶点距瓣环距离				
	i. 对合缘长度				
	j. 瓣叶高度				
主动脉瓣动力学参数（M型测量，见示意图2）	主动脉瓣开放所需时间 T_1（ms）				
	主动脉瓣关闭所需时间 T_2（ms）				
	等容收缩期时间 T_3（ms）				
	收缩期时间 T_4（ms）				
	舒张期时间 T_5（ms）				
	心动周期时间 T_6（ms）				
	心率（bpm）				

(续 表)

主动脉瓣结构	瓣叶数目（0=三叶，1=功能二叶，2=二叶，3=四叶，4=单叶）				
	瓣叶或窦部大小	NLR↑	NLR↑		
		NLR↓	NLR↓		
	粘连（0=无，1=一个交界，2=两个交界，3=三个交界）				
	脱垂（0=无，1=R，2=N，3=L，4=两个瓣叶，5=三个瓣叶）				
	钙化（同上）				
	赘生物（同上）				
	穿孔（同上）				
	主动脉-左心室通道（0=无，1=有）				
	其他				
瓣膜功能	反流程度（0=无，0~1=微量，1=轻度，1~2=轻至中度，2=中度，2~3=中至重度，3=重度）				
	反流起始部位（1=中央对合缘，2=左无交界，3=左右交界，4=右无交界，5=中央对合缘+交界）				
	反流束与左心室流出道间夹角α				
	前向血流峰值速度（m/s）				
	前向血流峰值压差（mmHg）				
	前向血流平均速度（m/s）				
	前向血流平均压差（mmHg）				
	狭窄（0=无，1=有）				
其他瓣膜情况	MV	MI（0=无，1=轻度，2=轻中度，3=中度，4=中重度，5=重度；A=脱垂，B=感染，C=风湿，D=功能性如瓣环扩大，F=先天，G=其他）			
		MS（0=无，1=轻度，2=轻中度，3=中度，4=中重度，5=重度；A=风湿，B=感染，C=先天，D=其他）			
	TV	TI（同MI）			
		TS（同MS）			
	PV	PI（同MI）			
		PS（同MS）			
术前AI原因（1型、2型、3型）				/	/
术前AS原因（1=先天，2=感染，3=风湿，4=退行性，5=其他）				/	/

实用主动脉根部重建术 Aortic Root Reconstruction

（续 表）

术后 AI 原因评估					/	/		
TEE 对术前 TTE 更正诊断（0= 无，1= 有）					/		/	/
左心室	术前	前后径 cm		左右径 cm	上下径 cm	EDV	ESV	EF%
	术后	前后径 cm		左右径 cm	上下径 cm	EDV	ESV	EF%
手术信息							
术前诊断								
拟行手术方式								
实行手术方式				（若改 AVR 请说明原因）				
主动脉瓣成形方法								
牛心包瓣叶置换数目（0= 无，1=1，2=2，3=3）								
手术对术前 TTE 及 TEE 更正诊断（0= 无，1= 有）								
二次 CPB（0= 无，1= 有）								
原因								
说 明							
术前 AI 原因评估	1 型	主动脉根部扩张（包括升主动脉扩张、窦部扩张、马方综合征）						
	2 型	主动脉瓣膜组织回声正常但运动过度（脱垂）						
	3 型	主动脉瓣膜组织异常包括挛缩、穿孔、严重钙化、感染性心内膜炎病变						

示意图 1

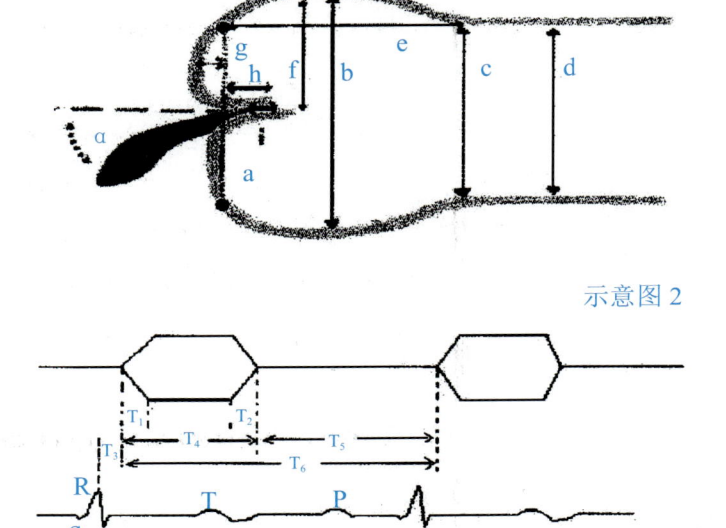

示意图 2

（马小静　张　恒）

参考文献

[1] Baumgartner H, Falk V, Bax JJ, et al. 2017 ESC/EACTS Guidelines for the management of valvular heart disease[J]. Eur Heart J, 2017, 38（36）：2739-2791.

[2] Collins MJ，Butany J，Borger MA，et al. Implications of a congenitally abnormal valve：a study of 1025 consecutively excised aortic valves[J]. J Clin Pathol, 2008, 61：530–536.

[3] Fedak PW，Verma S，David TE, et al. Clinical and pathophysiological implications of a bicuspid aortic valve[J].Circulation, 2002, 106（8）：900-904.

[4] Moura LM，Maganti K，Puthumana JJ, et al. New understanding about calcific aortic stenosis and opportunities for pharmacologic intervention[J]. Curr Opin Cardiol, 2007, 22：572-527.

[5] Samantha K Atkins，Philippe Sucosky. Etiology of bicuspid aortic valve disease：Focus on hemodynamics[J]. World J Cardiol, 2014, 6（12）：1227–1233.

[6] Mathias Hillebrand，Dietmar Koschyk，Pia ter Hark，et al. Diagnostic accuracy study of routine echocardiography for bicuspid aortic valve：a retrospective study and meta-analysis[J]. Cardiovasc Diagn Ther, 2017, 7（4）：367–379.

[7] Gulyasy B，López-Candales A，Reis SE，et al. Quadricuspid aortic valve：an unusual echocardiographic finding and a review of the literature[J].Int J Cardiol, 2009, 132（2）：e68-71.

[8] Tutarel O.Quadricuspid aortic valves：a review[J]. Clin Cardiol, 2003, 26（5）：A24.

[9] Mookadam F，Thota VR，Garcia-Lopez AM，et al. Unicuspid aortic valve in adults：a systematic review[J]. J Heart Valve Dis, 2010, 19（1）：79-85.

[10] 刘延玲，熊鉴然. 临床超声心动图[M]. 北京：科学出版社, 2001：333–345.

[11] Hans-H. Sievers，Claudia Schmidtke.A classification system for the bicuspid aortic valve from 304 surgical specimens[J].The Journal of Thoracic and Cardiovascular Surg, 2007, 133（5）：1226-1233.

[12] Russo CF，Cannata A，Lanfranconi M，et al. Is aortic wall degeneration related to bicuspid aortic valve anatomy in patients with valvular disease？[J]. J Thorac Cardiovasc Surg, 2008, 136（4）：937-942.

[13] Gouveias, Martins JP, Costa G, et al. Quadricuspid aortic valve—10-year case series and literature review[J]. Revport Cardiol, 2011, 30(11)：843-845.

[14] Hundtz LE，Robens WC.Quadricuspid semilunar valve[J]. Am J Cardiol，1973, 31：623-626.

[15] Clark BC，Krishnan A，McCarter R，et al. Using a Low-Risk Population to Estimate the Specificity of the World Heart Federation Criteria for the Diagnosis of Rheumatic Heart Disease[J]. J Am Soc

Echocardiogr, 2016, 29 (3): 253-258.

[16] Mirabel M, Bacquelin R, Tafflet M, et al. Screening for rheumatic heart disease: evaluation of a focused cardiac ultrasound approach[J]. Circ Cardiovasc Imaging, 2015, 8 (1): e002324.

[17] Mirabel M, Celermajer DS, Ferreira B, et al. Screening for rheumatic heart disease: evaluation of a simplified echocardiography-based approach[J]. Eur Heart J Cardiovasc Imaging, 2012, 13 (12): 1024-1029.

[18] Kumar N, Rasheed K, Gallo R, et al. Rheumatic involvement of all four heart valves—preoperative echocardiographic diagnosis and successful surgical management[J]. Eur J Cardiothorac Surg, 1995, 9 (12): 713-714.

[19] Calleja HB, Moreno FL, Yulde JA, et al. Two dimensional echocardiography in valvular heart disease[J].Ann Acad Med Singapore, 1980, 9 (4): 421-429.

[20] Rajamannan NM, Evans FJ, Aikawa E, et al. Calcific aortic valve disease: not simply a degenerative process: A review and agenda for research from the National Heart and Lung and Blood Institute Aortic Stenosis Working Group. Executive summary: Calcific aortic valve disease-2011 update[J]. Circulation, 2011, 124 (16): 1783-1791.

[21] Iung B, Baron G, Butchart EG, et al. A prospective survey of patients with valvular heart disease in Europe: The Euro Heart Survey on Valvula Heart Disease[J]. Eur Heart J, 2003, 24: 1231-1243.

[22] Adegunsoye A, Mundkur M, Nanda NC, et al. Echocardiographic evaluation of calcific aortic stenosis in the older adult[J]. Echocardiography, 2011, 28 (1): 117-129.

[23] Zoghbi WA, Enriquez-Sarano M, Foster E, et al.Recommendations for evaluation of the severity of native valvlar regurgitation with two-dimensional and Doppler echocardiography[J]. Journal of the American society of echocardiography, 2003, (16): 777-802.

[24] Roberts WC, Honing HS.The spectrum of cardiovascular disease in the Marfan Syndrome: a clinicopathologic study of 18 necropsy patients and comparison to 151 previously reported necropsy patients[J]. Am Heart J, 1982, 104: 115.

[25] Kainulainen K, Pulkkinen K, Savolainen A, et al. Location on chromosome 15 of the gene defect causing Marfan syndrome[J]. N Engl J Med, 1990, 323: 935.

[26] Dietz HC, Cutting GR, Pyeritz RE, et al. Marfan syndrome caused by a recurrent denovo missense mutation in the fibrillin gene[J]. Nature, 1991, 352: 337.

[27] Schlatmann TJ, Becker AE.Pathogenesis of dissecting aneurysm of aorta. Compartive histopathologic study of significance of medial changes[J]. Am J Cardiol, 1977, 39: 21-26.

[28] Roberts CS, Roberts WC. Dissection of the aorta associated with congenital malformation of the

aortic valve[J]. J Am Coll Cardiol, 1991, 17：721-716.

[29] Larson EW，Edwards WD.Risk factors for aortic dissection：a necropsy study of 161 cases[J]. Am J Cardiol, 1984, 53：849-855.

[30] Heggtveit HA.Syphilitic aortitis.A clinicopathologic autopsy study of 100 cases，1950—1960[J]. Circulation, 1964, 29：346-355.

[31] Tao L，Zeng XJ，Lim YP. Single cusp replacement for aortic regurgitation[J]. Ann Thorac Surg, 2008, 85（3）：946-948.

[32] Song L，Hua Z，Chen X，et al. Single cusp replacement in patients with ventricular septal defect and aortic insufficiency[J]. J Card Surg, 2015, 30（6）：520-524.

[33] 罗艳红，马小静，陶凉，等．超声心动图评价牛心包置换单叶主动脉瓣治疗主动脉瓣关闭不全[J]. 中华超声影像学杂志，2008，17（4）：295-297.

[34] 陶凉，曾祥军，周宏，等．牛心包置换单叶主动脉瓣叶治疗主动脉瓣关闭不全21例[J]. 中华胸心血管外科杂志，2008，24（5）：350-351.

下篇 实用技术

Part 5　主动脉根部探查　043
一、主动脉根部手术切口　043
二、主动脉瓣叶的探查　047
三、探查冠状动脉　051
四、STJ 及 VAJ 的测量　052
五、探查主动脉瓣环及瓣下组织结构　053
六、室间隔探查　055
七、主动脉根部重建决策　056

Part 6　主动脉根部 I 型病变重建　059
一、窦管交界环缩　059
二、升主动脉成形 + 窦管交界成形　062
三、左心室 – 主动脉连接（VAJ）成形　066
四、David 手术　067

Part 7　主动脉根部 II 型病变重建　075
一、主动脉瓣单瓣叶手术　075
二、主动脉瓣单瓣叶置换　091
三、主动脉瓣二瓣化畸形的手术技术　103

Part 8　主动脉根部 III 型病变重建　117
一、合并主动脉扩张的主动脉根部重建术　117
二、二瓣化畸形的三瓣叶置换　131
三、鼎状成形　132
四、重建主动脉窦及主动脉瓣叶　137
五、切除主动脉窦和（或）主动脉瓣叶　149

Part 5

主动脉根部探查

如前文所述，主动脉根部是一个复杂的结构，其作为一个功能和解剖单位维持着主动脉瓣的正常功能，主动脉根部的五部分中任何一部分发生病变均可引起主动脉瓣功能异常，如升主动脉扩张、主动脉瓣叶病变等。常见的主动脉根部病变是主动脉瓣叶的病变，如瓣叶脱垂、发育短小或穿孔破损等，引起主动脉瓣关闭不全，亦可引起主动脉瓣狭窄或者两者均存在。

主动脉根部手术方案是以术前心脏彩超等检查为基础制定的，但最终的治疗方案以术中经食管心脏彩超和探查结果来决定，因此，术中主动脉根部探查至关重要。

外科手术治疗适用于有症状的严重主动脉根部病变的患者，亦适用于左心室明显扩大或功能失代偿之前的无症状患者[1,2]。人工瓣膜置换是目前国内外心脏中心治疗主动脉瓣疾病的首要选择，但在我院仍有较多的患者进行主动脉根部重建，其中以主动脉瓣叶病变为主。

一、主动脉根部手术切口

常用的主动脉根部手术切口有两种。

1. 主动脉横切口

主要用于主动脉根部无明显扩张的患者，便于主动脉瓣的显露。首先在窦管交界上 0.5～1cm 处，左、右冠窦交界处向无冠窦中点切开主动脉（图 5-1）；切口起始于左、右冠窦，止于无冠窦中点（图 5-2），示意图可见切开范围（图 5-3）。悬吊主动脉壁以更好地显露主动脉瓣（图 5-4）。

实用主动脉根部重建术 Aortic Root Reconstruction

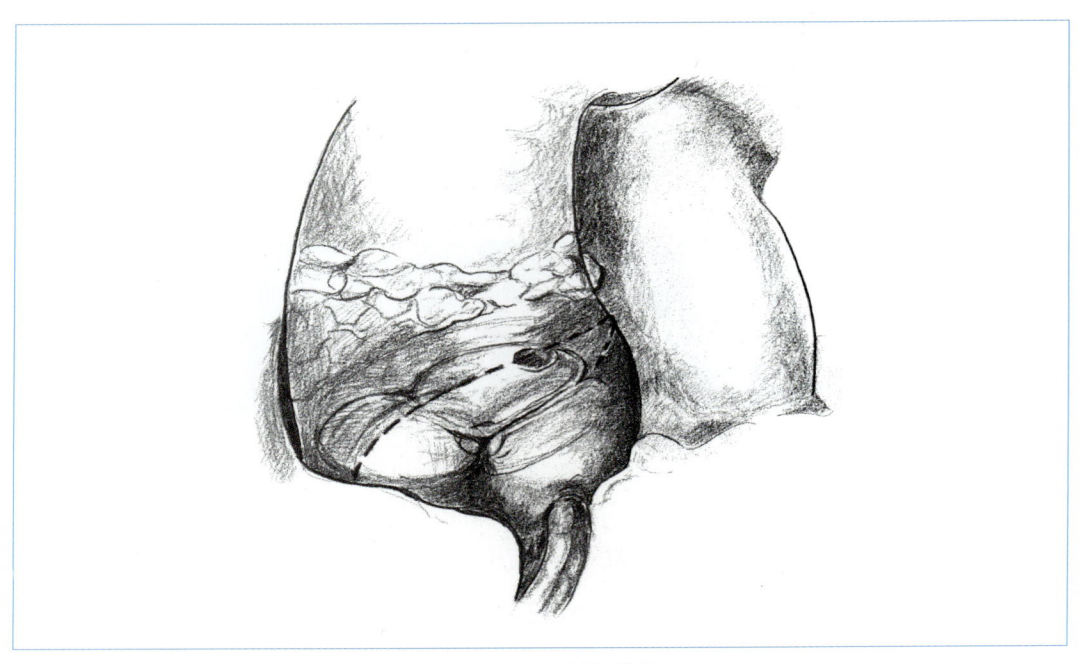

▲ 图 5-1 主动脉横切口
窦管交界上 0.5～1cm 切开主动脉

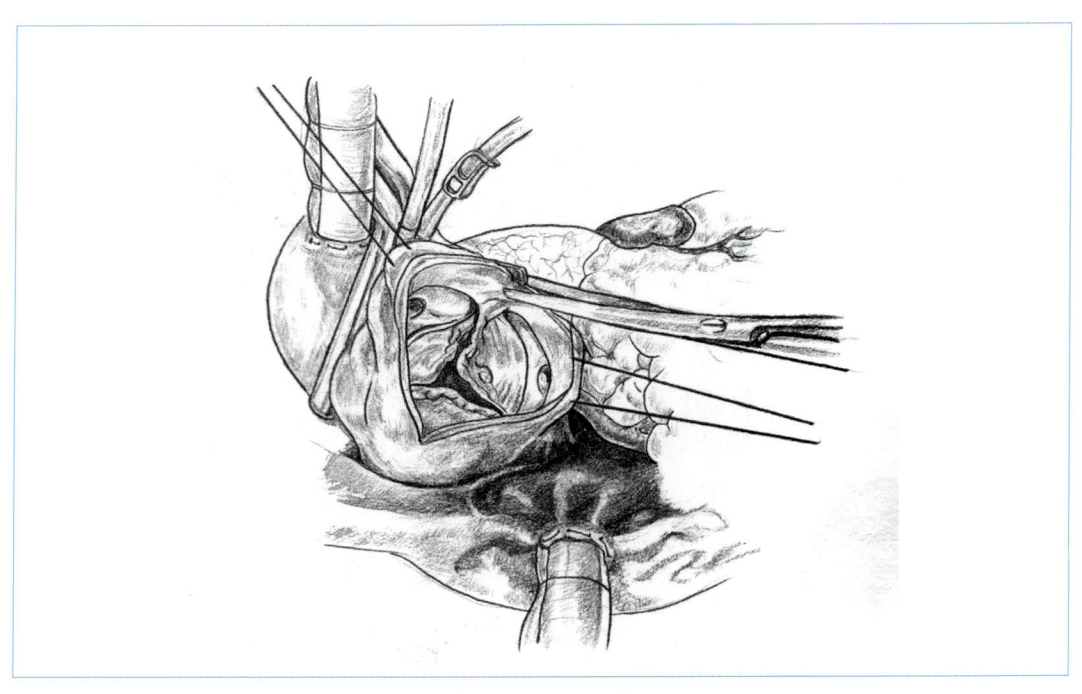

▲ 图 5-2 切口范围
切口起始于左、右冠窦，止于无冠窦中点

Part 5　主动脉根部探查

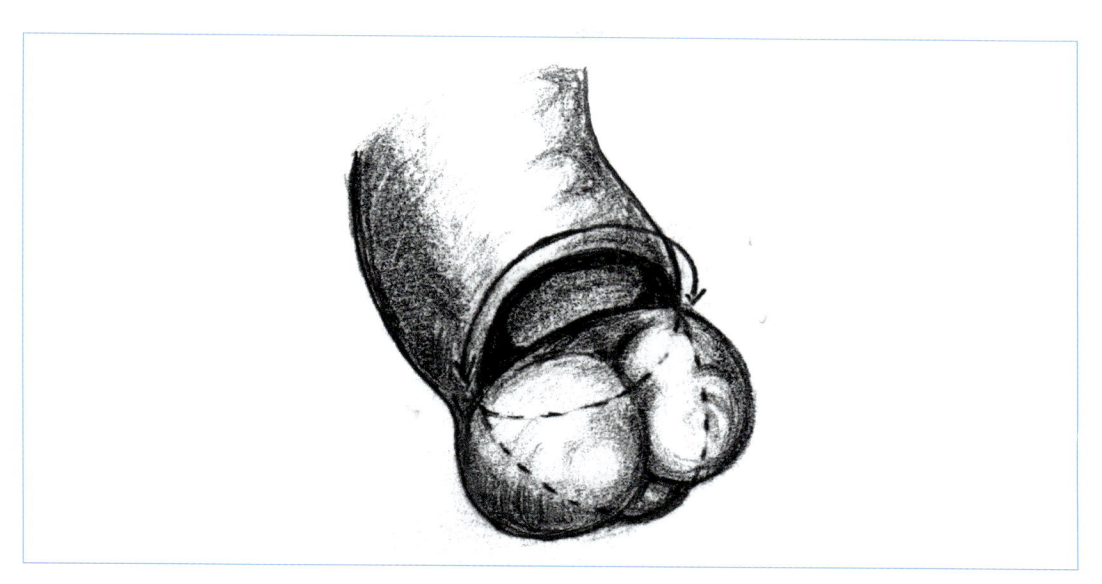

▲图 5-3　横切口的范围

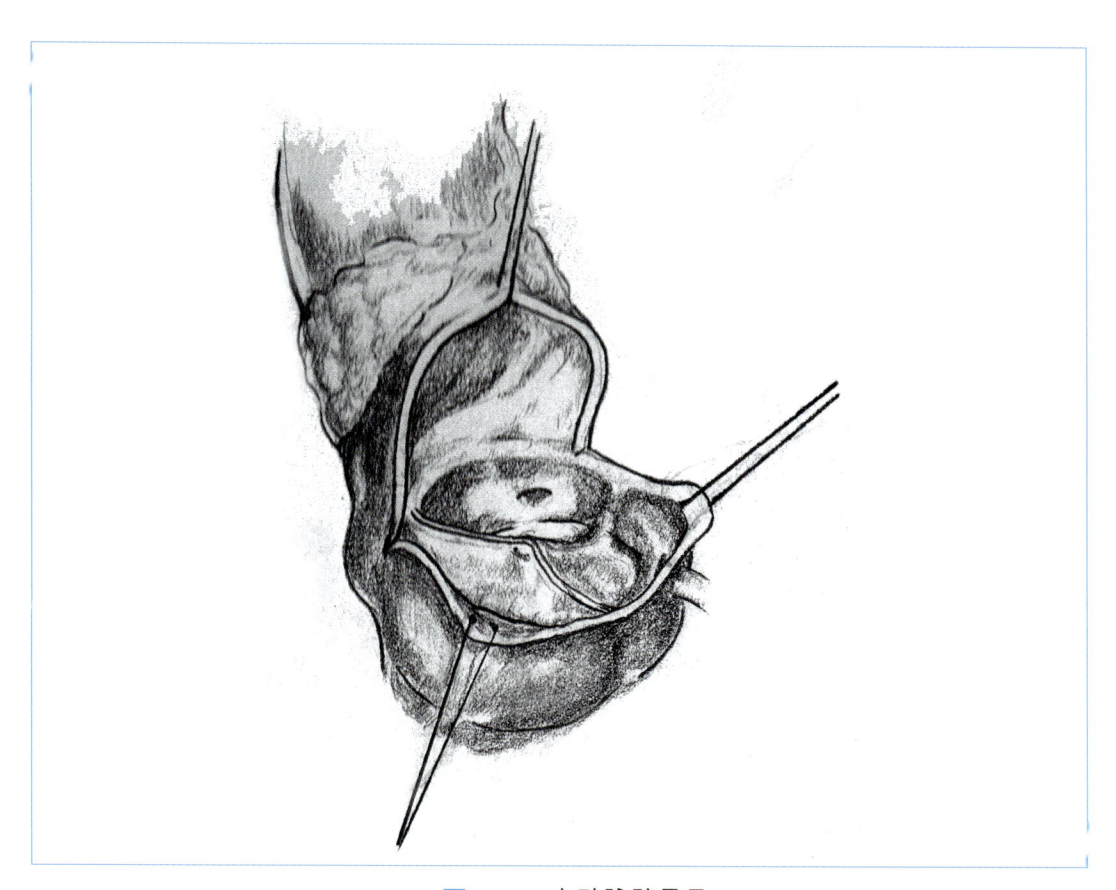

▲图 5-4　主动脉壁悬吊
三针无创线悬吊主动脉壁以增加主动脉瓣的显露

045

2. 主动脉倒 T 形切口

沿升主动脉大弯侧纵行切开主动脉，显露主动脉窦管交界后，沿窦管交界向两侧切开，至左主干开口上方，保留约 1cm 宽的窦管交界（图 5-5，图 5-6），主要用于主动脉根部扩张伴升主动脉扩张的患者，以便于同时行主动脉瓣修复、窦管交界成形及升主动脉成形。三针无损伤线悬吊主动脉切口边缘以增加主动脉瓣的显露。

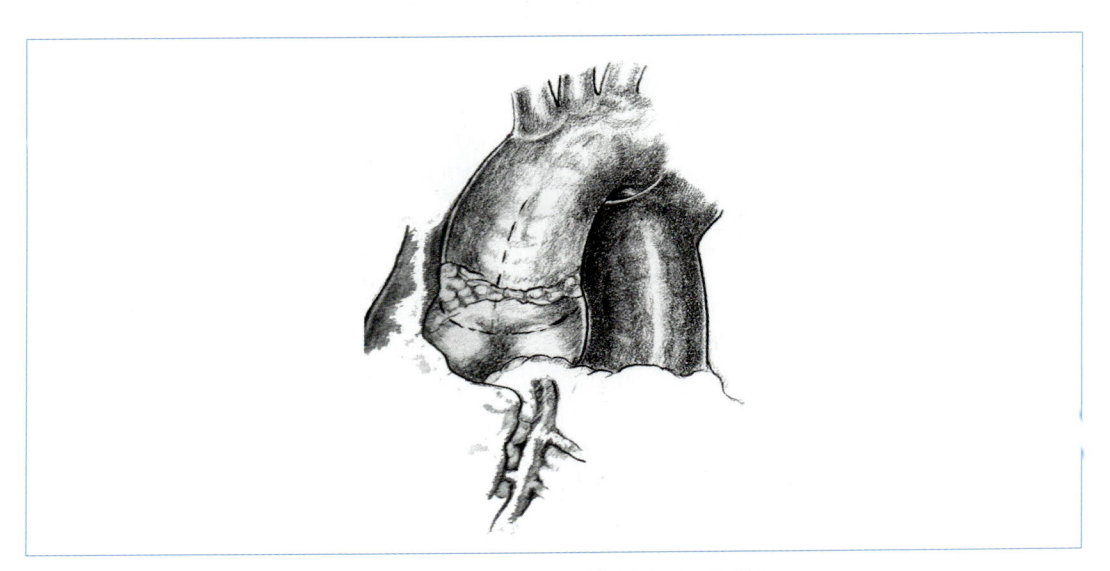

▲ 图 5-5 主动脉倒 T 形切口切开范围

虚线示升主动脉大弯侧纵行切开主动脉，显露主动脉窦管交界后，沿窦管交界向两侧切开

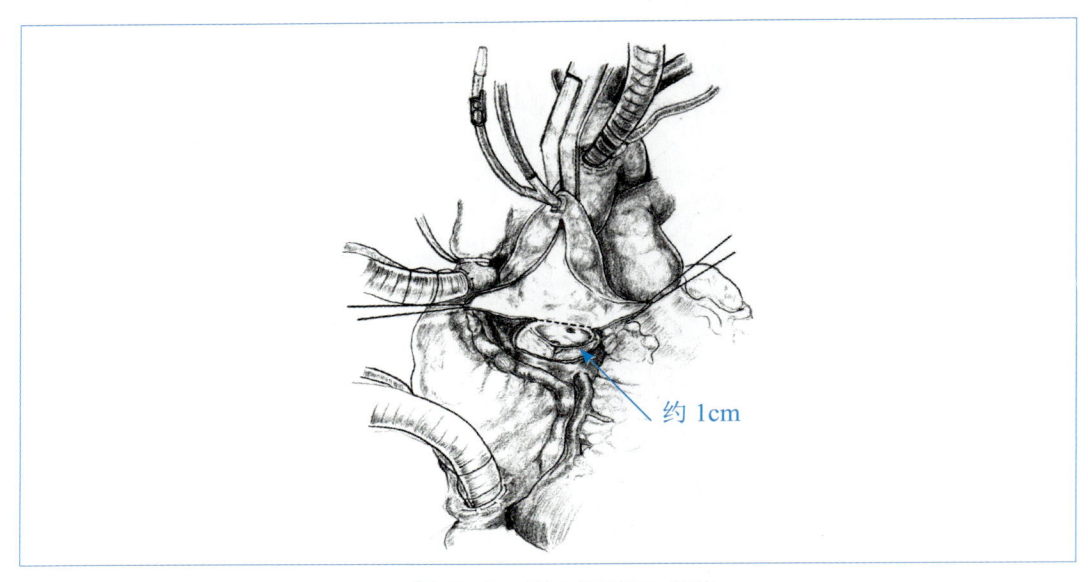

▲ 图 5-6 倒 T 形切口术野

沿窦管交界切开至左主干开口处，保留左主干上方约 1cm 宽的窦管交界，以获得良好的术野，同时可行升主动脉及窦管交界成形

Part 5　主动脉根部探查

二、主动脉瓣叶的探查

术者仔细检查主动脉根部及主动脉瓣，首先要辨别主动脉窦及瓣叶数目，探查瓣叶时要注意检查：观察瓣叶厚度、对合缘是否冗长、Arantius 结是否存在、交界是否有撕脱、主动脉瓣游离缘与主动脉窦是否匹配，主动脉瓣环钙化程度等（图 5-7 至图 5-15）。

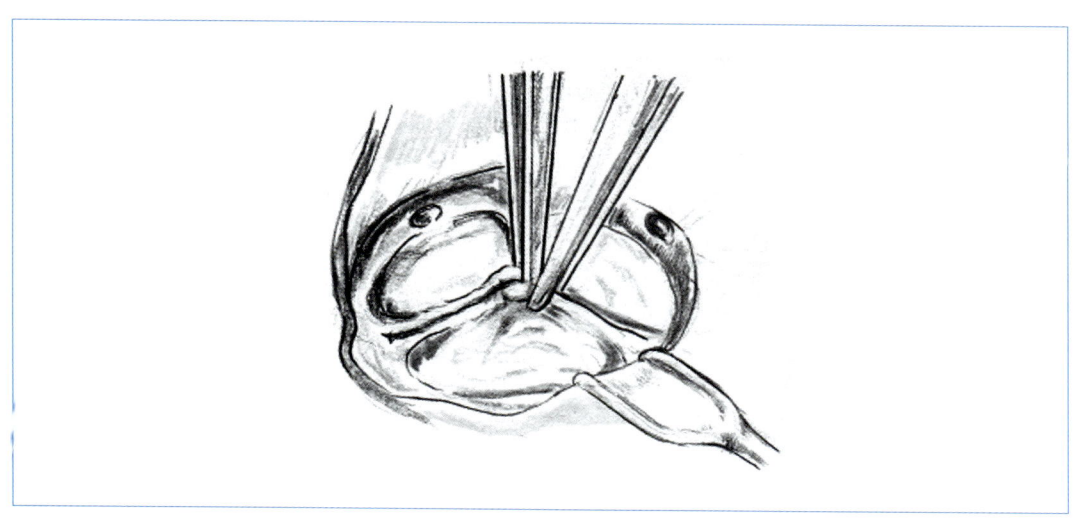

▲图 5-7　三瓣叶大体观探查
Arantius 结存在、瓣叶对合良好、交界无撕脱等

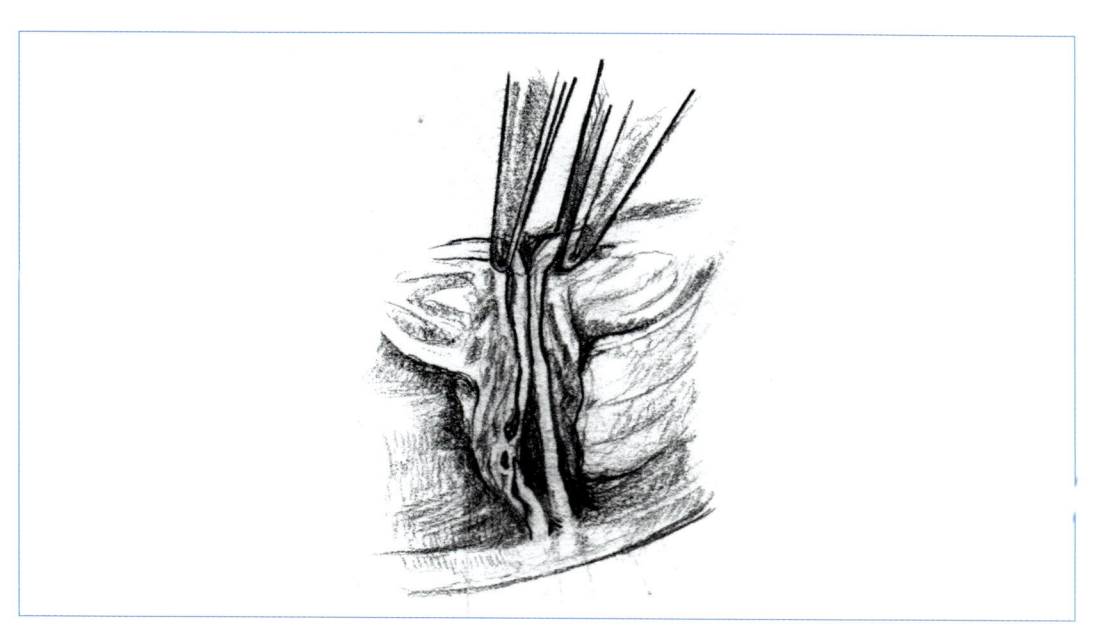

▲图 5-8　瓣叶边缘探查
主动脉瓣叶冗长、脱垂，对合不良

047

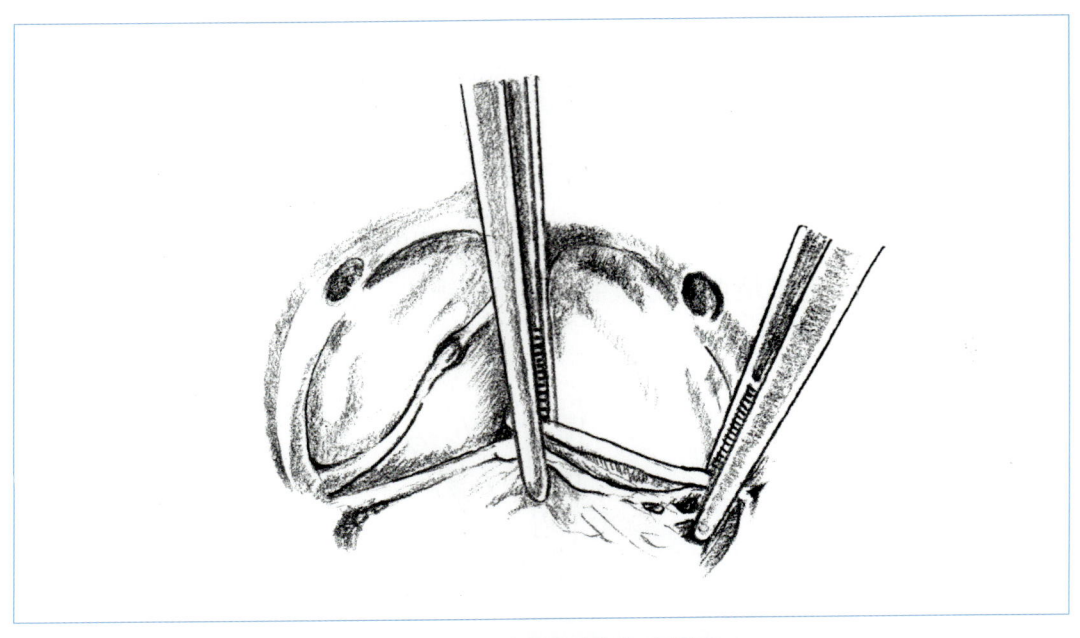

▲ 图 5-9　瓣叶对合高度探查

检测瓣叶对合高度，无冠瓣明显低于右冠瓣，对合不良

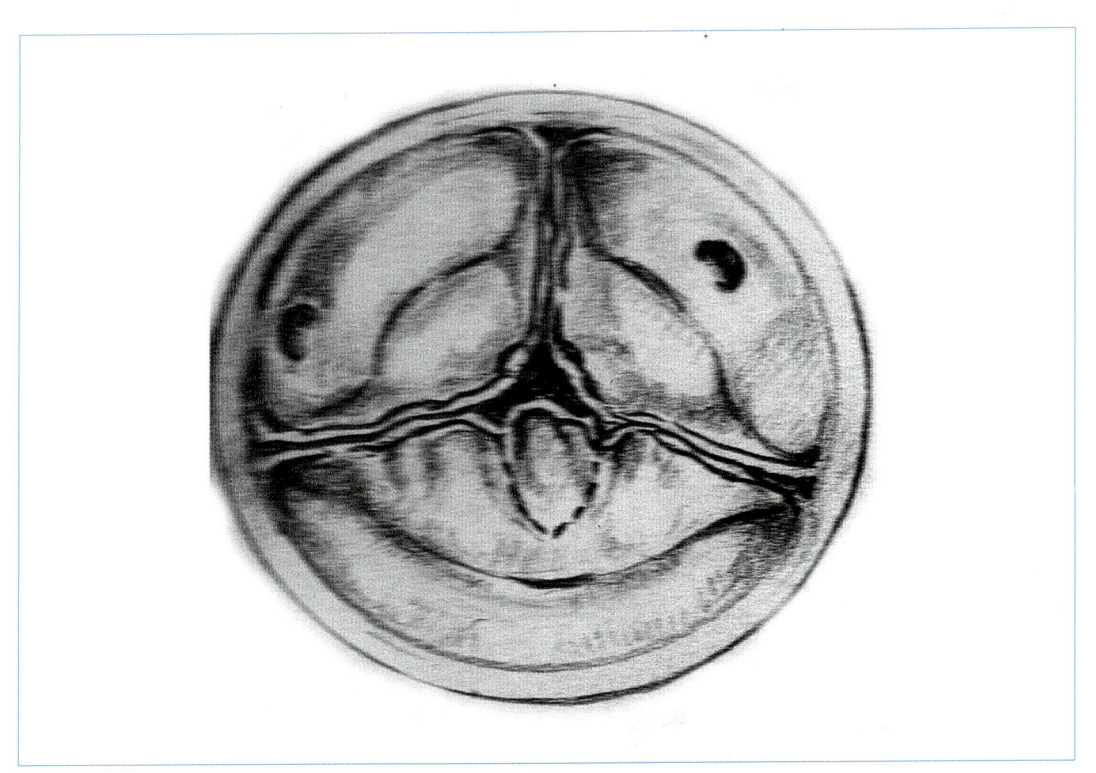

▲ 图 5-10　瓣叶中央处探查

无冠瓣 Arantius 结消失，瓣叶中央处冗长，对合不良

Part 5　主动脉根部探查

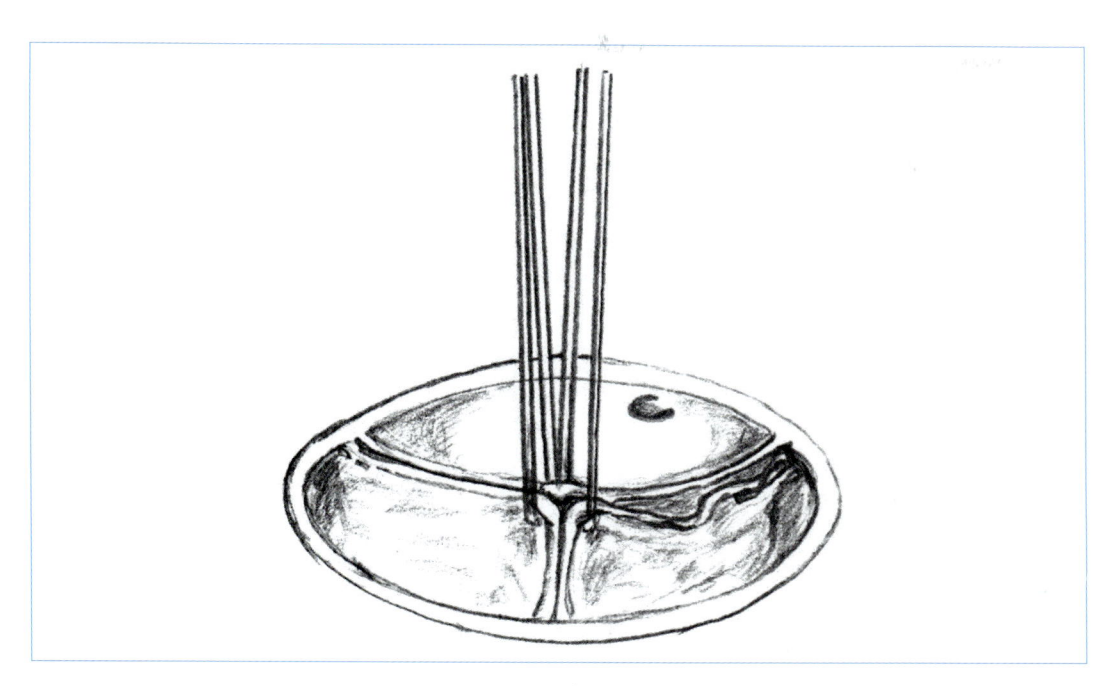

▲图 5-11　悬吊法探查三瓣叶形态
Arantius 结存在，悬吊后可见交界处脱垂，瓣叶对合不良

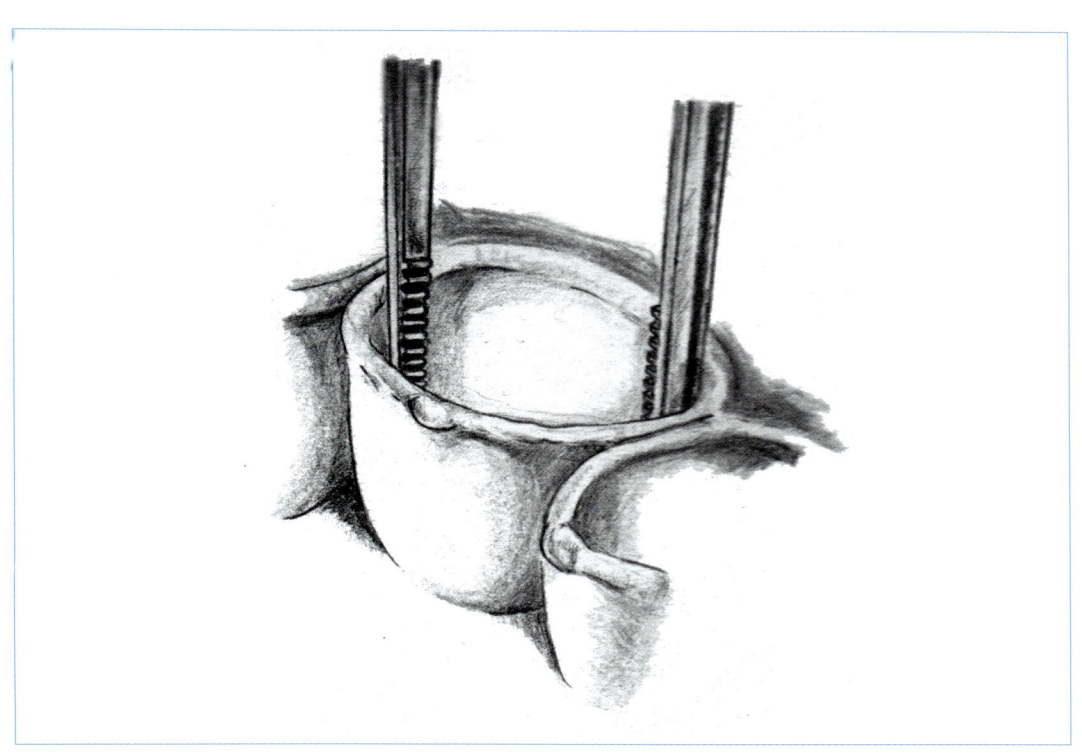

▲图 5-12　瓣叶与窦的关系探查
探查主动脉瓣游离缘与该窦的窦管交界长度是否匹配

049

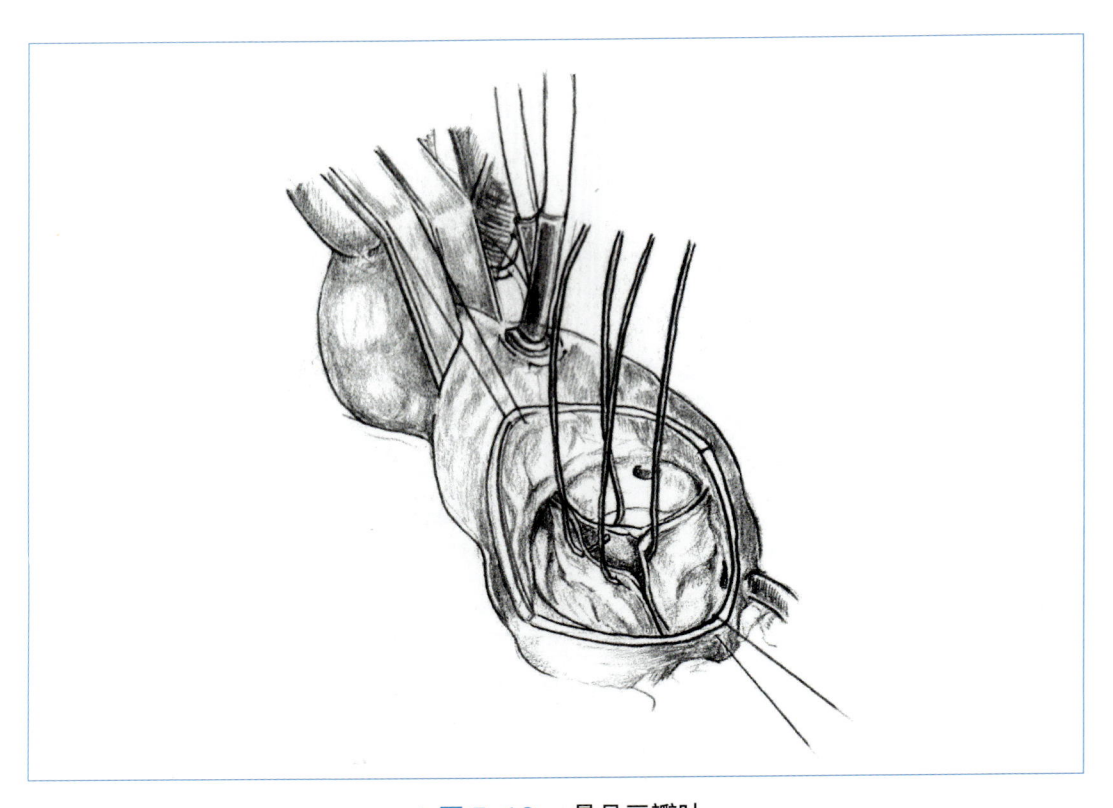

▲ 图 5-13 悬吊三瓣叶

聚丙烯网带（Prolene）悬吊 Arantius 结检查瓣叶形态及功能

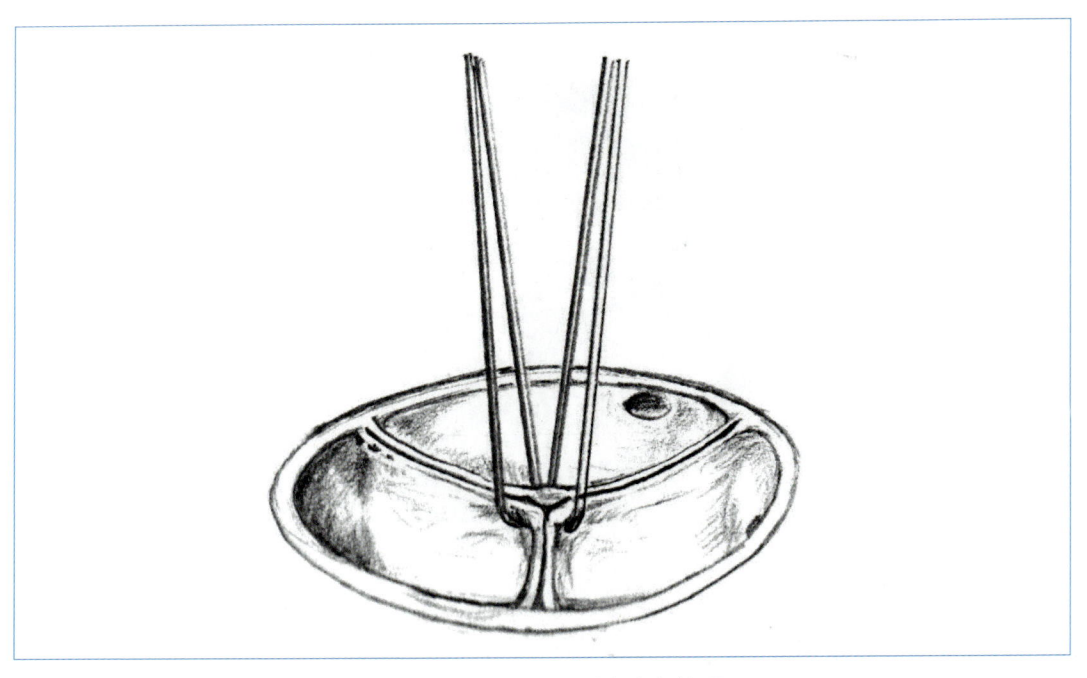

▲ 图 5-14 悬吊三瓣叶大体观

悬吊 Arantius 结进行检查瓣叶的对合高度及功能

Part 5 主动脉根部探查

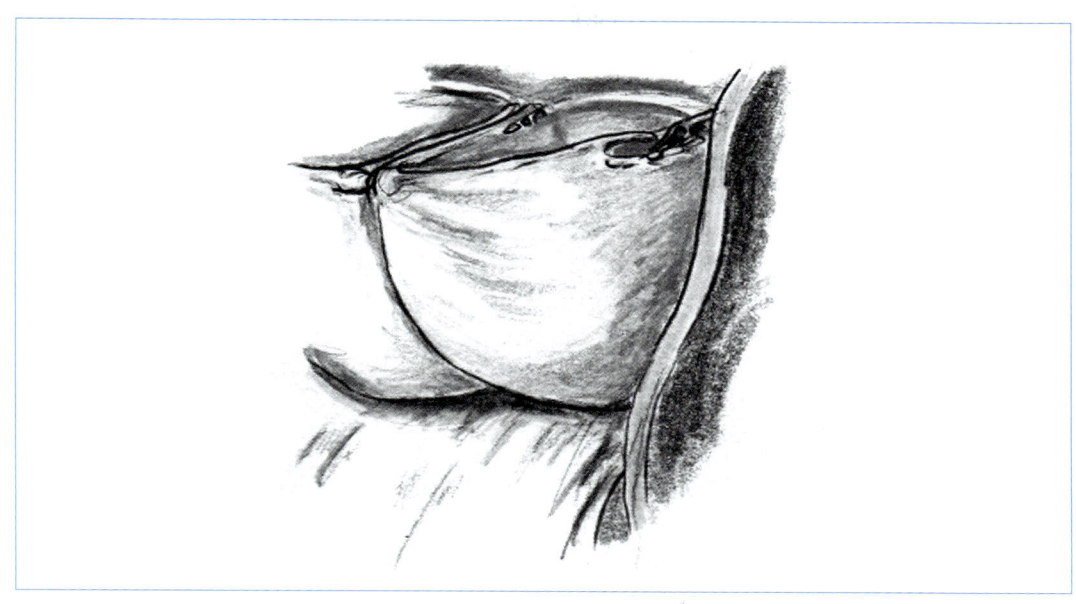

▲ 图 5-15 悬吊瓣叶后侧面观
悬吊 Arantius 结后侧面观察瓣叶有无穿孔

三、探查冠状动脉

探查冠状动脉开口是否异常，是否合并有壁内冠状动脉（图 5-16，图 5-17）。

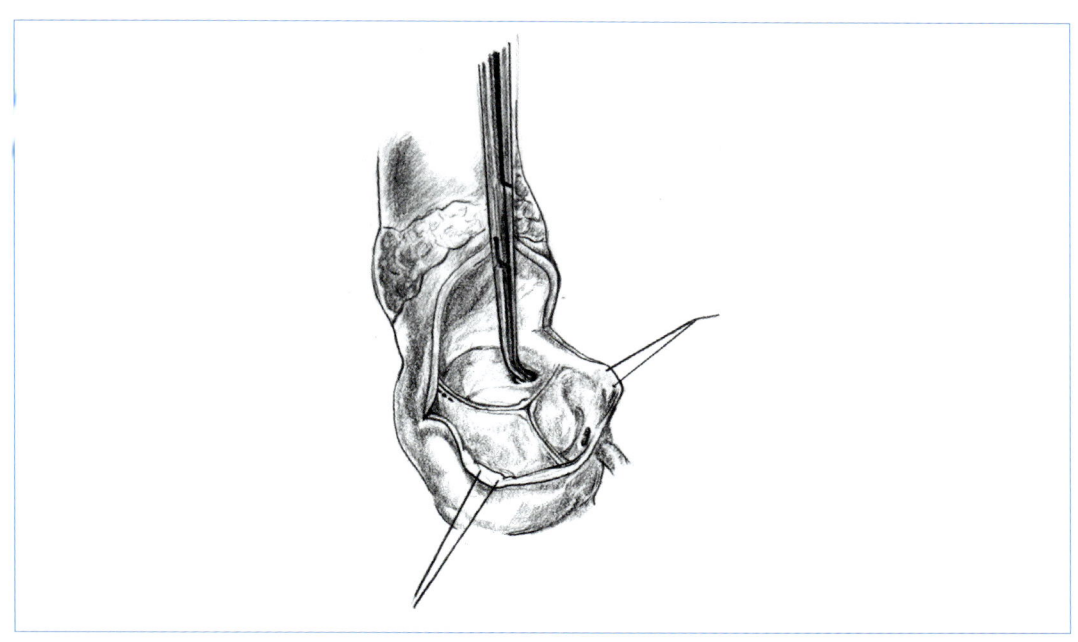

▲ 图 5-16 探查冠状动脉开口
直角钳探查左、右冠状动脉开口是否异常

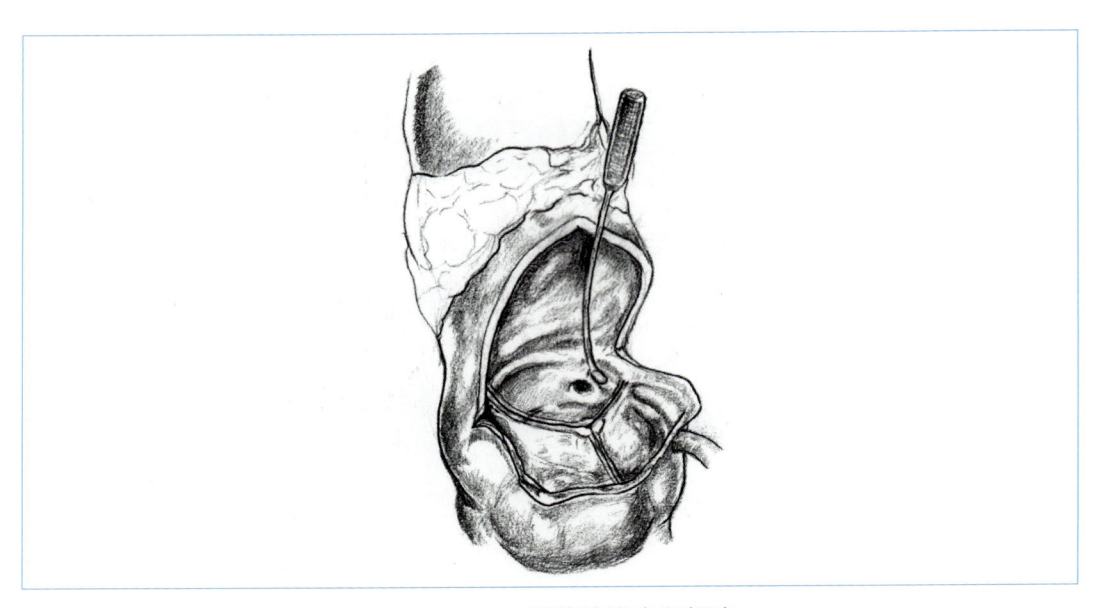

▲ 图 5-17　冠状动脉走行探查

冠状动脉探条探查冠状动脉开口及走行，注意探查是否合并壁内冠状动脉

四、STJ 及 VAJ 的测量

测量器测量主动脉窦管交界（STJ）内径及测量器测量左心室 - 主动脉连接（VAJ）内径（图 5-18，图 5-19）。

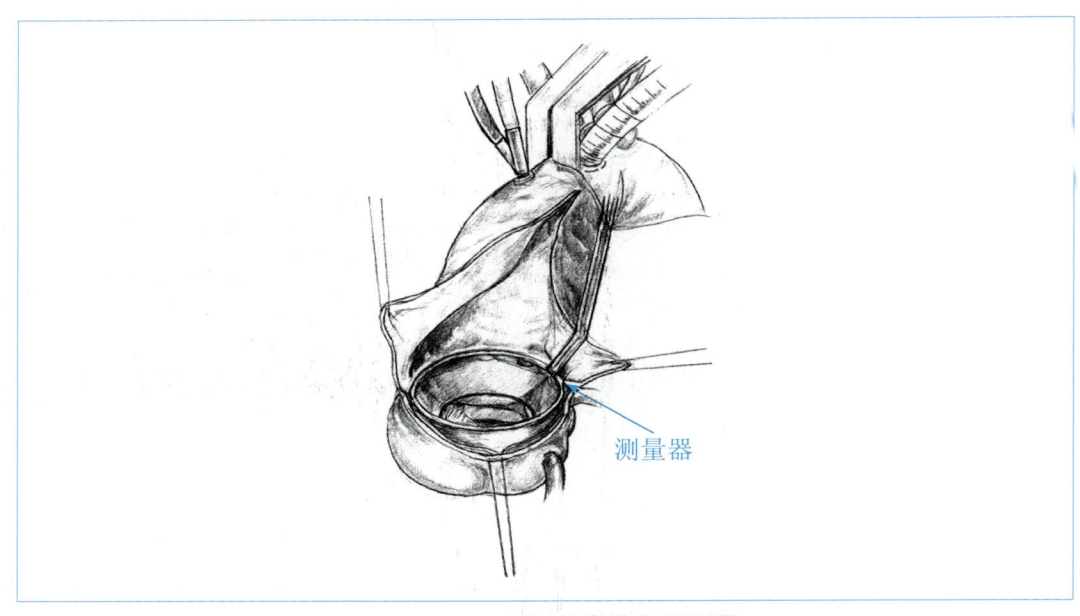

测量器

▲ 图 5-18　主动脉窦管交界测量

Part 5 主动脉根部探查

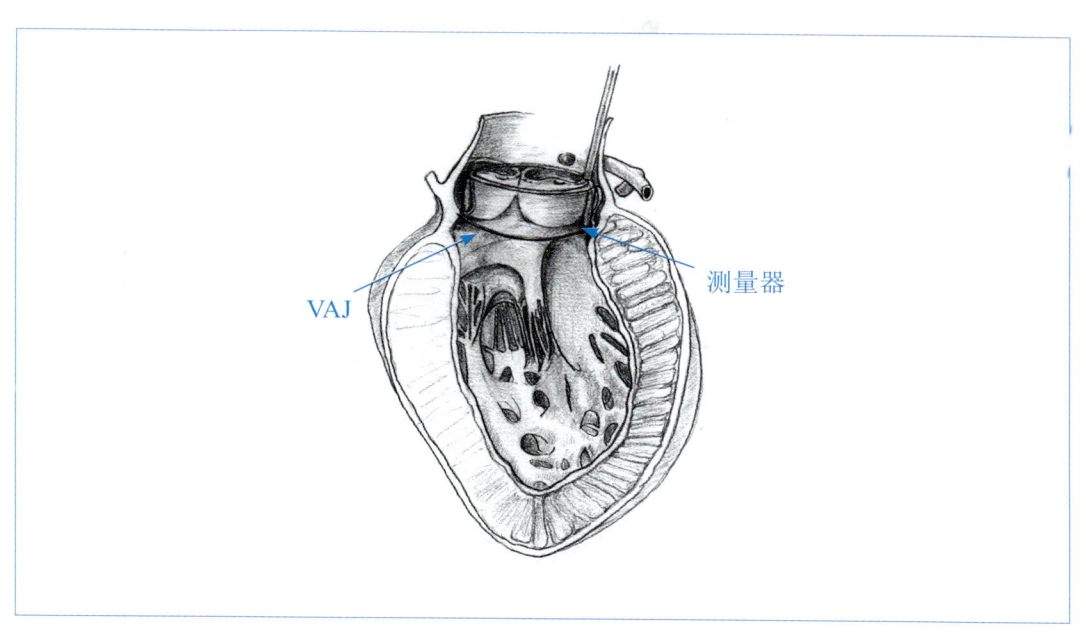

▲ 图 5-19　左心室 – 主动脉连接（VAJ）测量

五、探查主动脉瓣环及瓣下组织结构

探查主动脉瓣下结构，如瓣下隔膜、瓣下组织粘连、主动脉瓣环及瓣下是否钙化及程度等（图 5-20 至图 5-23）。

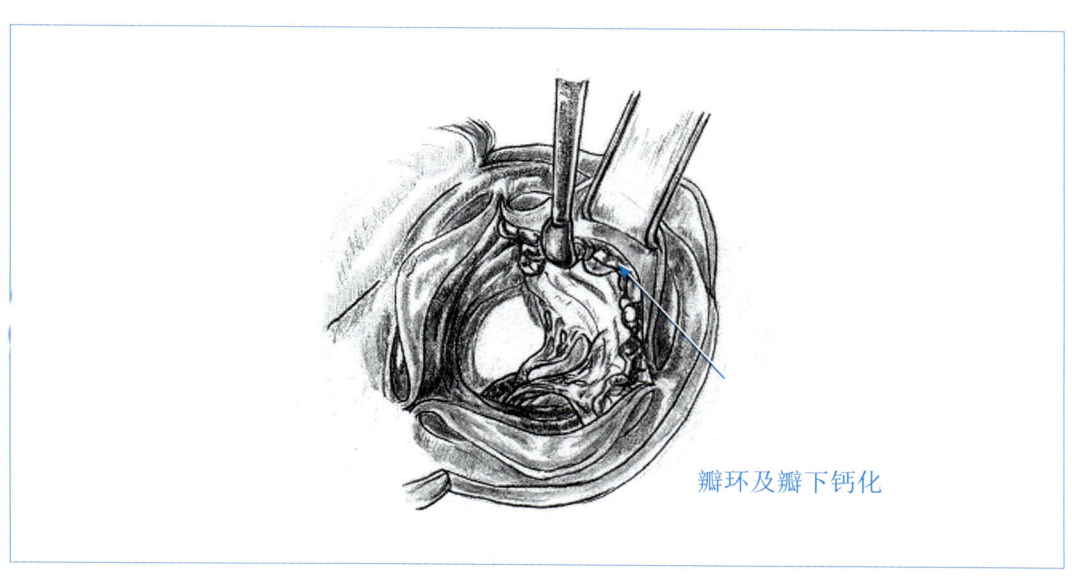

▲ 图 5-20　主动脉瓣环探查
注意主动脉瓣环及瓣下是否粘连及钙化

053

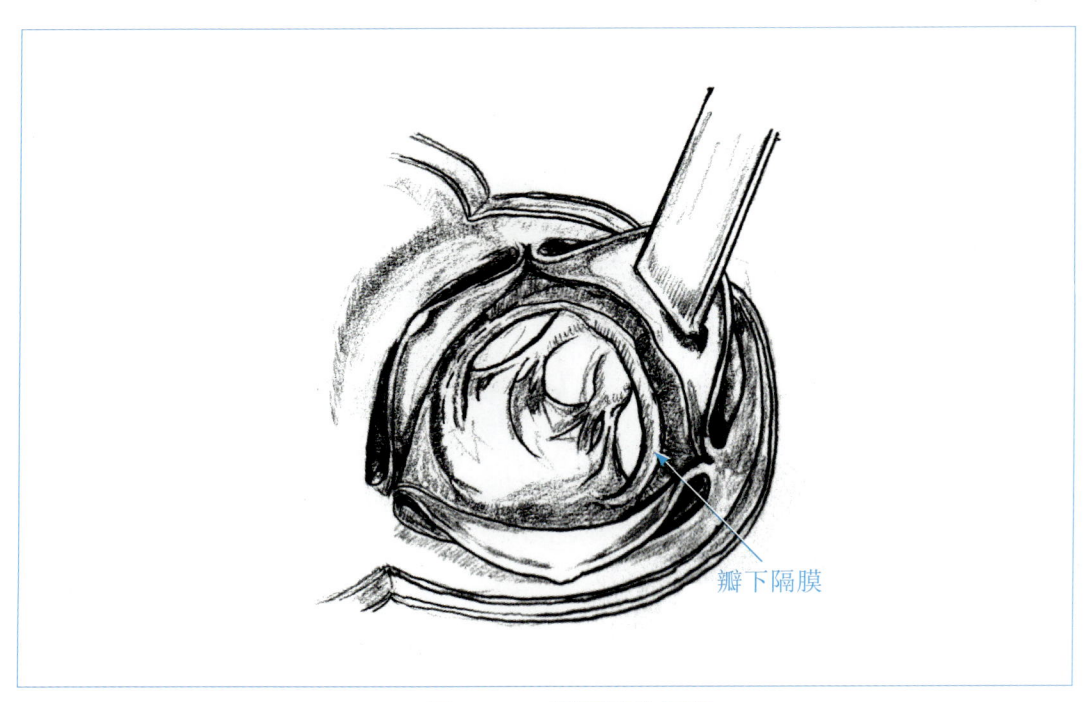

▲ 图 5-21　瓣下结构探查

探查主动脉瓣下是否有隔膜，与主动脉瓣、瓣环等毗邻关系

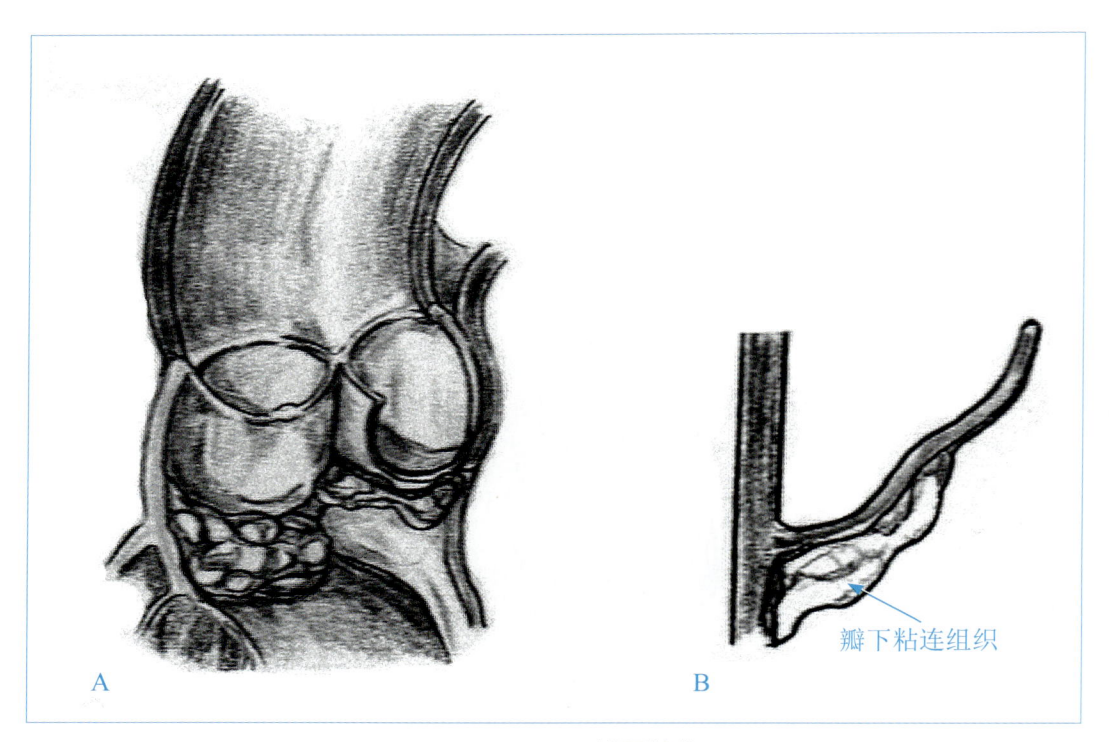

▲ 图 5-22　瓣下结构

A. 探查侧面观，瓣叶与瓣下组织是否有粘连，并仔细探查粘连范围；B. 局部示意图示瓣叶与瓣下结构明显粘连，瓣叶功能受限

Part 5　主动脉根部探查

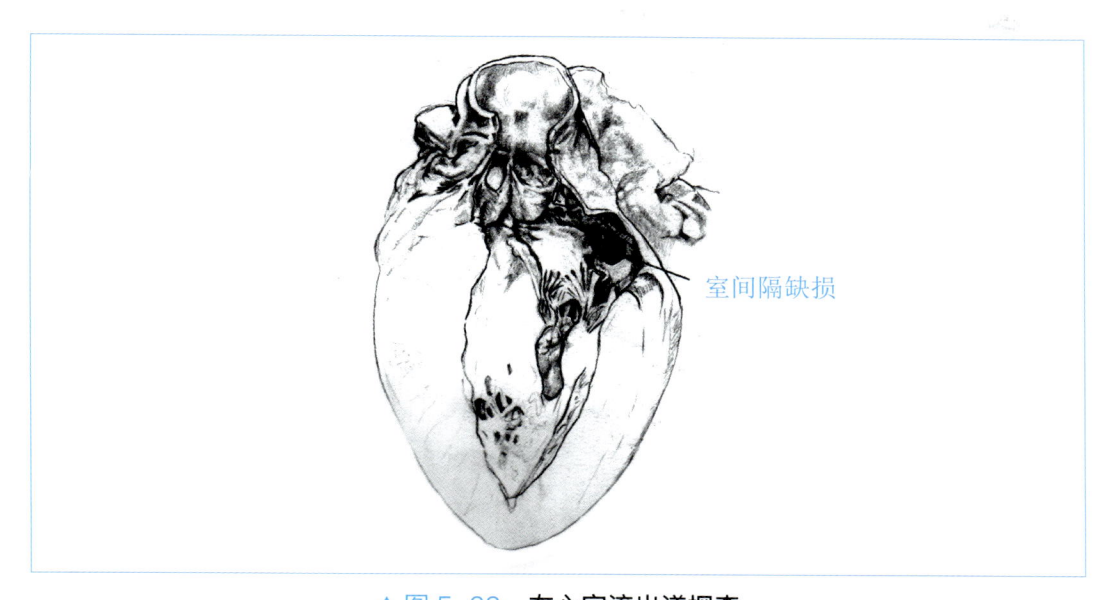

▲ 图 5-23　左心室流出道探查
重点探查室间隔，尤其是先天性心脏病患者，需探查是否合并室间隔缺损

六、室间隔探查

最后探查室间隔（结合术前、术中心脏彩超以及术中探查室间隔厚度），评估室间隔厚度是否可引起左心室流出道梗阻，尤其是主动脉瓣狭窄、合并高血压病的患者，常伴有左心室肥厚（图 5-24），结合经食管超声心动图结果制定合理的治疗方案。

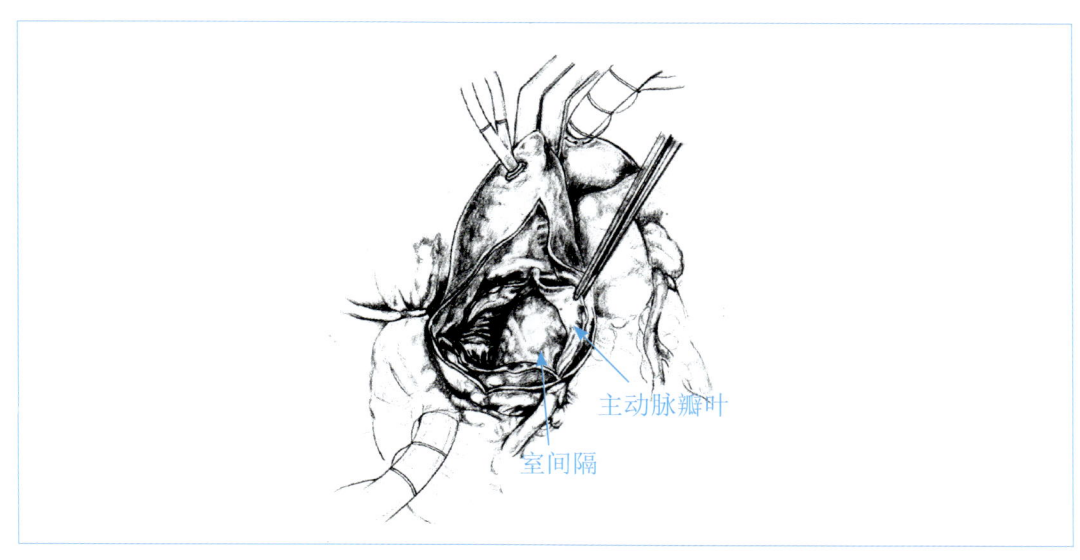

▲ 图 5-24　室间隔探查
重点探查室间隔厚度，尤其是主动脉瓣狭窄患者

055

七、主动脉根部重建决策

（一）分型

一般情况下根据术前经胸心脏彩超及经食管超声心动图可初步评判主动脉根部病变类型，结合术中探查主动脉根部的结果明确主动脉根部病变的类型，根据我院主动脉根部手术治疗的经验，常分为三型。

Ⅰ型：主动脉瓣叶无明显病变，主动脉瓣功能障碍主要由主动脉根部其他结构病变引起，包括升主动脉、主动脉窦、左心室-主动脉连接等病变引起主动脉瓣狭窄或关闭不全。

Ⅱ型：主动脉瓣叶病变引起主动脉瓣功能障碍，而主动脉根部其他结构无明显异常。

Ⅲ型：主动脉根部结构和主动脉瓣叶复合病变引起主动脉瓣功能障碍。

（二）手术决策

主动脉根部病变分型不同治疗方案不同。

Ⅰ型病变：常可行升主动脉成形、窦管交界成形、David等手术治疗，完成主动脉瓣功能的修复。

Ⅱ型病变：主要在于瓣叶病变引起的，可通过瓣叶折叠、悬吊、交界夹闭等方法修复，如常规的方法无法完成主动脉瓣功能的修复，可通过主动脉瓣叶置换完成主动脉根部重建。

Ⅲ型病变：结构改变复杂，可通过陶氏手术（three leaflets replacement with aortoplasty operation）完成主动脉根部重建。

具体手术方法将在后几章中描述。由于临床医生的经验和判断在特殊病例上有所差异，某些疾病归类有些分歧，如0型二瓣化，根部大的或成人患者可定为Ⅱ型，根部小的或儿童患者可定为Ⅲ型，重建的方法完全不同。但不同手术方法均可有效修复，远期效果需待随访结果，所以尚不作定论。

（王　潇　王　波　许　铭　杨海泉）

参考文献

[1] Nishimura RA, Otto CM, Bonow RO, et al. 2014 AHA/ACC Guideline for the Management of Patients with Valvular Heart Disease: executive summary: a report of the American College of Cardiology / American Heart Association Task Force on Practice Guidelines[J]. Circulation, 2014, 129(23): 2440-2492.

[2] Helmut Baumgartner, Volkmar Falk, Jeroen J. Bax, et al. 2017 ESC/EACTS Guidelines for the management of valvular heart disease[J]. European Heart Journal, 2017, 38(36): 2739-2791.

Part 6

主动脉根部Ⅰ型病变重建

主动脉根部Ⅰ型病变主要是指主动脉瓣叶无明显病变或瓣叶质量好且面积足以覆盖瓣口。主动脉瓣功能障碍主要由主动脉根部结构病变引起，包括升主动脉、主动脉窦、左心室-主动脉连接等病变引起的主动脉瓣狭窄或关闭不全。常见的升主动脉扩张、主动脉窦部扩张、主动脉夹层等，通过修复主动脉的异常病变可恢复主动脉瓣正常的功能，国内外逐步开展了保留主动脉瓣的主动脉根部置换术，窦部成形术和根部重建术的探索和临床应用，取得了良好疗效[1-3]。因此，本章节重点介绍实用的升主动脉成形、窦管交界成形、VAJ 成形及 David 手术技术[4]。

一、窦管交界环缩

1. 患者选择

窦管交界环缩多用于主动脉瓣中度反流以下的伴随手术，如冠状动脉搭桥、二尖瓣手术等合并中度以下的主动脉瓣关闭不全。这类患者窦管交界及升主动脉扩张不严重，同期行窦管交界环缩即可。该方法简单易行，效果良好。

2. 手术技术

（1）首先行主动脉斜切口，并测量 VAJ（图 6-1）。

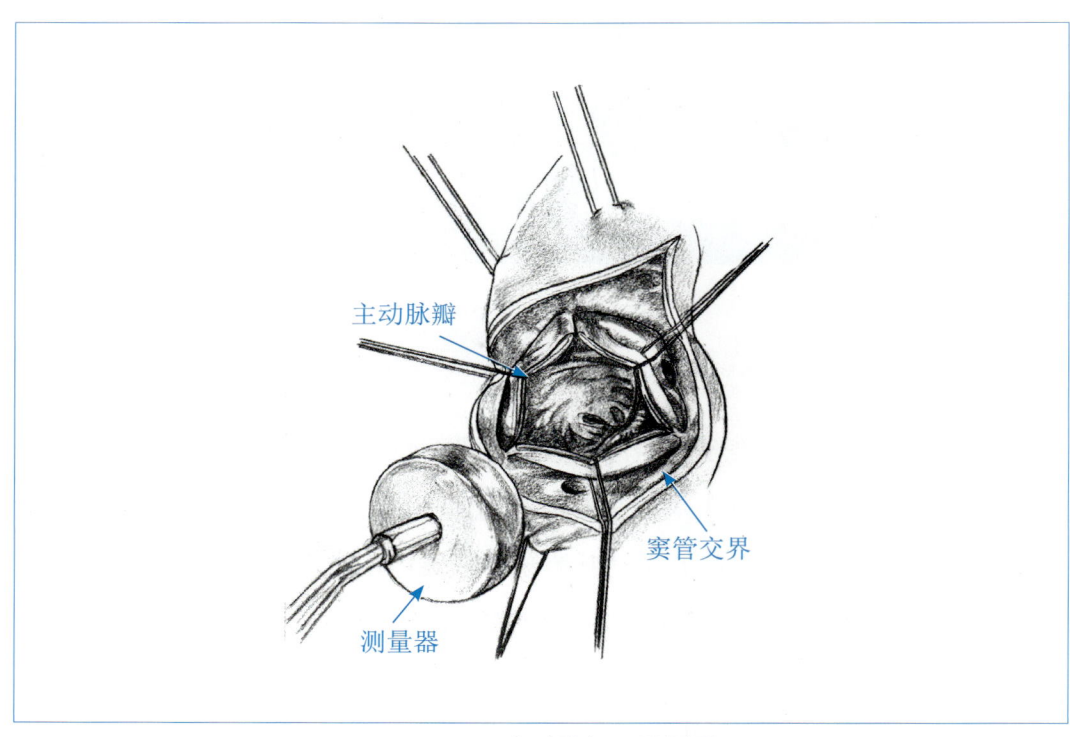

▲ 图 6-1　主动脉切口及测量

采用主动脉斜切口，以增加主动脉瓣显露并易于行窦管交界环缩

（2）裁剪环缩带（图 6-2）。

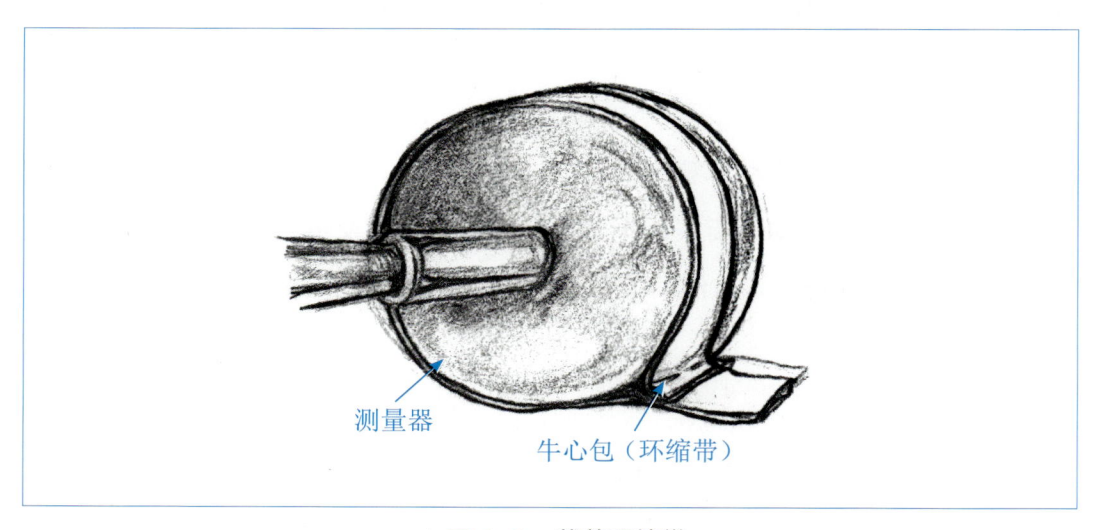

▲ 图 6-2　裁剪环缩带

将牛心包条环绕测量器，然后裁剪宽度适当的心包条作为环缩带

Part 6　三动脉根部Ⅰ型病变重建

（3）固定窦管交界环缩带（图6-3）。

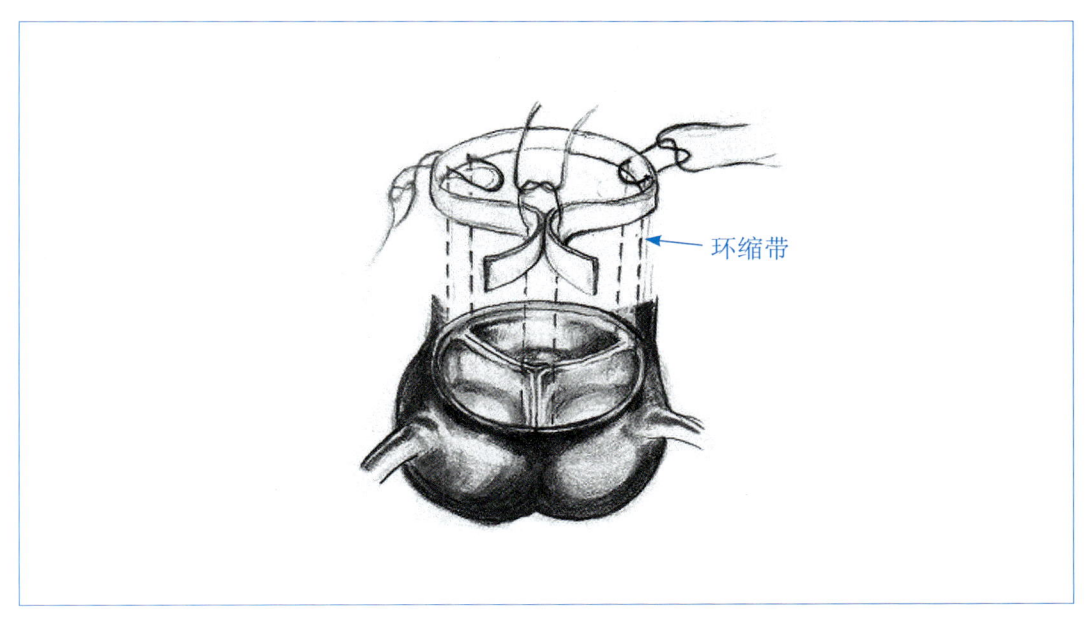

▲ 图6-3　固定窦管交界环缩带
瓣叶交界处褥式缝合环缩带，并穿出主动脉壁打结固定窦管交界环缩带

（4）重建后的窦管交界形态（图6-4）。

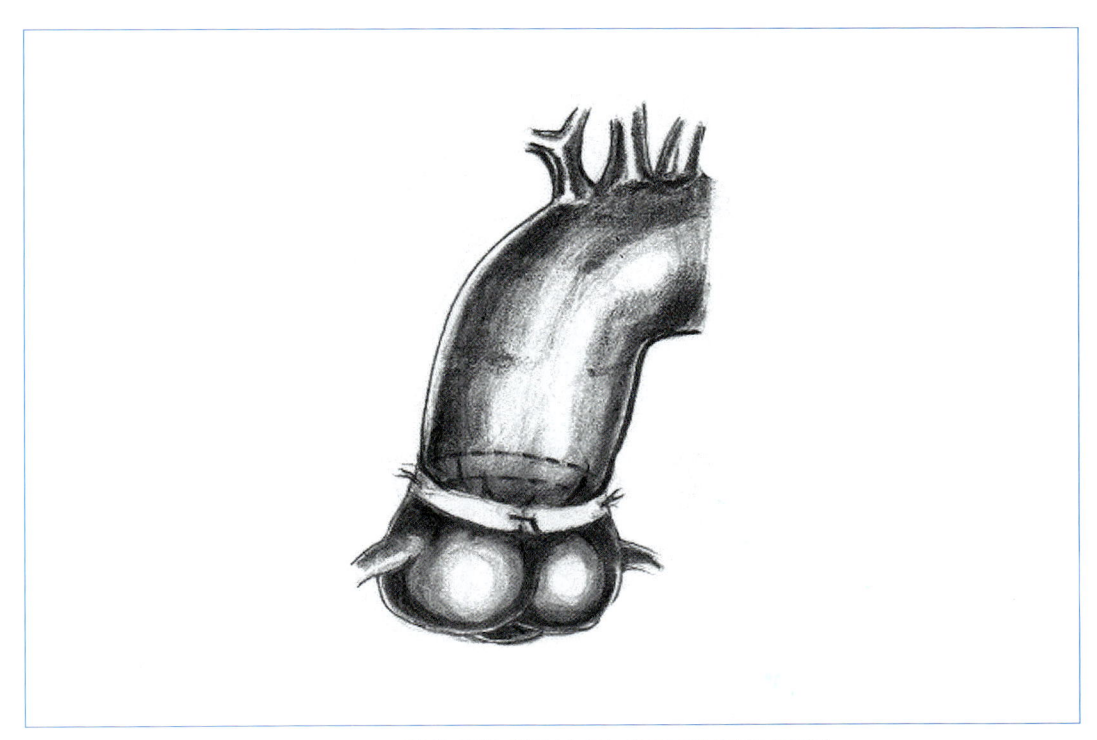

▲ 图6-4　重建后的窦管交界（可见明显的环缩）

061

二、升主动脉成形 + 窦管交界成形

1. 患者选择

多用于左心室 - 主动脉连接（VAJ）无明显扩张，但升主动脉及窦管交界均明显扩张的患者。

2. 手术技术

（1）探查升主动脉（图 6-5）。

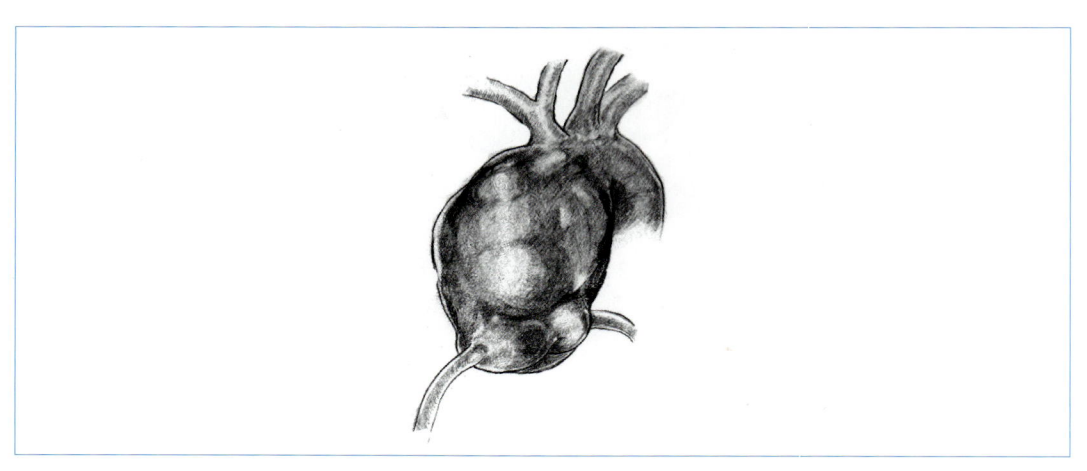

▲ 图 6-5　主动脉根部大体观
升主动脉明显扩张，窦管交界消失

（2）倒 T 形切口（图 6-6）。

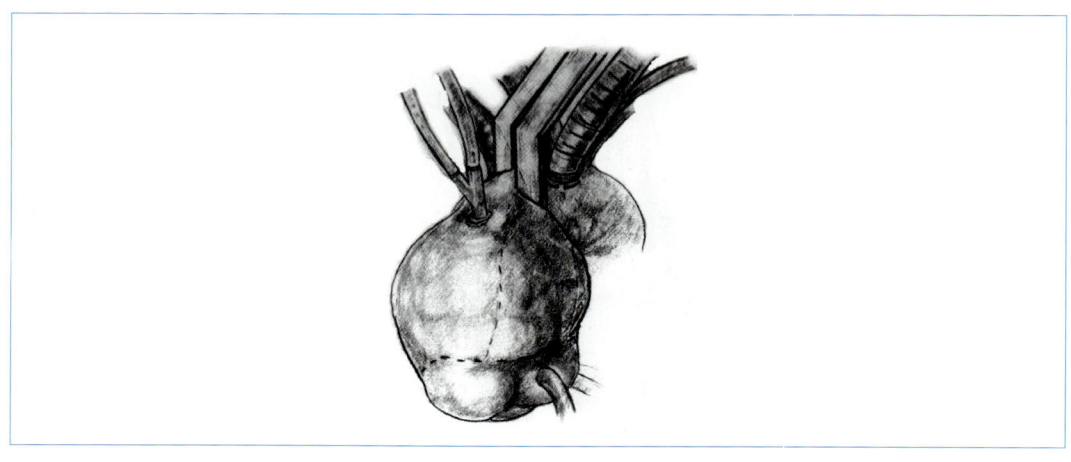

▲ 图 6-6　主动脉切口
拟行倒 T 形切口，虚线示切开升主动脉的范围

Part 6　主动脉根部Ⅰ型病变重建

（3）主动脉瓣显露，窦管交界水平显露主动脉瓣并探查主动脉瓣，如瓣叶无明显病变则考虑行升主动脉成形和（或）窦管交界成形（图6-7）。

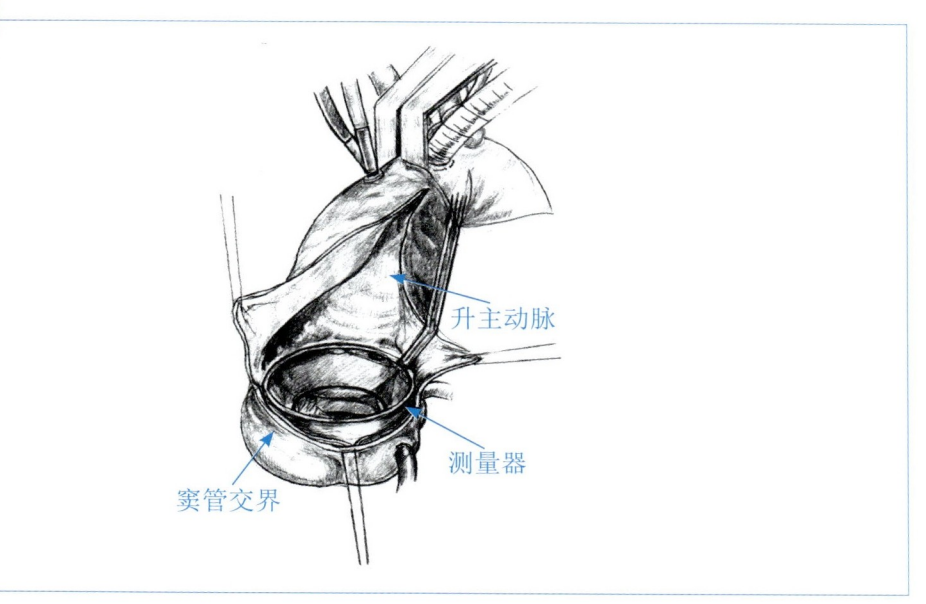

▲图6-7　窦管交界水平（显露主动脉瓣无明显病变）

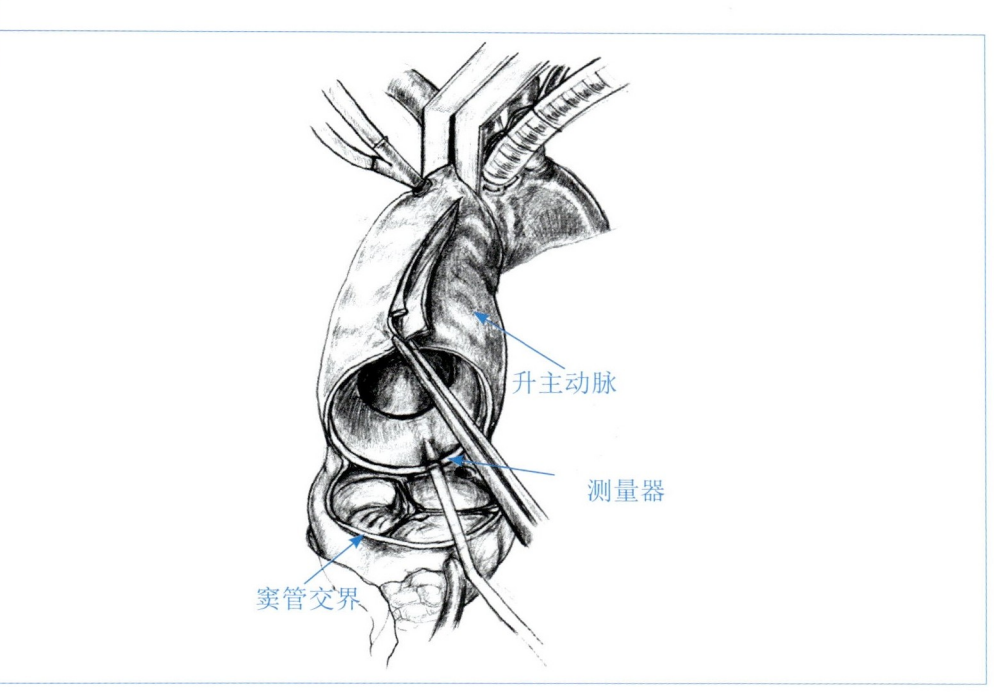

（4）升主动脉测量（图6-8）。

▲图6-8　窦管交界上测量升主动脉内径
箭头示测量器测量升主动脉内径

063

（5）切除多余的升主动脉（图6-9）。

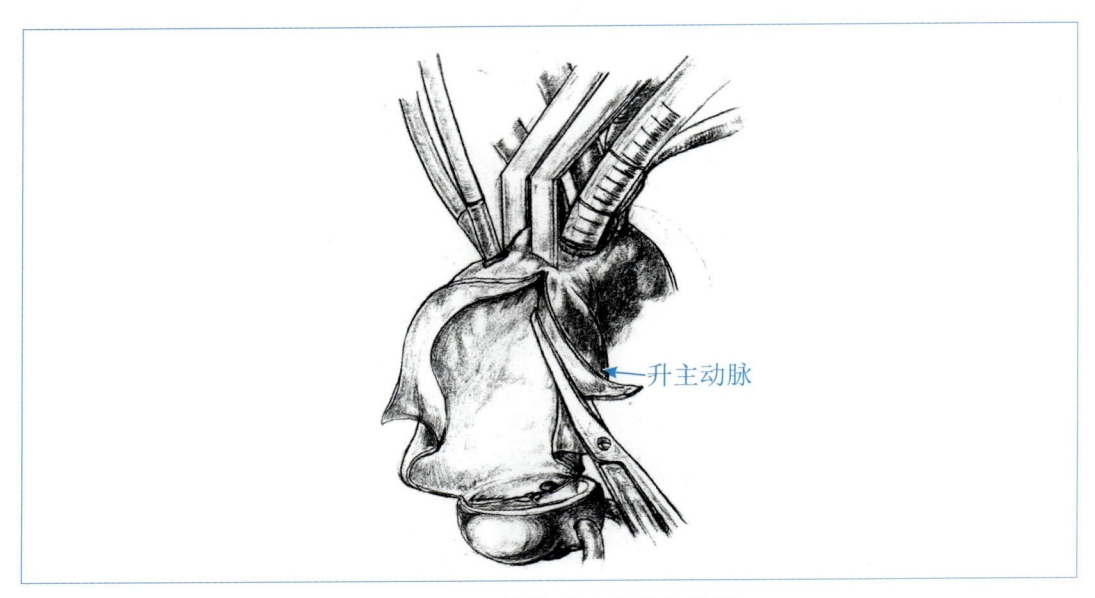

▲图6-9 切除多余的升主动脉
根据测量的结果切除多余的升主动脉，一般呈梭形切除

（6）缝合主动脉横切口（图6-10）。

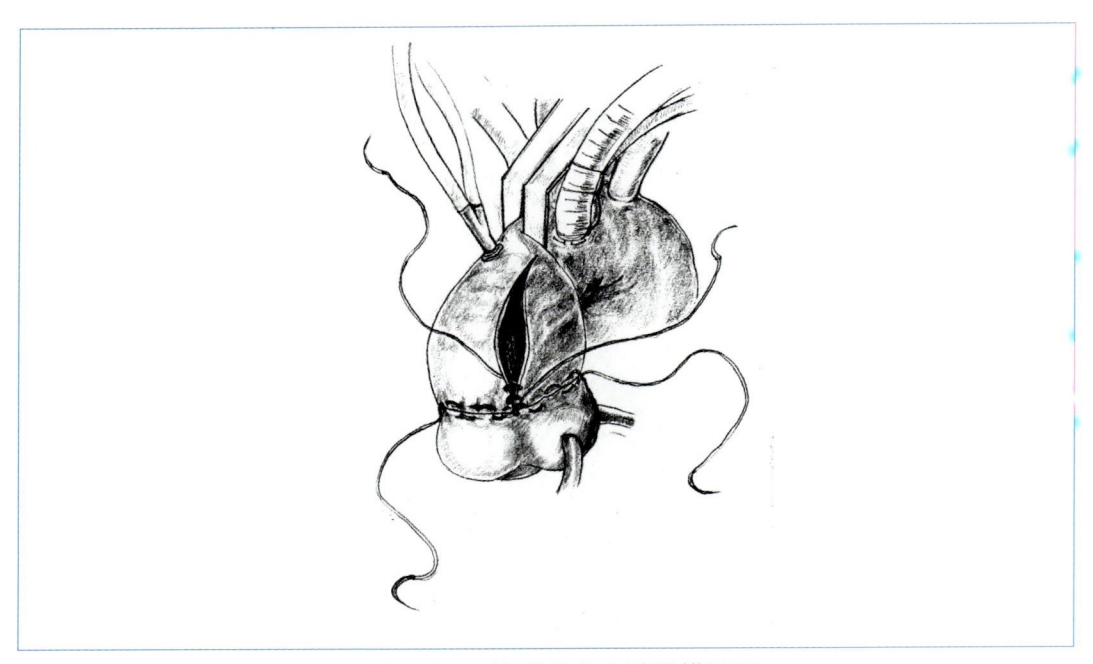

▲图6-10 连续缝合主动脉横切口
注意缝合窦管交界水平时适当环缩近心端

(7) 关闭主动脉纵行切口（图6-11）。

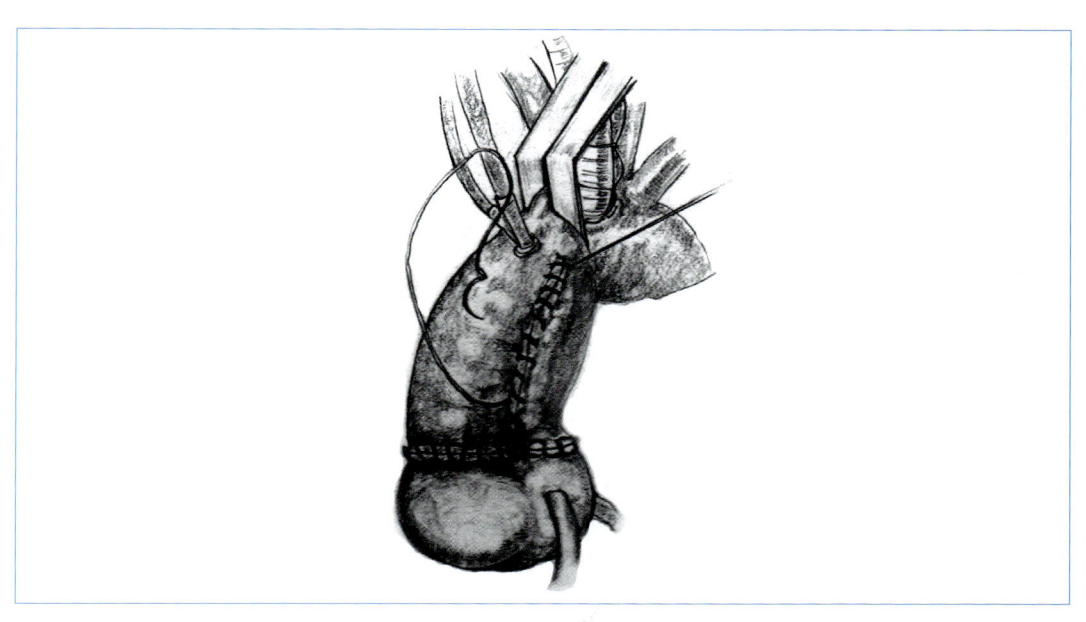

▲图6-11　关闭主动脉纵行切口

关闭主动脉横切口时缝合至中间位置打结后向上缝合升主动脉纵行切口，注意切口交叉处需仔细缝合，必要时可带垫片加固避免出血

(8) 升主动脉置换：如果升主动脉管扩张明显且管壁很薄，可将窦管交界上方的升主动脉以人工血管置换（图6-12），直径以VAJ测量结果为标准。

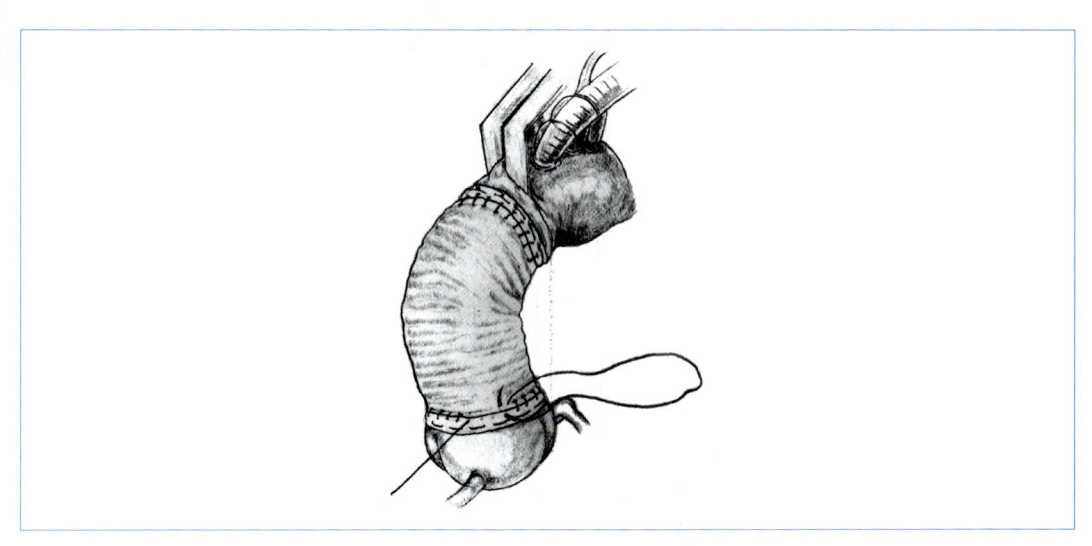

▲图6-12　升主动脉置换

于窦管交界上行人工血管升主动脉置换，在吻合口处可使用毛毡垫片加固止血

三、左心室 - 主动脉连接（VAJ）成形

1. 患者选择

该方法多用于主动脉根部手术伴 VAJ 扩张的疾病，如 VAJ 明显扩张，可行 VAJ 成形作为上述手术的补充。

2. 手术技术

（1）带垫片缝合 VAJ 水平（图 6-13）。

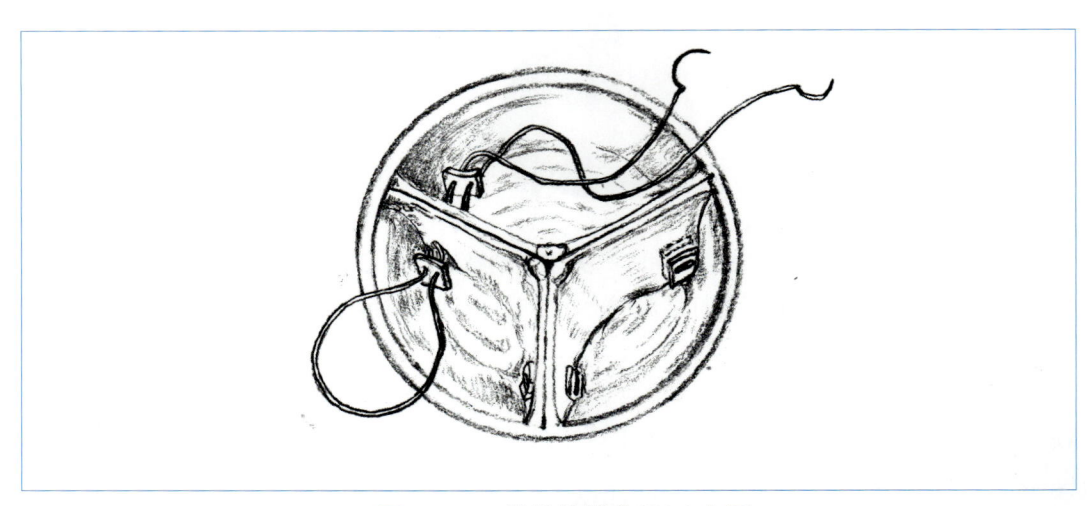

▲图 6-13　带垫片缝合 VAJ 水平
于左心室 - 主动脉连接水平留置三针带垫片缝合线

（2）VAJ 成形（图 6-14）。

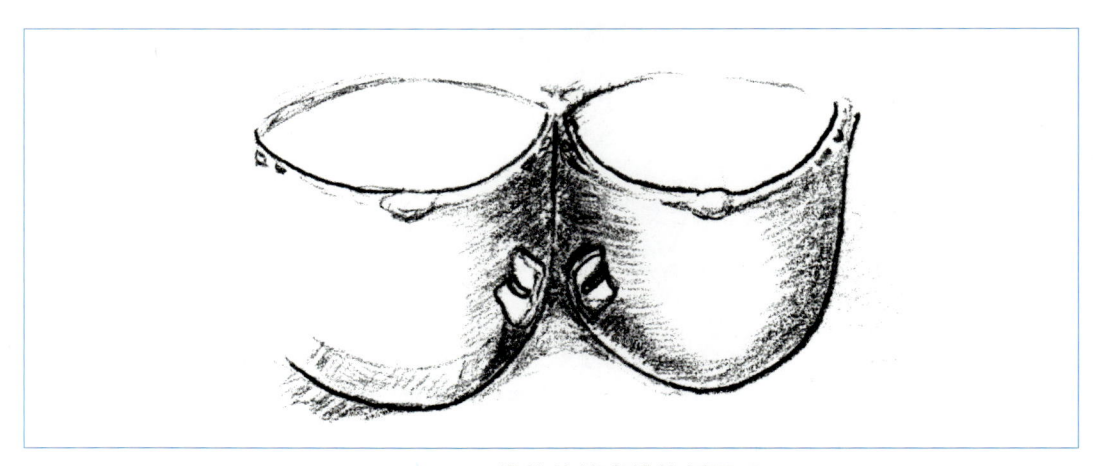

▲图 6-14　带垫片缝合线的侧面观

有研究报道，当成人升主动脉直径大于 55mm 时，应进行手术干预；对于先天性二瓣化畸形的患者，标准为大于 45mm；而在术式选择方面，升主动脉直径小于 60 mm 的患者可行升主动脉成形术，直径 60 mm 以上的患者应行升主动脉置换术[5]。升主动脉成形术的手术操作较为简单，安全性要明显优于升主动脉置换术，减少了心脏和其他器官的缺血时间，更适用于病情复杂、手术风险较高的患者。并且在术后远期不良事件方面，升主动脉成形与升主动脉置换无明显统计学差异[6-8]。

四、David 手术

1. 手术优势

此手术可以保留主动脉瓣而牢固地重新植入到人造人工血管内，以保留自体瓣膜，避免了患者服用抗凝药所带来的栓塞、出血等并发症，并且该术式具有使瓣叶更易对合的优势，术后瓣膜衰败和再手术发生率更低。此类手术多用于 VAJ、STJ、窦部及升主动脉明显扩张的患者，或主动脉壁严重受损的患者。

2. 患者选择

（1）主动脉瓣功能尚存：如主动脉 A 型夹层患者。

（2）瓣叶可用：如高血压患者、某些先心病（二瓣化畸形）或马方综合征患者。

（3）伴随手术：不是以主动脉瓣手术为主，但主动脉瓣有一定反流的患者，不处理担心术后心功能有问题，处理又不值得换瓣的患者。

上述患者采取主动脉根部重建既能得到满意的效果，又不至于换瓣。此类手术如行 David 手术都可以取得满意的效果。但是，毕竟 David 手术创伤大，手术时间长，如能行简单的结构重建而达到相应的效果，对于患者来讲获益更大。所以常规成形还是 David 手术的选择，关键在于 VAJ 扩张的程度及血管壁、窦壁的质量。

3. 手术技术

（1）显露主动脉瓣并评估瓣膜功能（图 6-15）：体外循环建立心脏停跳后，在窦管交界上方 1cm 处，横断升主动脉，悬吊主动脉瓣交界可以充分显露主动脉瓣，判断瓣膜的对合情况以及显露在外面游离过的主动脉根部。

（2）获取纽扣状冠状动脉开口（图 6-16）。

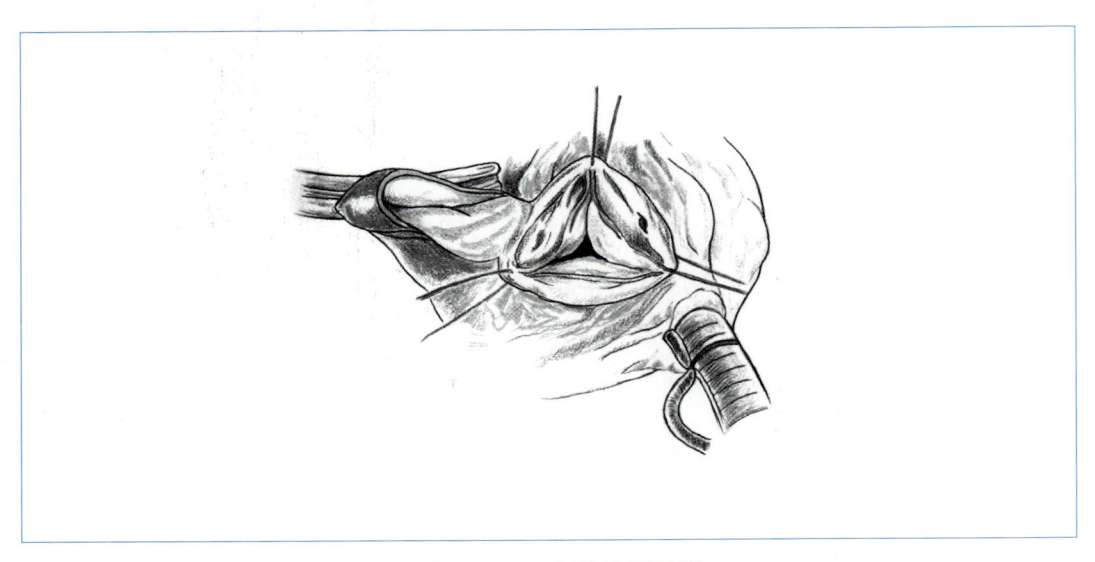

▲图6-15 主动脉瓣显露
充分游离主动脉根部,横断升主动脉充分显露主动脉瓣

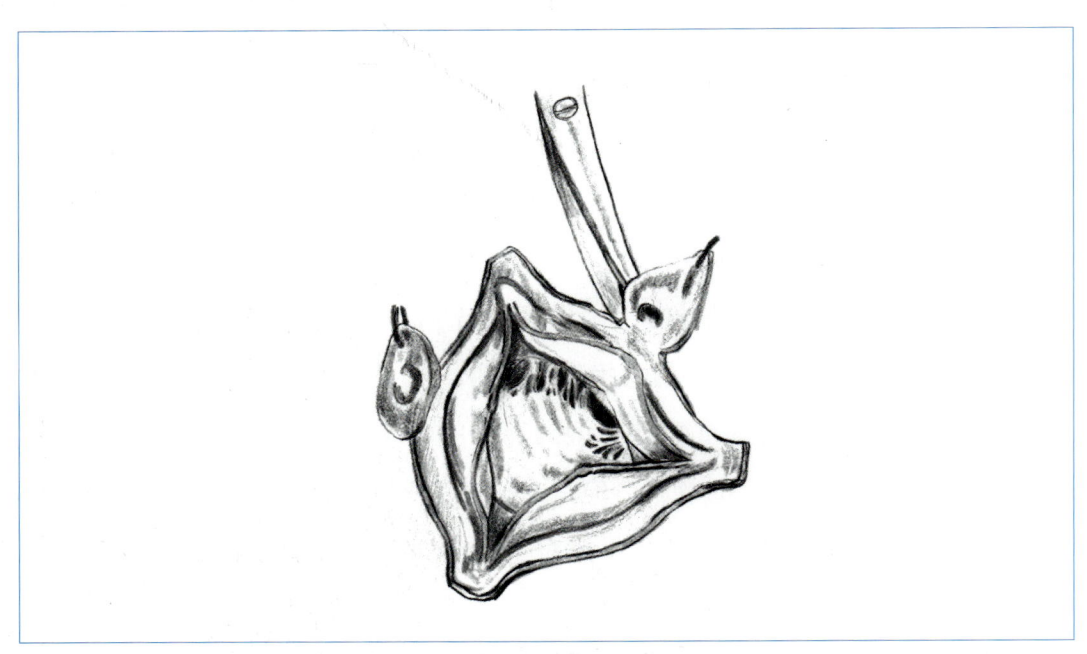

▲图6-16 获取纽扣状冠状动脉开口
充分游离主动脉根部后获取纽扣状的冠状动脉开口,呈泪滴样

(3)左心室-主动脉连接(VAJ):①测量 VAJ 并置入 6 针带垫片的 Tycron 缝合线,根据近端缝线的分布将其缝合于合适的人工血管上,一般情况下,人工血管的直径大于测量的 VAJ 3～5mm(图 6-17A)。②六针法固定主动脉根部(图 6-17B)。

Part 6 主动脉根部Ⅰ型病变重建

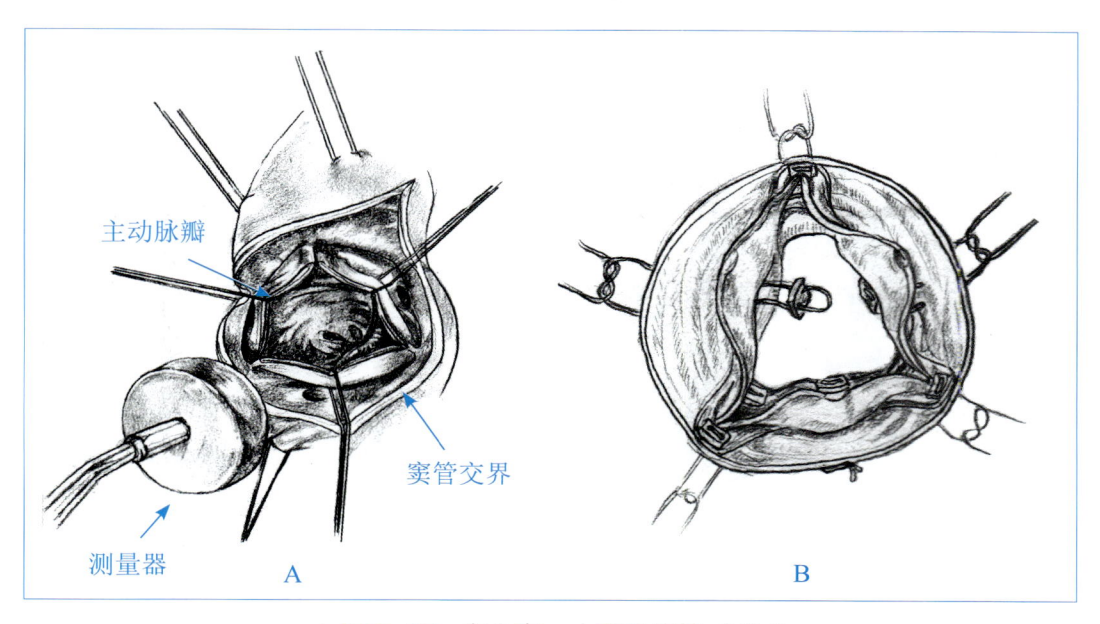

▲图 6-17 左心室 - 主动脉连接（VAJ）
A. 测量器测量 VAJ 内径，并根据结果选择合适的人工血管；B. 在 3 个交界及 3 个主动脉瓣窦最低点置入 6 针带垫片缝合线固定主动脉根部

（4）人工血管固定（图 6-18）。

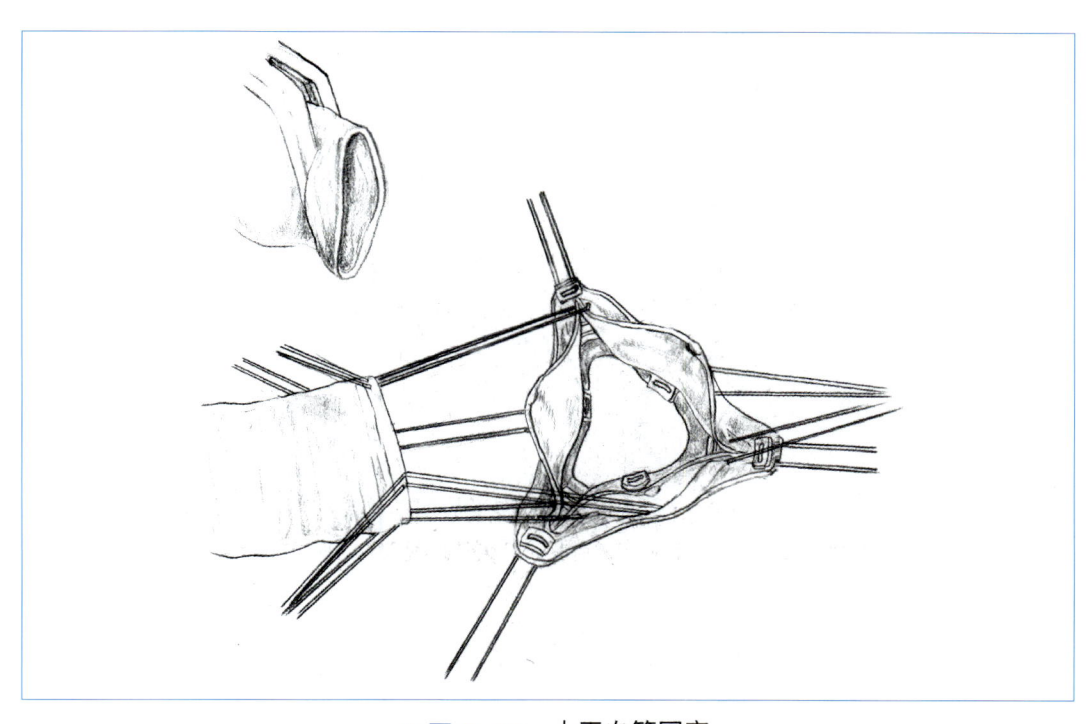

▲图 6-18 人工血管固定
6 针固定主动脉根部的缝合线缝合至人工血管壁，注意避免血管扭曲

069

（5）人工血管缝合（图6-19）。

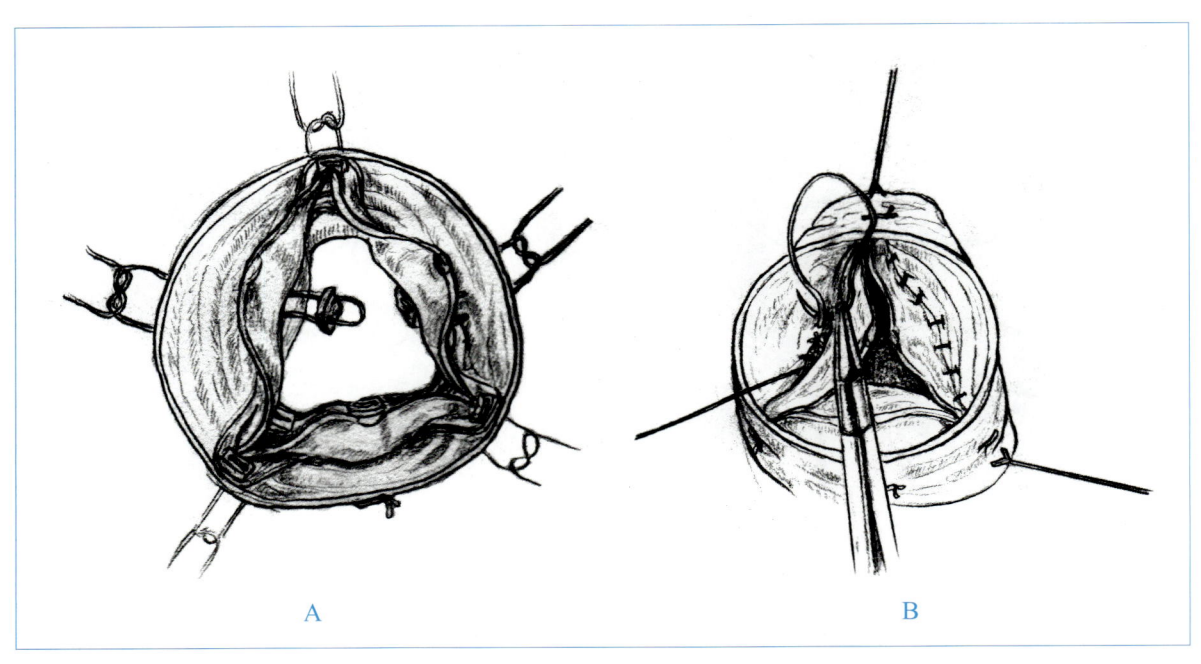

▲图6-19　人工血管缝合

A.VAJ固定后将三交界以4/0 Prolene带垫片固定于人工血管相应位置；B. 5/0 Prolene连续缝合瓣环缘将其固定于人工血管上（重建的瓣环）

（6）主动脉瓣叶功能检测（图6-20）。

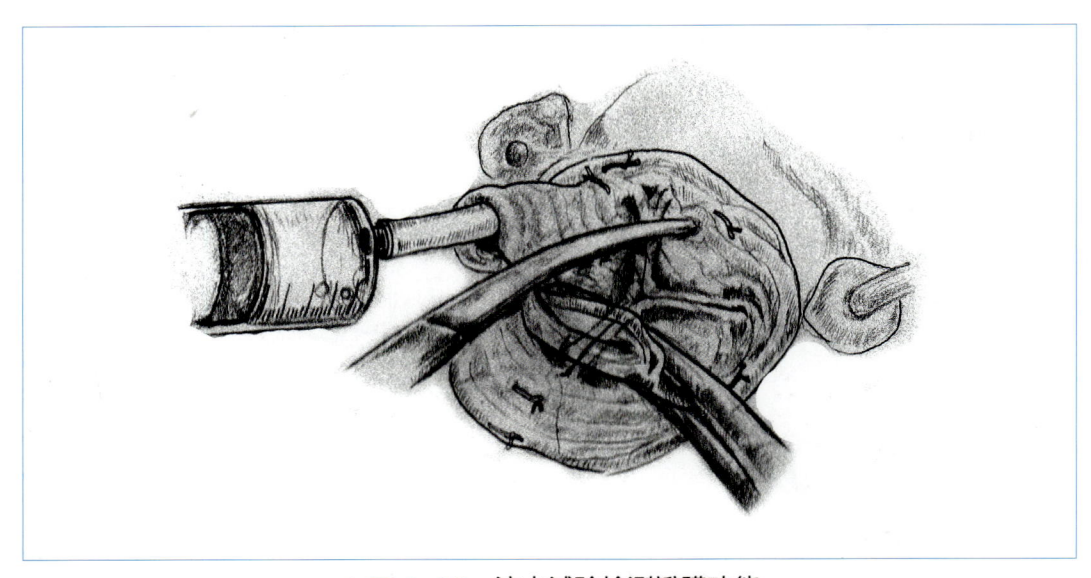

▲图6-20　注水试验检测瓣膜功能

Part 6　主动脉根部Ⅰ型病变重建

（7）冠状动脉移植：①将纽扣状冠状动脉移植至人工血管处（图6-21A）。②连续缝合纽扣状冠状动脉开口，注意缝合均匀，避免扭曲（图6-21B）。③再次缝合加固（图6-21C）。

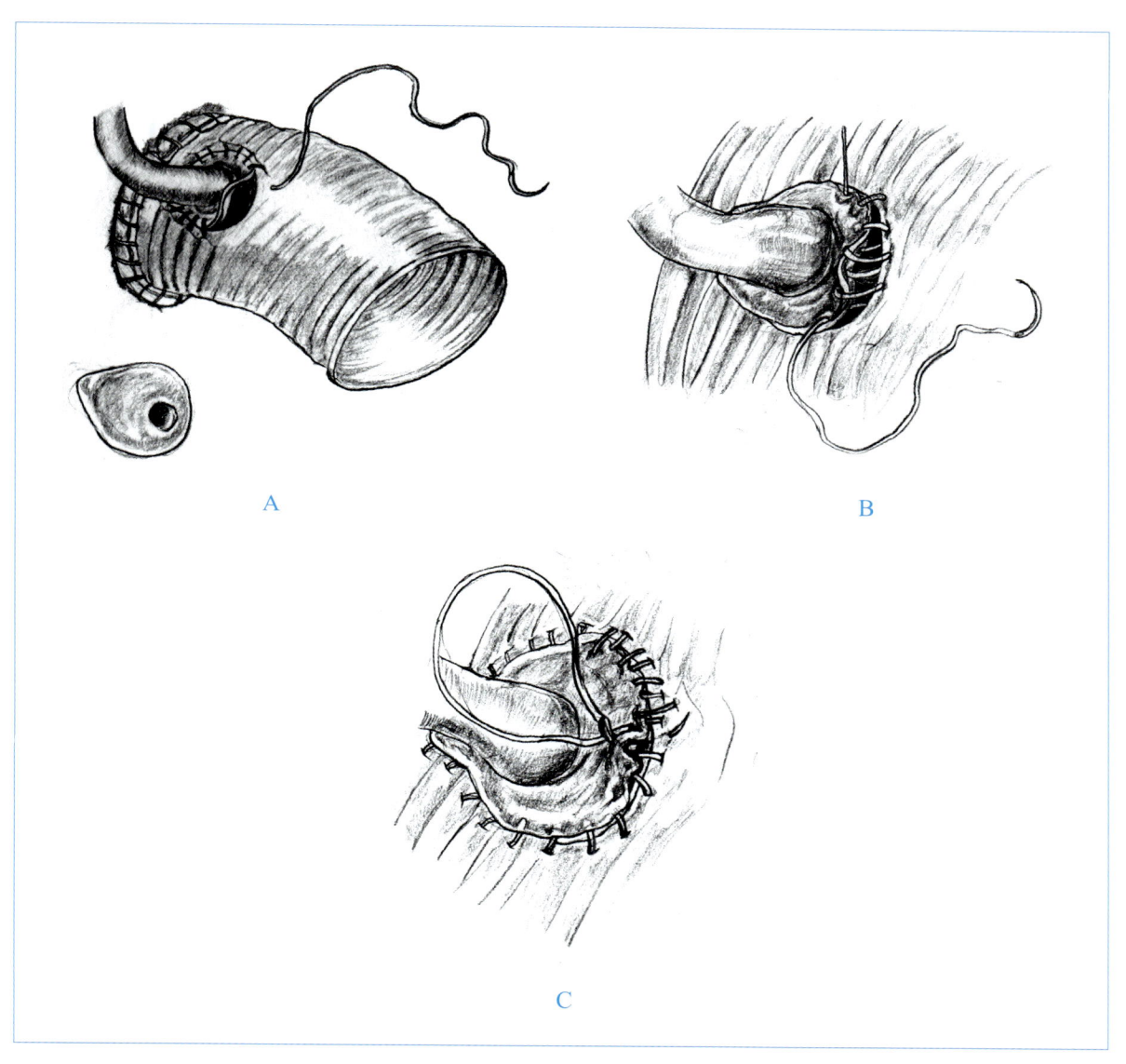

▲图6-21　冠状动脉移植
A. 将纽扣状冠状动脉移植至人工血管处，5/0 Prolene 连续缝合，先吻合后壁再吻合前壁；B. 连续均匀缝合纽扣状冠状动脉开口；C. 再次加固缝合避免出血

（8）远端缝合：最后人工血管远端与自身的主动脉壁吻合，4/0 Prolene 小针连续吻合，通常是两层，这是 David 手术完成后的形态（图6-22）。

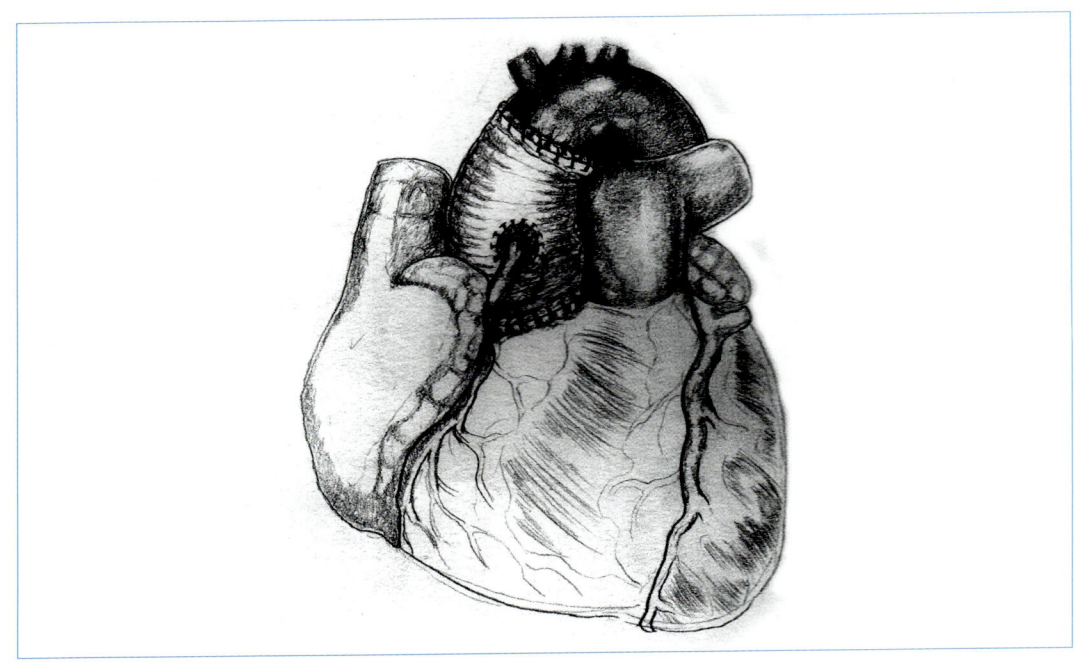

▲ 图 6-22 David 手术后主动脉根部的形态

☆ 小结

根据经验，对手术方式选择推荐如下（表 6-1）。

表 6-1 不同情况下的手术方式选择

手术方式	VAJ+	VAJ++	VAJ+++	管壁情况
David 手术	×	√	×	无法使用
STJ 成形	√	√ +VAJ 成形	×	可用
约束带	√	√ +VAJ 成形	×	可用
升主动脉置换	√	√ +VAJ 成形	×	可用
Bentall 手术	√	√	√	无法使用

注：× 表示不选；√ 表示选择；+ 表示轻度扩张；++ 表示中度扩张；+++ 表示重度扩张

以创伤最小的方式达到保留瓣叶及主动脉瓣功能的手术，是我们追求的目标。以上是根据主动脉壁病变的不同程度，尽可能保留自体组织，减少创伤，达到同样的近远期效果。当然，对于那些主动脉壁病变有可能持续发展的患者，是没有必要刻意保留的。

（陶　凉　符　竣　华正东　杨建国）

参考文献

[1] Cotrufo M, Agozzino L, De Feo M, et al. Aortic valve dysfunction and dilated ascending aorta. A complex and controversial association[J]. Ital Heart, 2003, 4: 589-595.

[2] David TE, Armstrong S, Ivanov J, et al. Aortic valve sparing operaions: an update[J]. Ann Thorac Surg, 1999, 67: 1840-1842.

[3] 乔志钰, 林多茂, 谢进生. 保留主动脉瓣的主动脉根部手术基础与临床[J]. 中华胸心血管外科杂志, 2007, 3: 215-216.

[4] David TE, Feindel CM, Webb GD, et al. Long-term results of aortic valve-sparing operations for aortic root aneurysm[J]. J Thorac Cardiovasc Surg, 2006, 132: 347-354.

[5] Elefteriades JA. Natural history of thoracic aortic aneurysms: indications for surgery, and surgical versus nonsurgical risks[J]. Ann Thorac Surg, 2002, 74 (5): S1877-1880.

[6] Zhang H, Lu F, Qu D, et al. Treatment of fusiform ascending aortic aneurysms: A comparative study with 2 options[J]. J Thorac Cardiovasc Surg, 2011, 141 (3): 738-743.

[7] 朱江, 李卓东, 谈梦伟, 等. 两种术式治疗主动脉瓣病变伴升主动脉扩张的疗效分析[J]. 中国体外循环杂志, 2017, 15 (3): 153-158.

[8] 申达甫, 黄日太, 胡振雷, 等. 主动脉瓣病变合并升主动脉扩张的外科治疗[J]. 实用临床医药杂志, 2017, 21 (21): 65-68.

Part 7

主动脉根部 II 型病变重建

主动脉根部 II 型病变主要指主动脉瓣叶病变引起的瓣膜功能障碍，而主动脉根部其他结构无明显异常，是最常见的主动脉根部病变，包括主动脉瓣狭窄、主动脉瓣关闭不全及主动脉瓣狭窄并关闭不全。根据瓣叶病变类型不同，治疗方案不同。

一、主动脉瓣单瓣叶手术

对于主动脉瓣单瓣叶的脱垂，应根据其脱垂的部位采用不同的方法，常用的方法包括瓣叶折叠、楔形切除（V形、三角形）切除等。

（一）对合缘延长的手术方法

1. 交界脱垂的修复

根据术前及术中心脏彩超初步确定手术方案，探查主动脉瓣叶时应先检查主动脉瓣三瓣叶的功能，具体的探查及修复方法如下（图 7-1 至图 7-5）。

实用主动脉根部重建术 Aortic Root Reconstruction

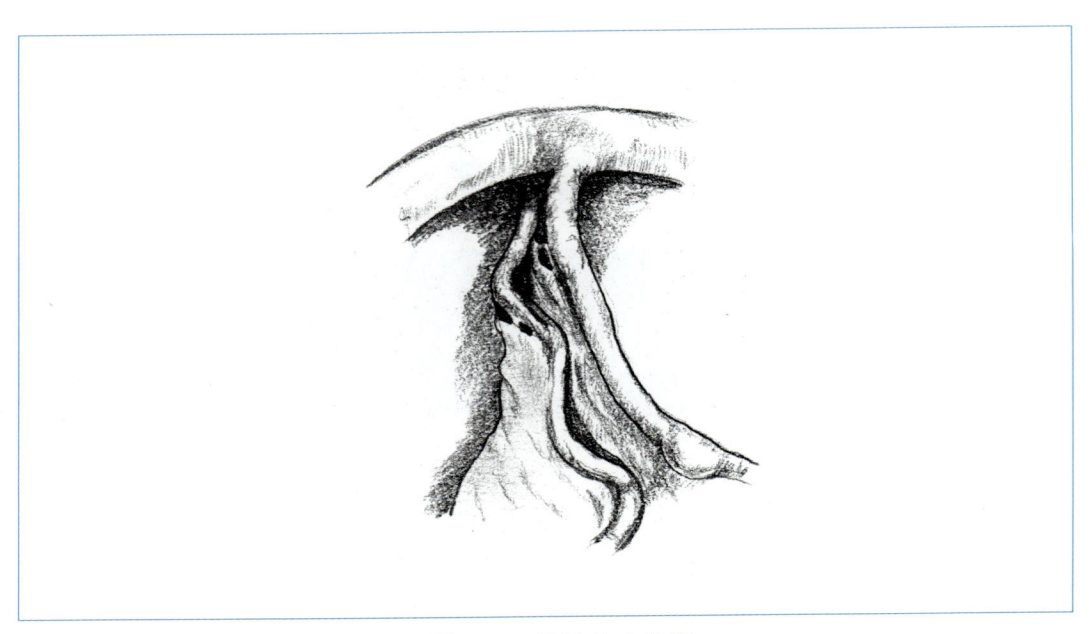

▲ 图 7-1　瓣叶的大体观
可见 Arantius 结及交界处延长、脱垂

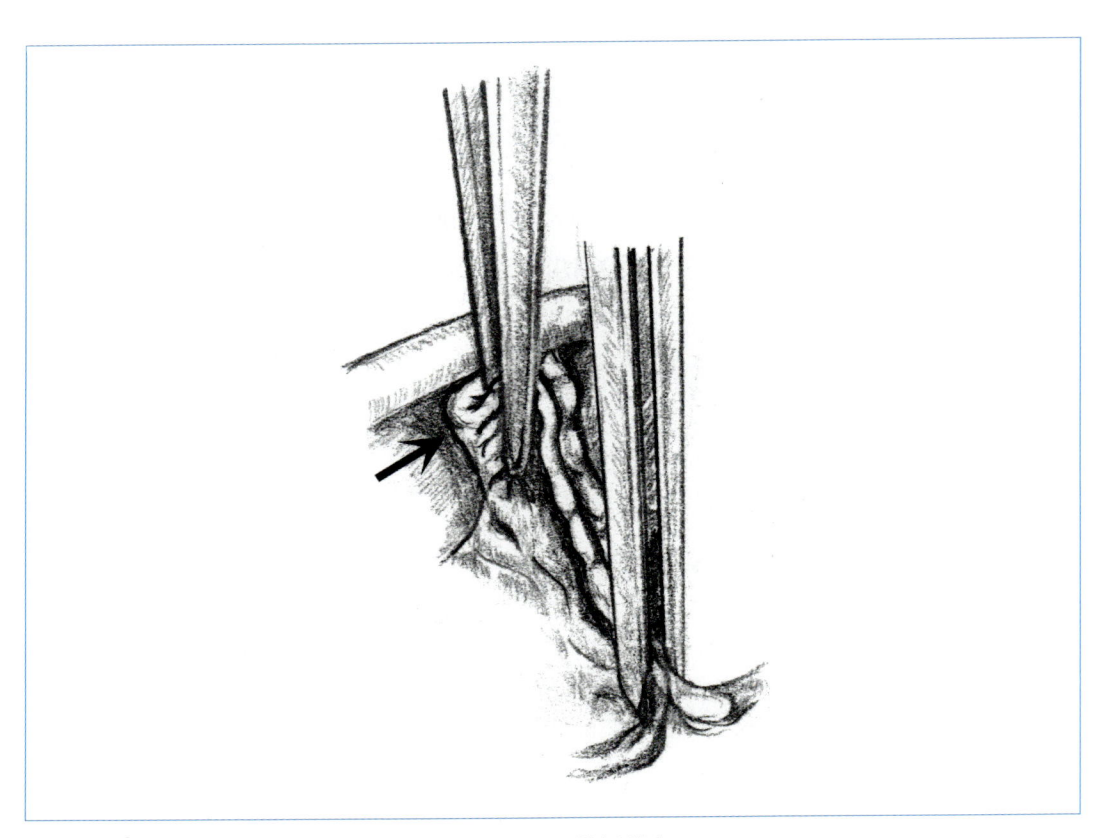

▲ 图 7-2　模拟修复
固定小结后测量对合，箭头示交界处明显延长的瓣叶，将延长的瓣叶固定后可见瓣叶游离缘对合良好

Part 7　主动脉根部 II 型病变重建

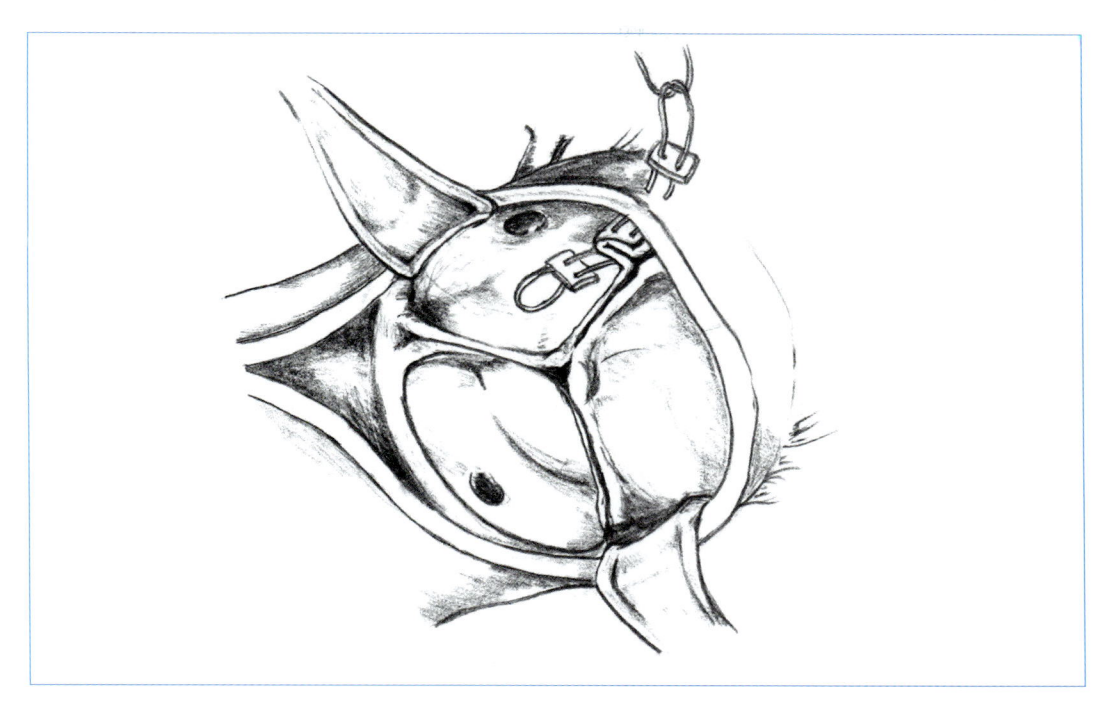

▲ 图 7-3　冗长瓣叶的固定
带垫片缝合线缝合固定冗长的瓣叶

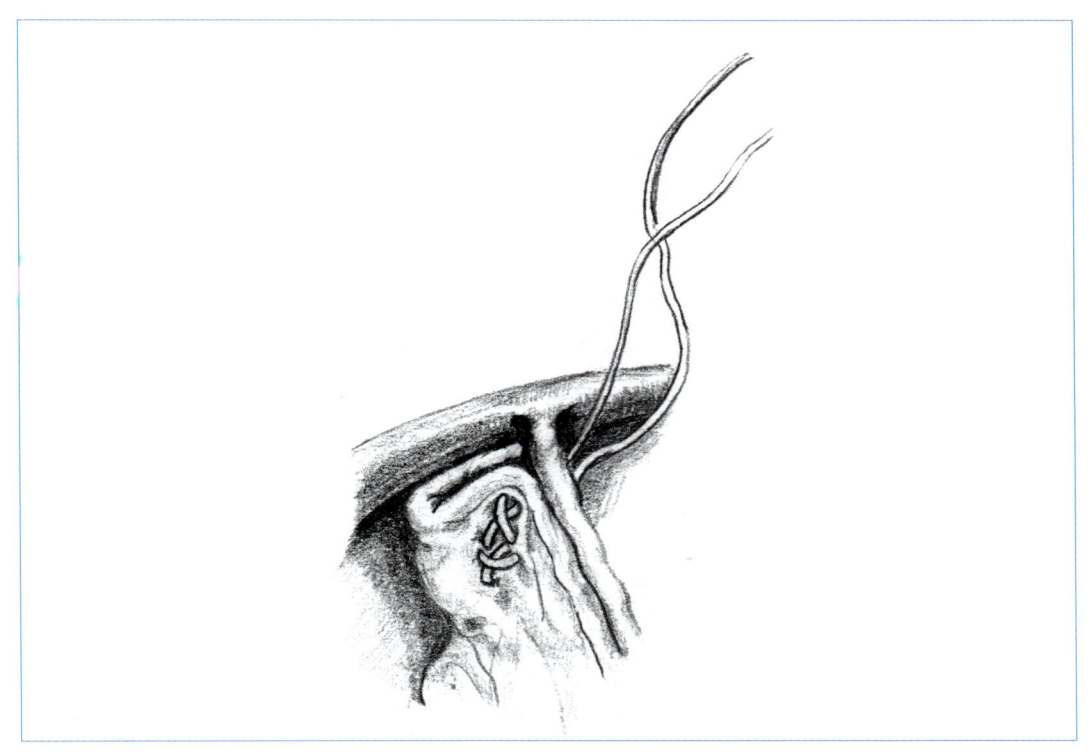

▲ 图 7-4　连续折叠缝合
连续折叠缝合冗长的瓣叶至交界处

077

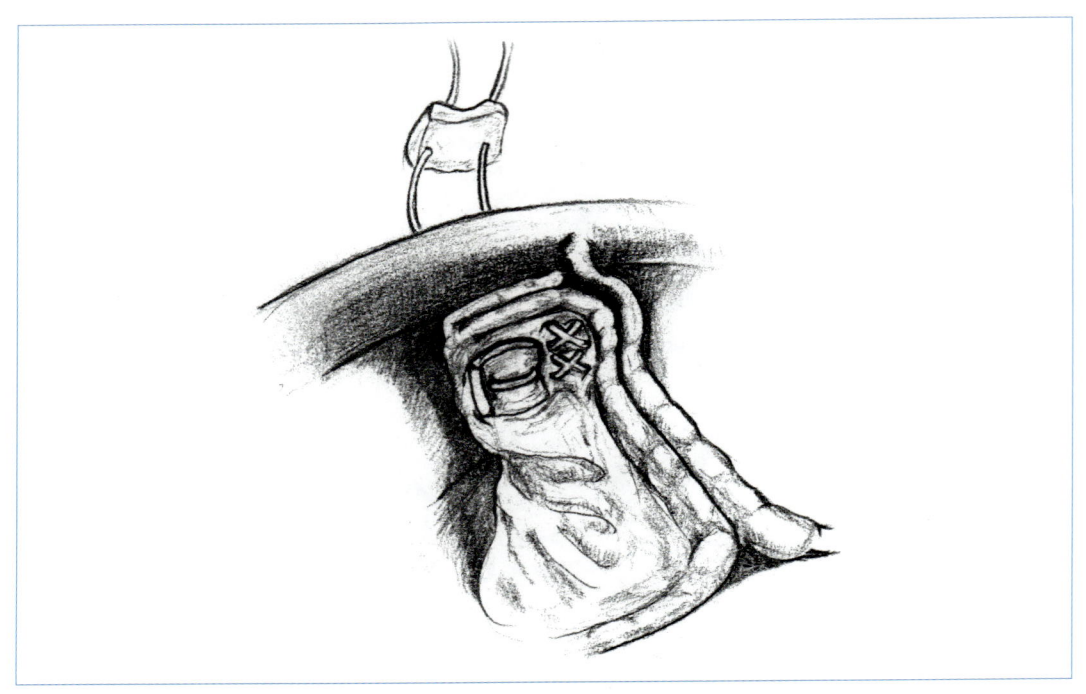

▲ 图 7-5 带垫片褥式缝合
穿出主动脉壁后打结固定，避免瓣叶撕脱

2. 交界撕脱的修复

由于主动脉瓣叶于交界处撕脱，引起的主动脉瓣功能异常，可行交界撕脱的修复，具体如下（图 7-6 至图 7-8）。

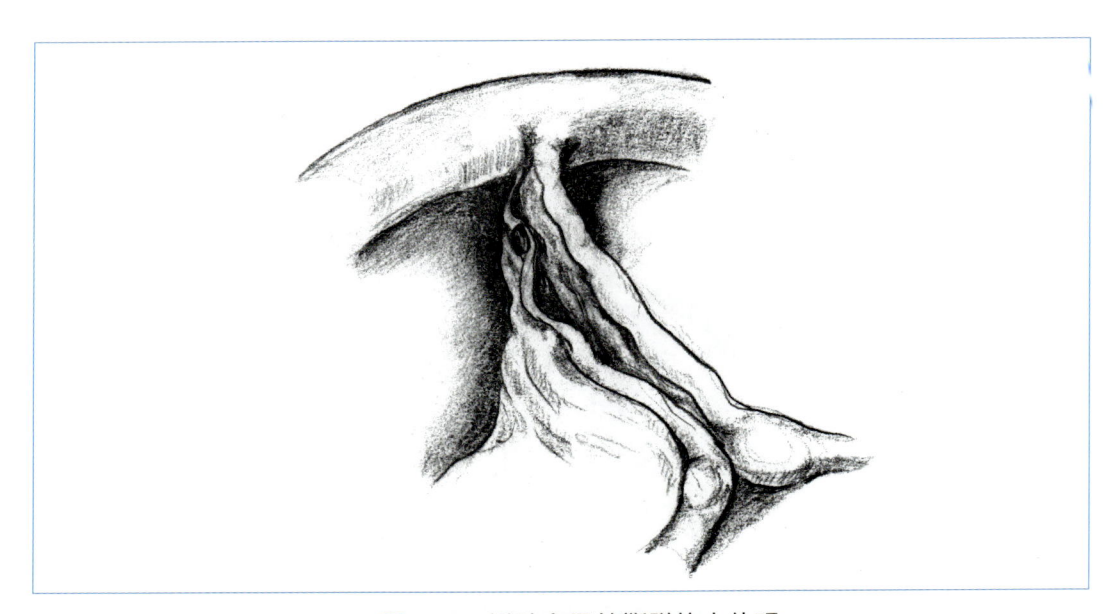

▲ 图 7-6 瓣叶交界处撕脱的大体观
瓣叶于交界处撕脱、瓣叶冗长、瓣叶对合不良

Part 7 主动脉根部Ⅱ型病变重建

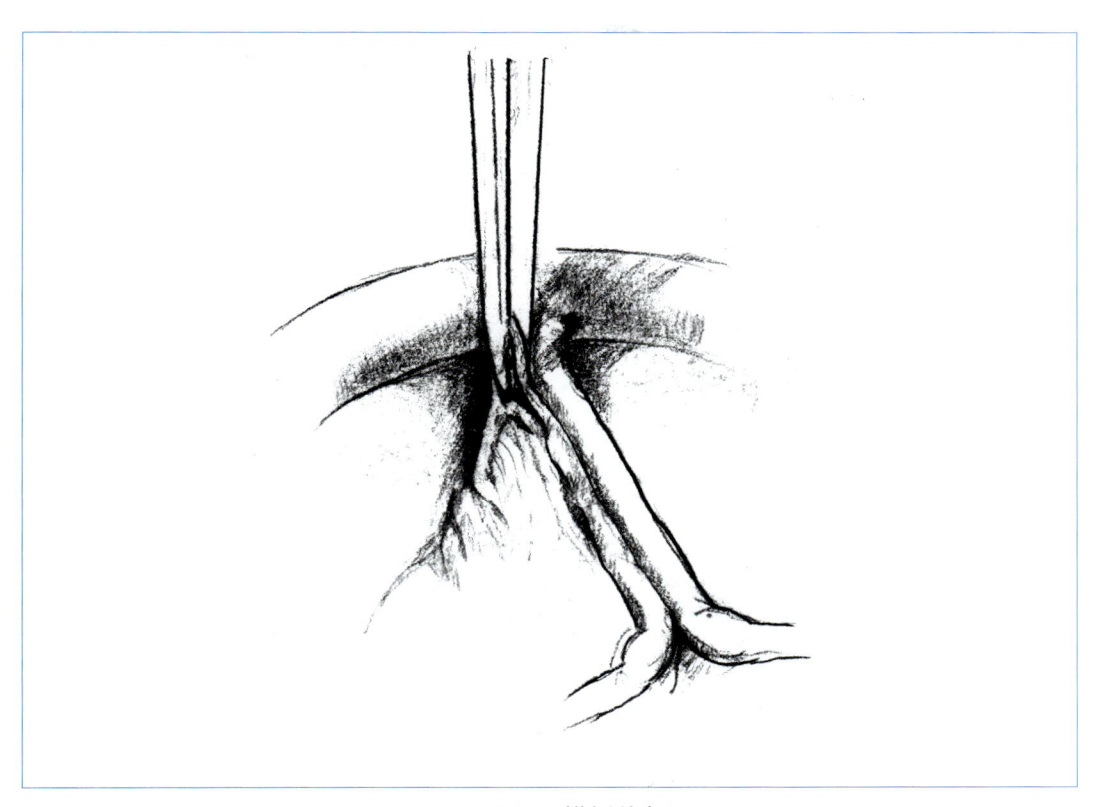

▲ 图 7-7 模拟修复
Arantius 结存在，镊子固定撕脱处观察瓣叶对合良好

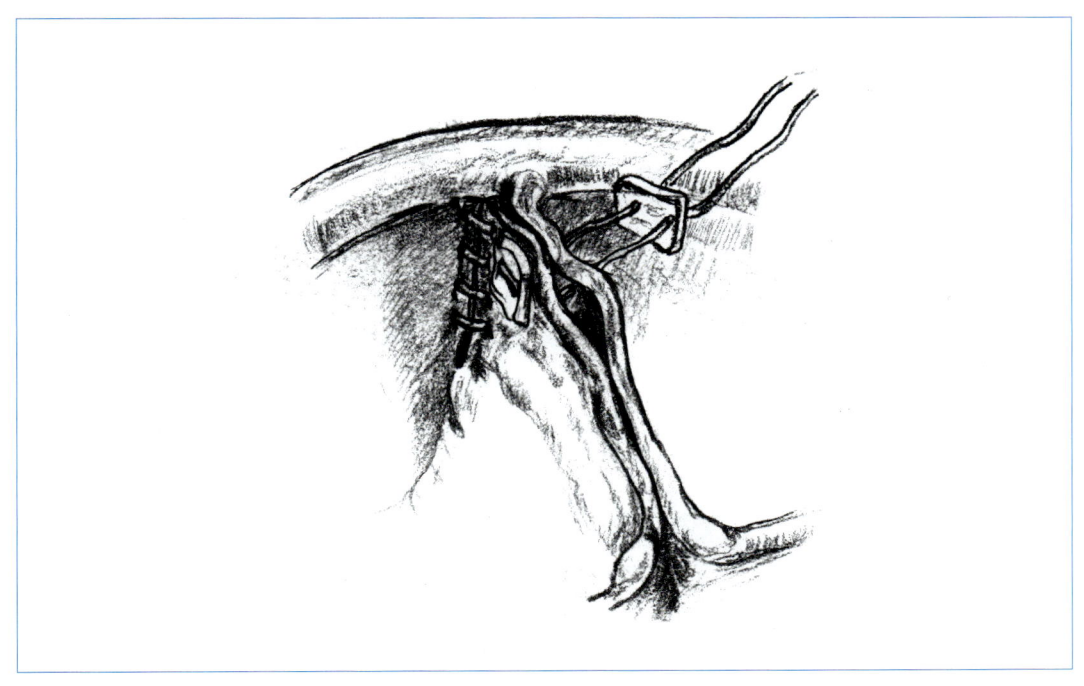

▲ 图 7-8 撕脱瓣叶的固定
连续缝合撕脱的瓣叶至交界处，并带垫片夹闭交界

3. 弧线冗长瓣叶的修复

对于主动脉瓣叶弧线明显冗长、对合不良患者，可以直接折叠缝合。一般采用间断缝合的方法折叠冗长的瓣叶组织，并可结合交界夹闭修复瓣叶病变（图 7-9 至图 7-11）。

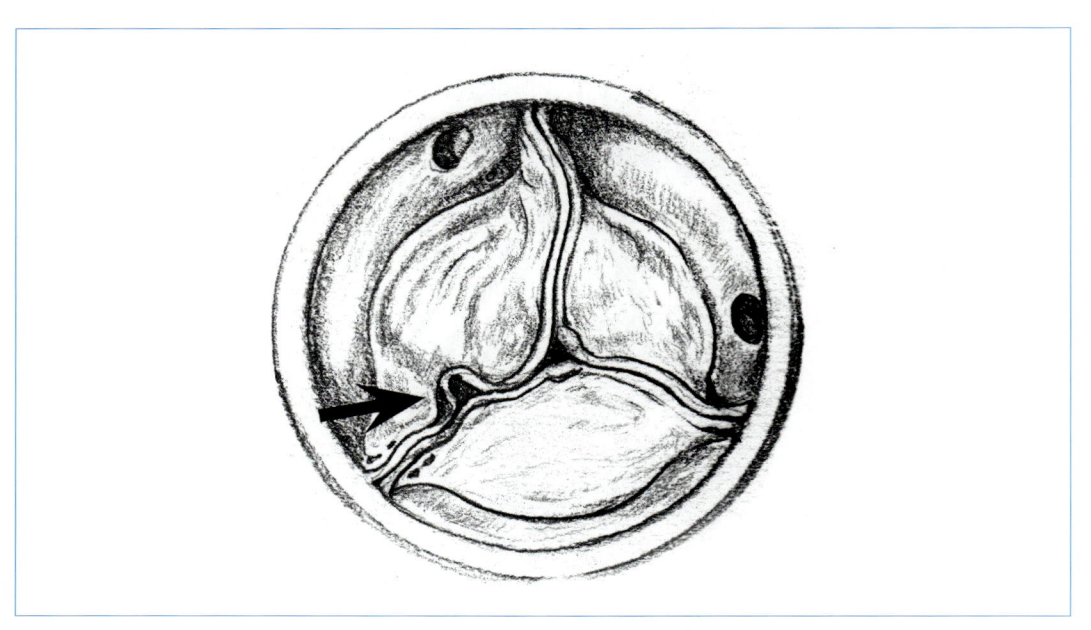

▲图 7-9　弧线冗长瓣叶的大体观
箭头可见瓣叶弧线明显冗长，瓣叶对合不良

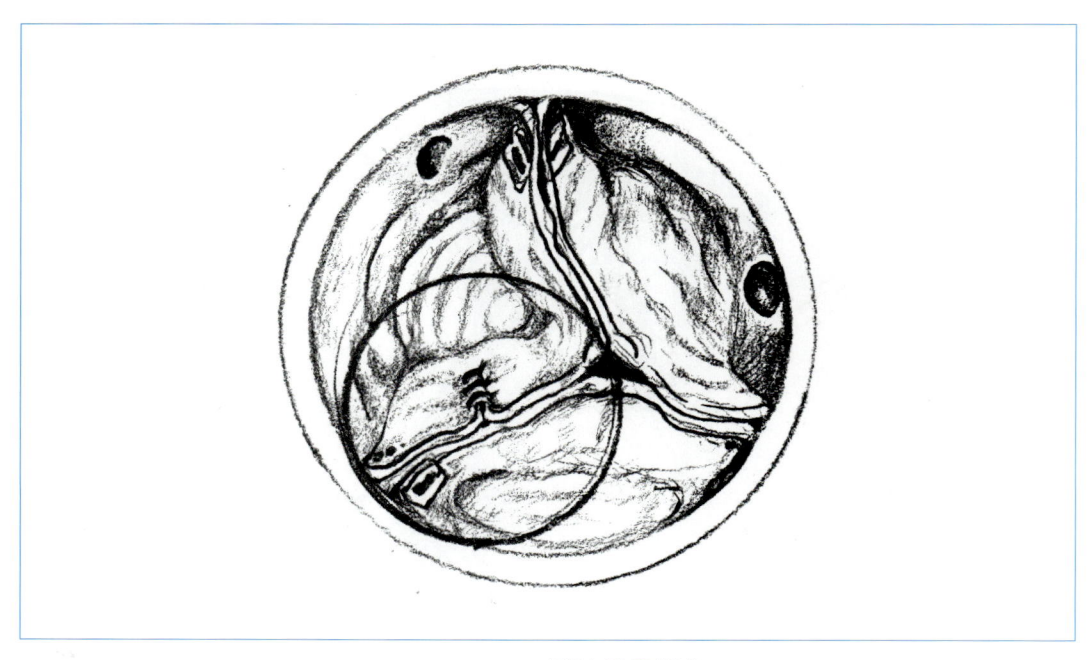

▲图 7-10　瓣叶折叠缝合
常采用间断缝合折叠冗长的瓣叶，必要时结合交界夹闭以保证瓣叶的修复效果

Part 7 主动脉根部 II 型病变重建

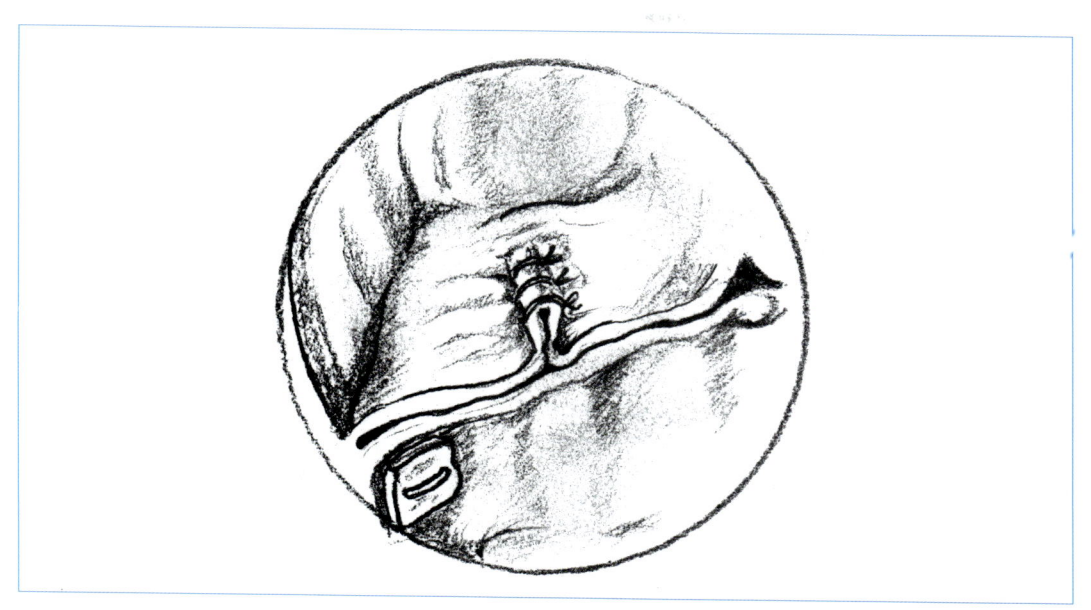

▲ 图 7-11 缝合部位放大示意图
注意间断缝合，线结要留短

4. 交界夹闭法修复冗长的瓣叶

交界夹闭法常用于 Arantius 结存在的瓣叶冗长的患者，将延长的瓣叶边缘带垫片固定于交界处交界夹闭（图 7-12）。

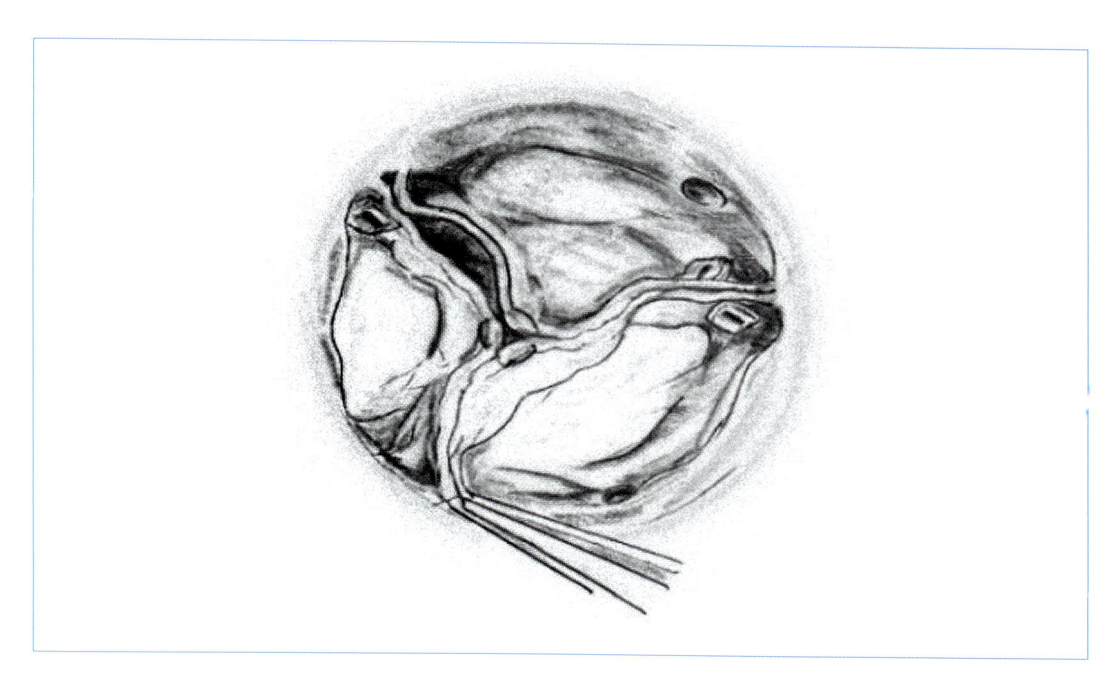

▲ 图 7-12 固定夹闭三交界
将延长的瓣叶边缘带垫片固定于交界处

081

5. Arantius 结消失，瓣叶中央处冗长的修复

对于一瓣叶 Arantius 结消失，瓣叶冗长，而另外两瓣叶无明显病变的患者，可采用中央处折叠缝合法修复主动脉瓣的功能。有内翻折叠和外翻折叠两种方法折叠冗长的瓣叶（图 7-13 至图 7-17）。

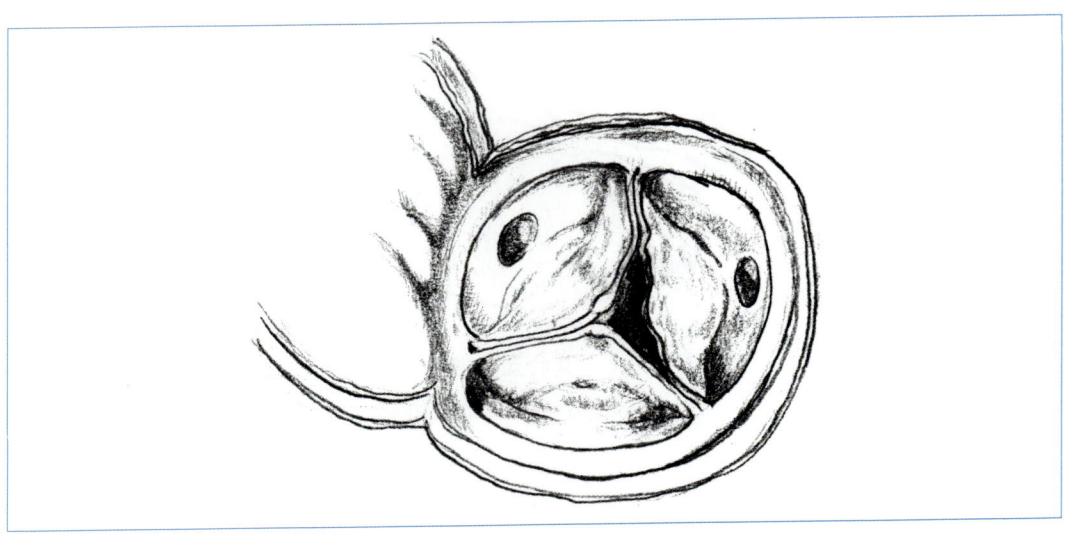

▲ 图 7-13　瓣叶冗长的大体观
Arantius 结消失，瓣叶冗长、闭合不良

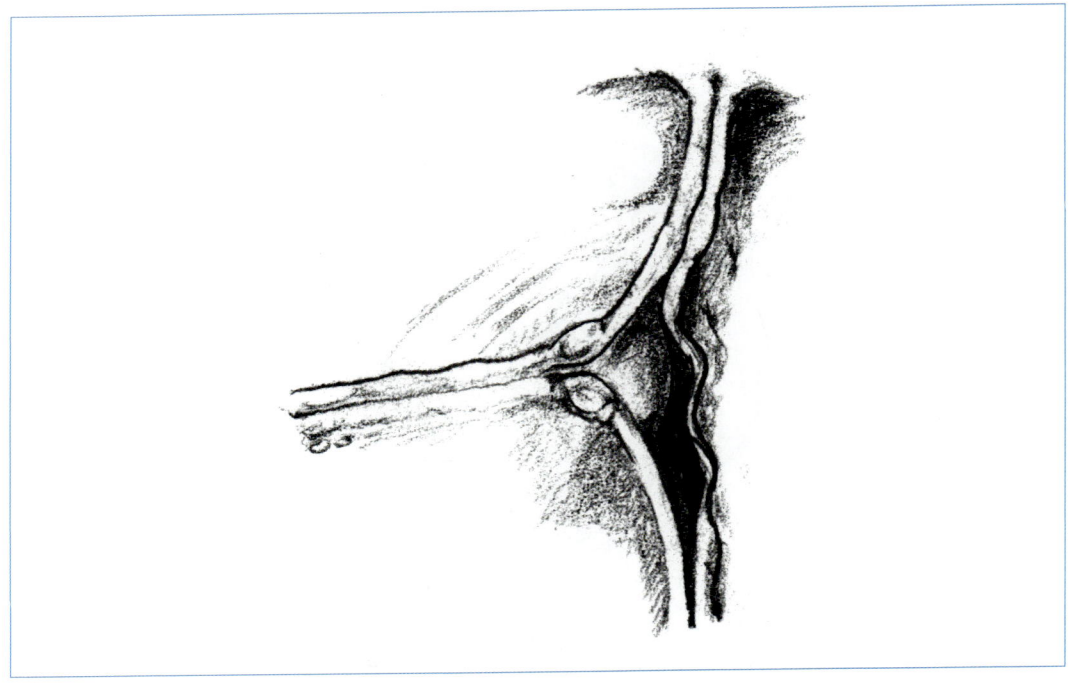

▲ 图 7-14　两正常瓣叶
Arantius 结存在，对合良好，另一病变瓣叶 Arantius 结消失、冗长，与正常瓣叶对合不良

Part 7　主动脉根部Ⅱ型病变重建

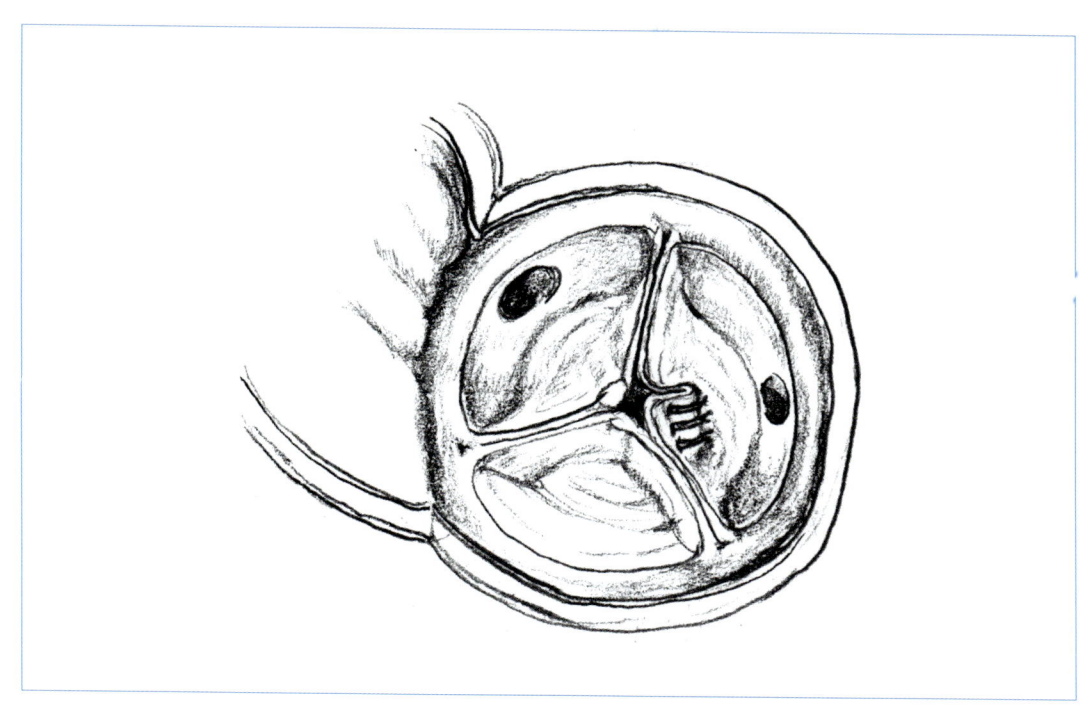

▲图 7-15　内翻折叠法
简单内翻缝合的方法折叠冗长的瓣叶

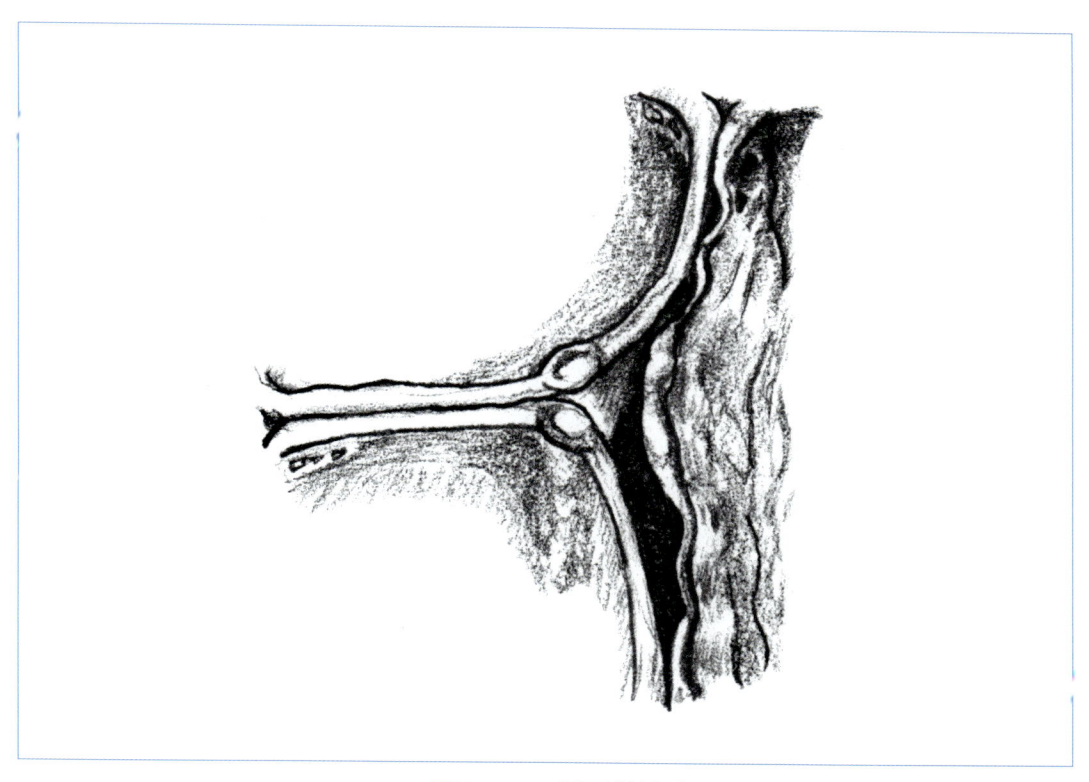

▲图 7-16　两正常瓣叶
Arantius 结存在，对合良好，另一病变瓣叶 Arantius 结消失，瓣叶冗长并脱垂

083

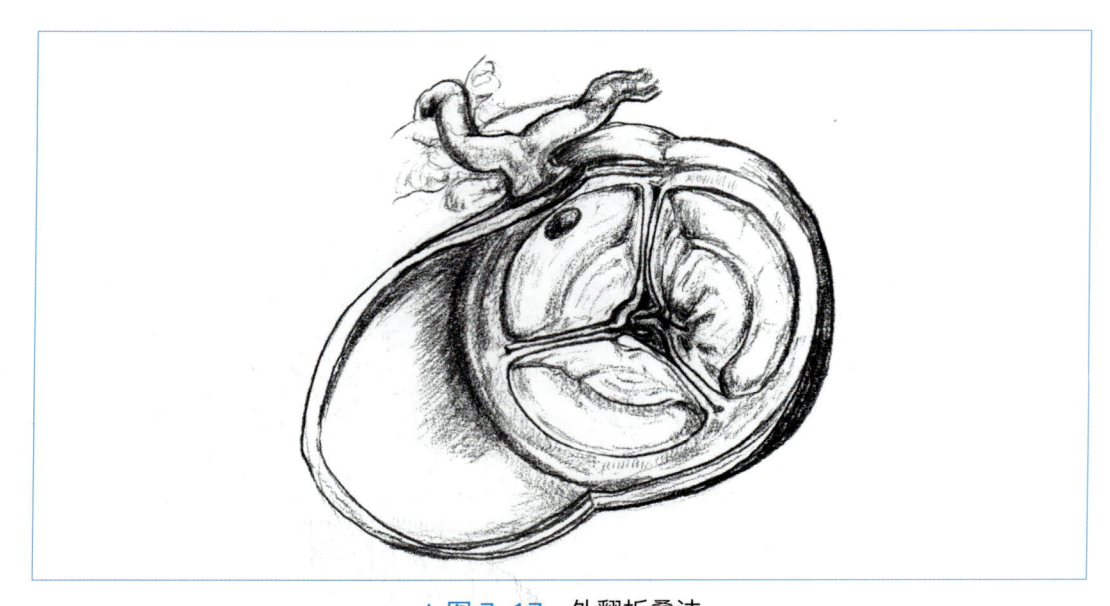

▲ 图 7-17 外翻折叠法

采用间断外翻缝合的方法折叠冗长的瓣叶

6. 瓣叶中部延长，Arantius 结消失的冗长瓣叶修复

瓣叶中部延长，Arantius 结多消失，失去 Arantius 结的瓣膜不但低于其他两个正常瓣膜，而且瓣叶冗长，因此可以楔形切除（V形、三角形），也可行中央部分折叠缝合（图 7-18 至图 7-21）。

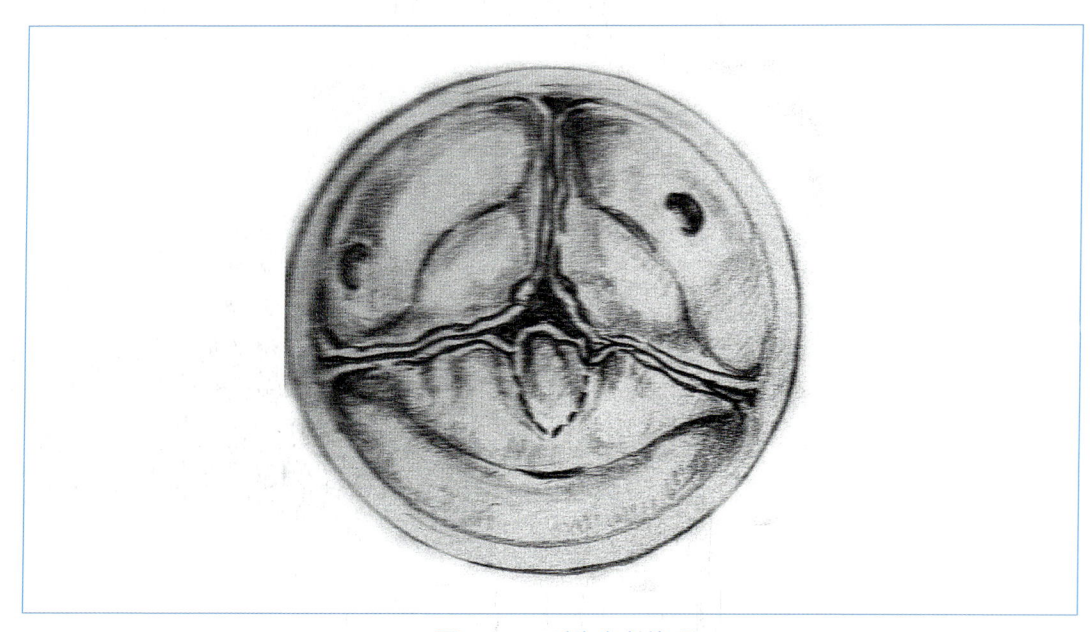

▲ 图 7-18 三瓣叶大体观

病变瓣叶 Arantius 结消失，瓣叶中部明显延长，瓣叶闭合不全

Part 7　主动脉根部Ⅱ型病变重建

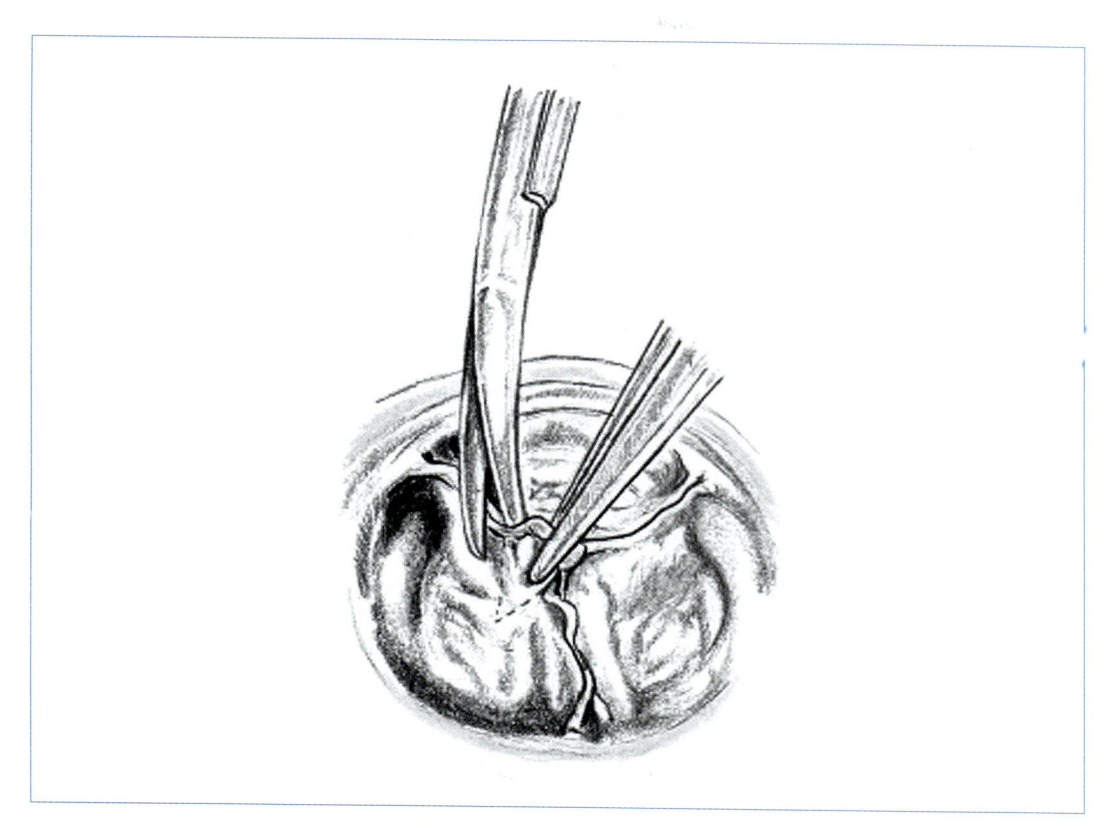

▲图 7-19　冗长瓣叶的三角形切除
Arantius 结处三角形切除延长的瓣叶组织

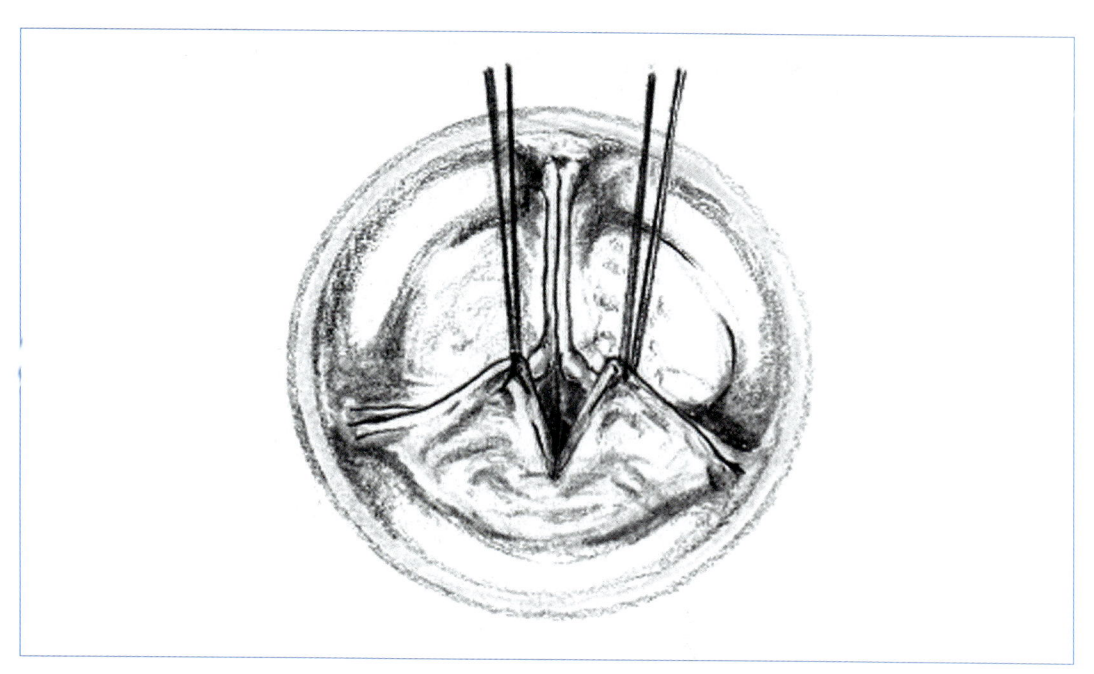

▲图 7-20　瓣叶切缘的缝合
悬吊测量瓣叶的对合高度，并间断缝合瓣叶切缘

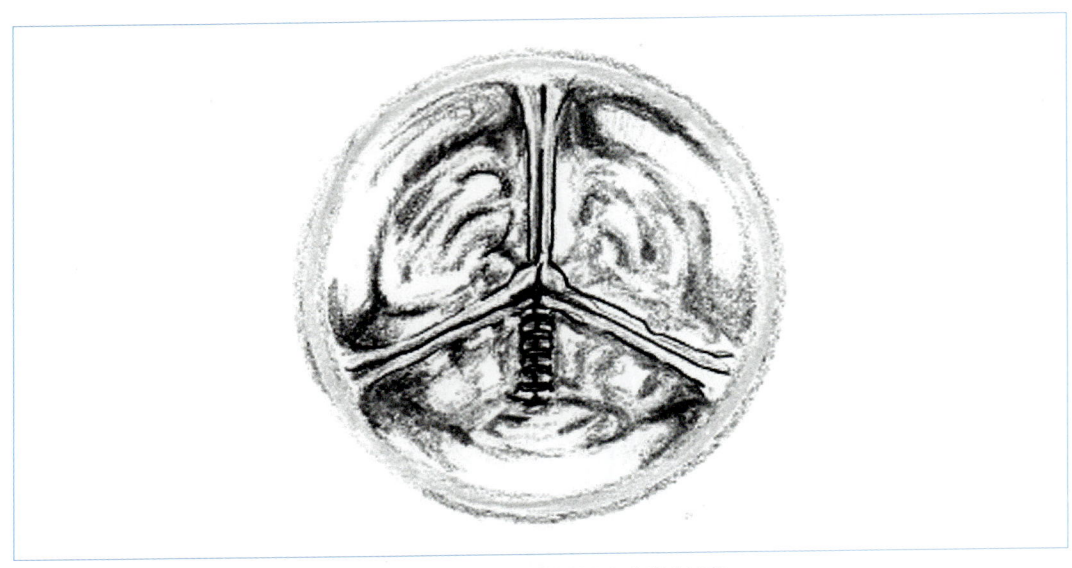

▲ 图 7-21 修复的瓣叶的检测
间断缝合切缘后测试瓣叶闭合功能

（二）瓣叶穿孔及瓣叶高度不够的手术方法

1. 瓣叶穿孔的修补

（1）在慢性细菌性心内膜炎的患者中，瓣叶穿孔可能仅仅累及瓣叶体部，而瓣叶的游离缘正常。此类穿孔通常是局限性的，常出现愈合后的纤维缘，因此，此类患者适宜用经戊二醛处理的自体心包进行重建（图 7-22，图 7-23）。

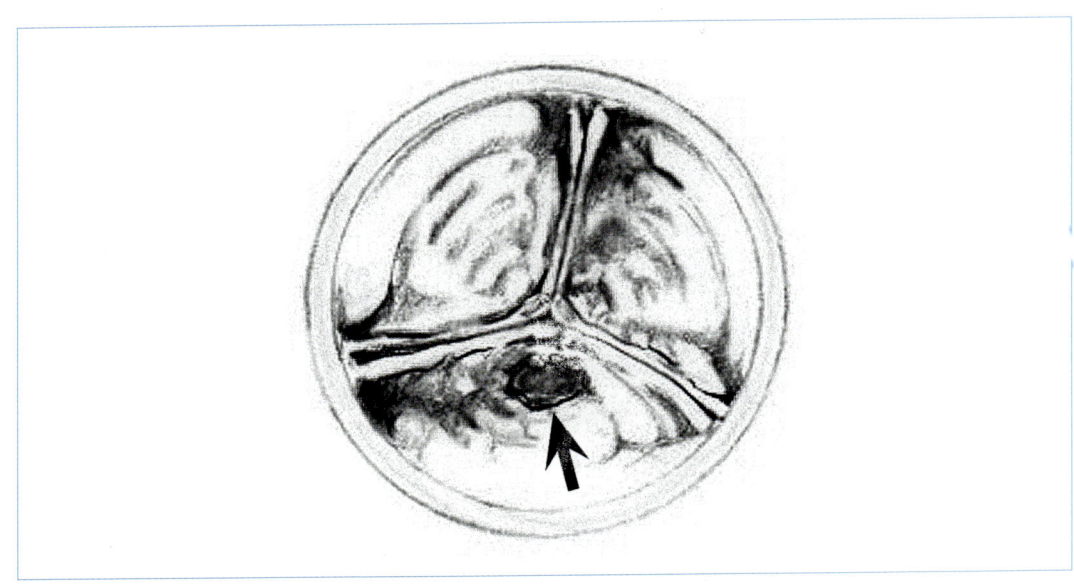

▲ 图 7-22 瓣叶穿孔的大体观
箭头可见无冠瓣体部穿孔

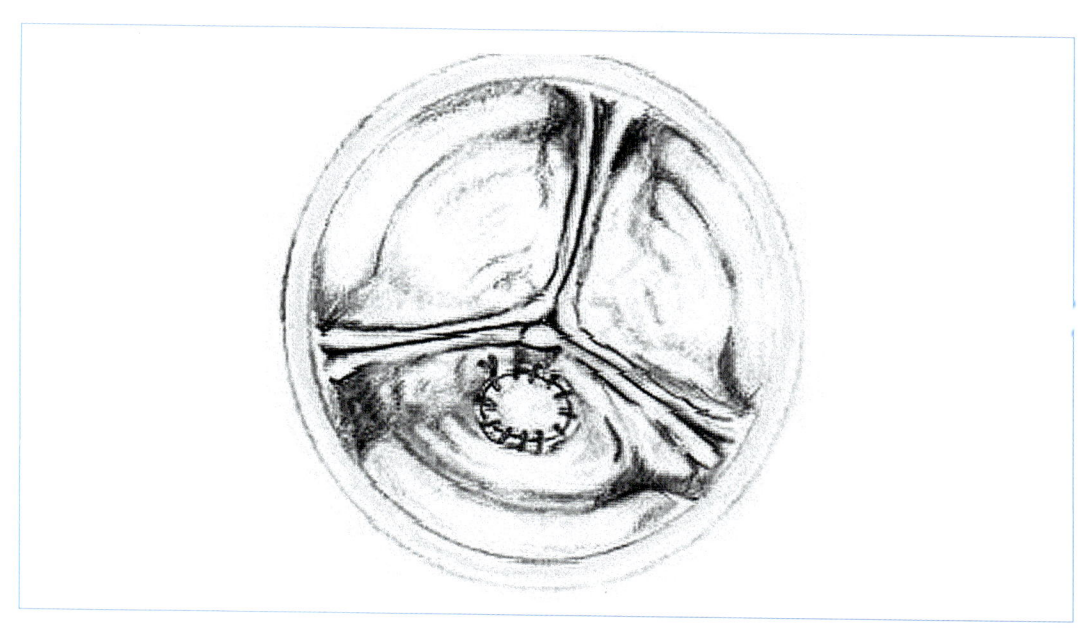

▲图 7-23 补片修补穿孔

经戊二醛处理的自体心包补片修补穿孔部位

（2）瓣叶边缘穿孔的修补（图 7-24）。

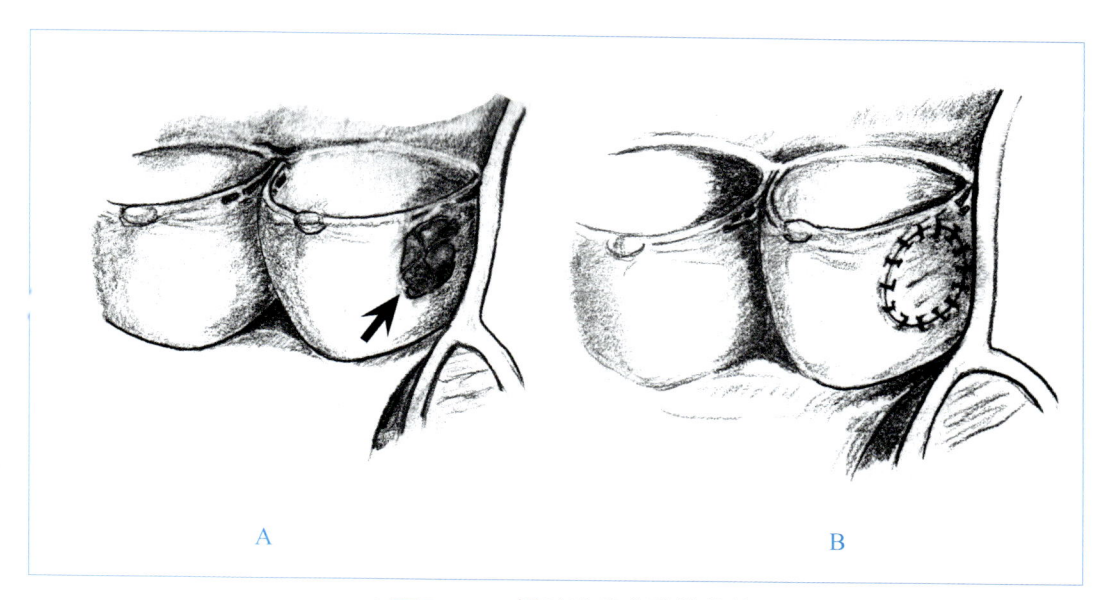

▲图 7-24 瓣叶边缘穿孔的修补

A. 箭头所示瓣叶边缘穿孔；B. 补片修补，补片缝合穿孔处

2. 短小瓣叶的修复

如三瓣叶中只有一瓣叶短小，另两瓣叶正常，可考虑行瓣叶扩大。修补材料常采用新鲜的或经戊二醛处理的自体心包（图 7-25 至图 7-27）。

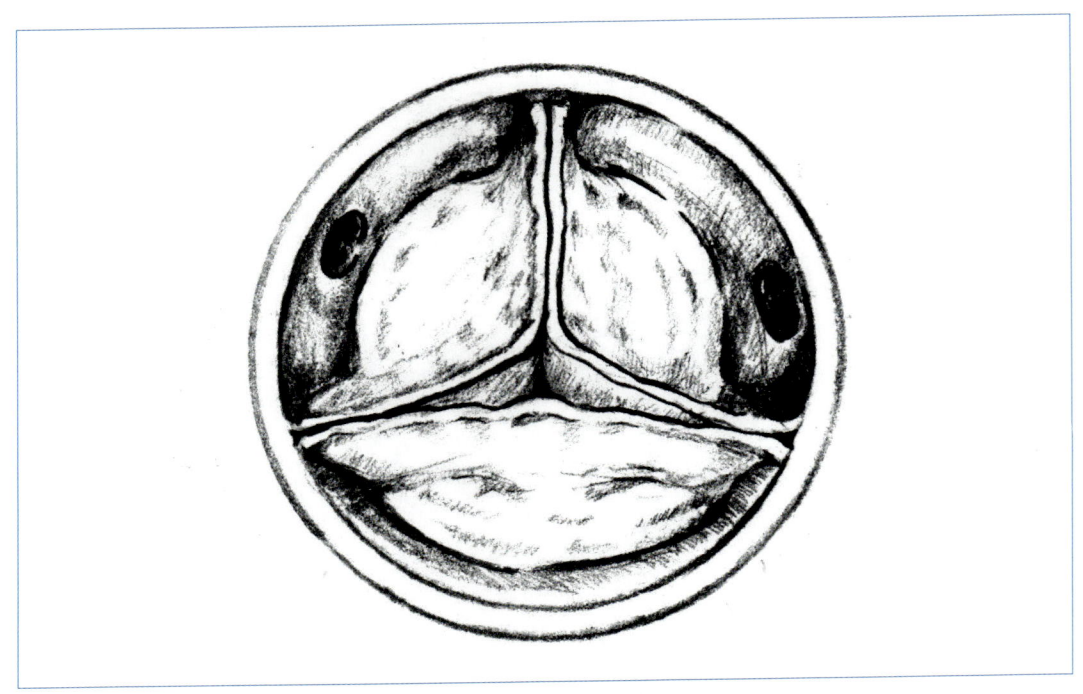

▲ 图 7-25　无冠瓣叶的大体观
无冠瓣叶短小并低于左、右冠瓣叶，瓣叶对合不良

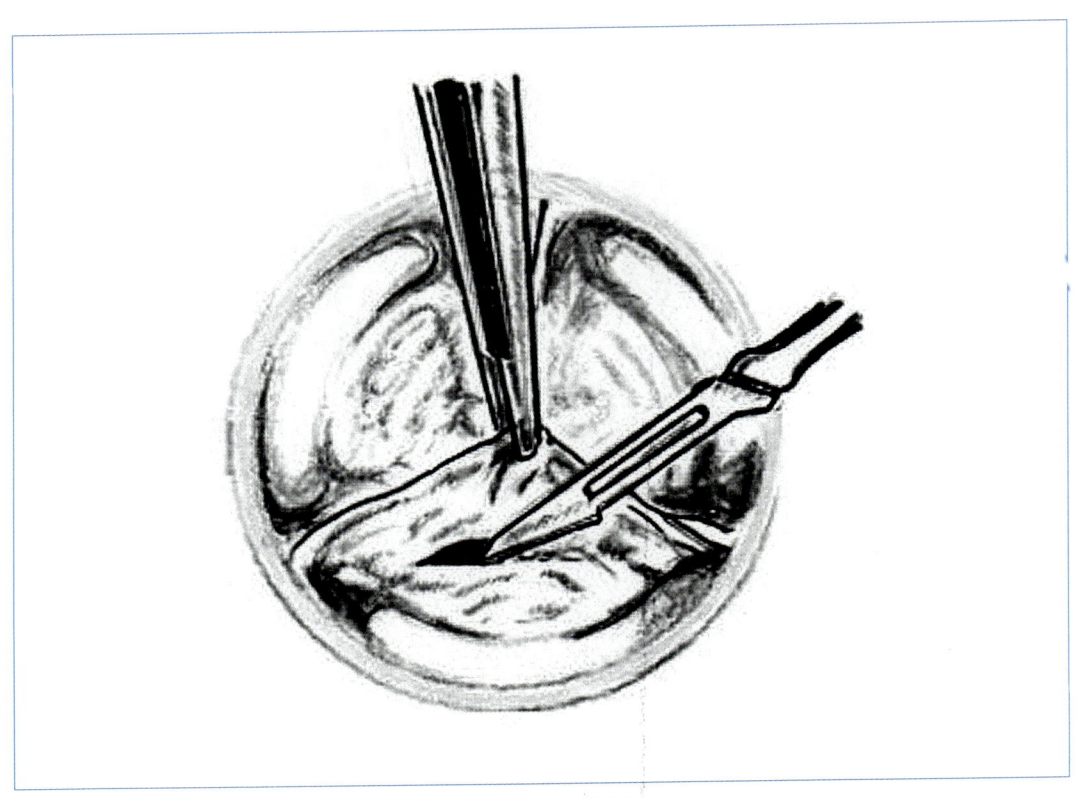

▲ 图 7-26　瓣叶切开
一般在瓣叶瓣体中间处切开

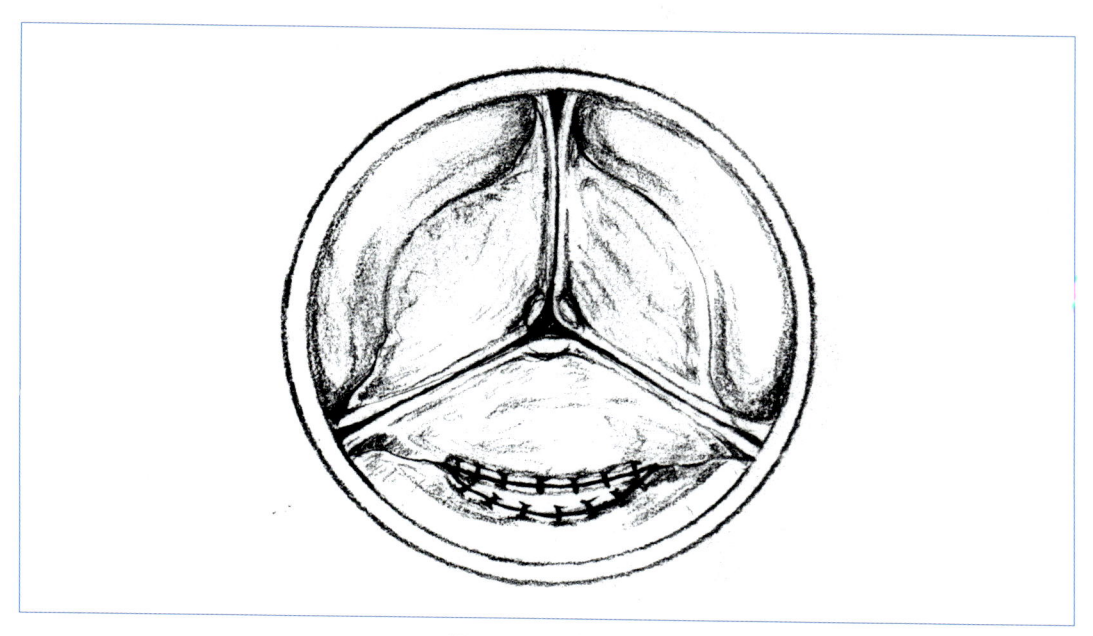

▲ 图 7-27 扩大瓣叶

采用新鲜的或经戊二醛处理的自体心包连续缝合扩大瓣叶，缝合后的补片呈月牙状

3. 病变瓣叶的修复

对于病变瓣叶短小，对合高度低，但瓣缘延长的瓣叶，可行蝴蝶翼状修复。选用自体心包片或切除的自体瓣叶组织修复瓣叶（图 7-28 至图 7-30）。

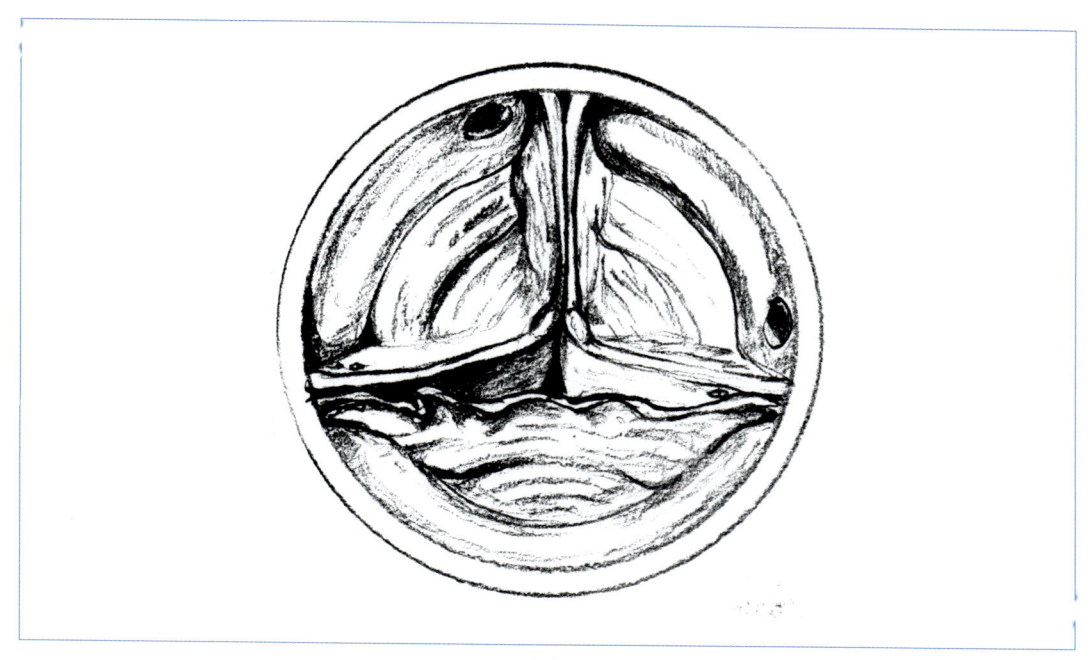

▲ 图 7-28 病变瓣叶的大体观

病变瓣叶短小、对合不良，但瓣缘延长

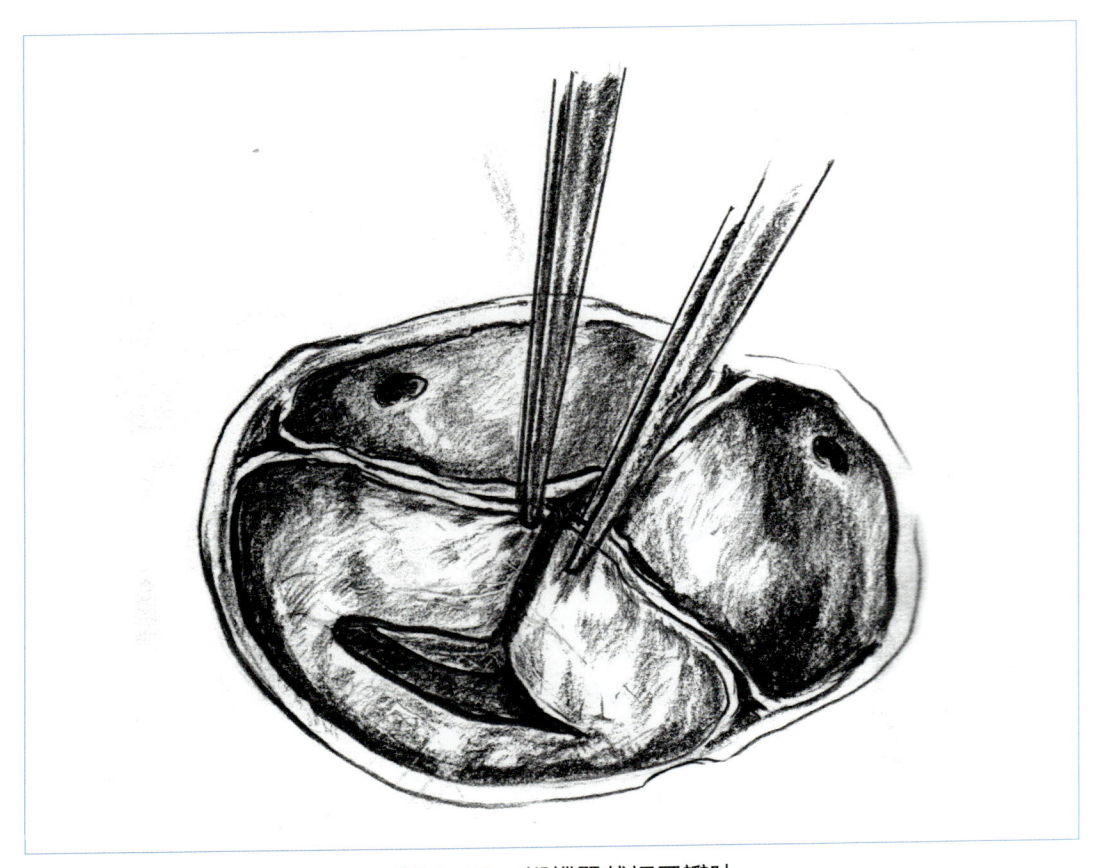

▲ 图 7-29 蝴蝶翼状切开瓣叶

于瓣叶中央处向瓣体切开，然后向两侧切开瓣体，切开后的瓣叶呈蝴蝶翼状

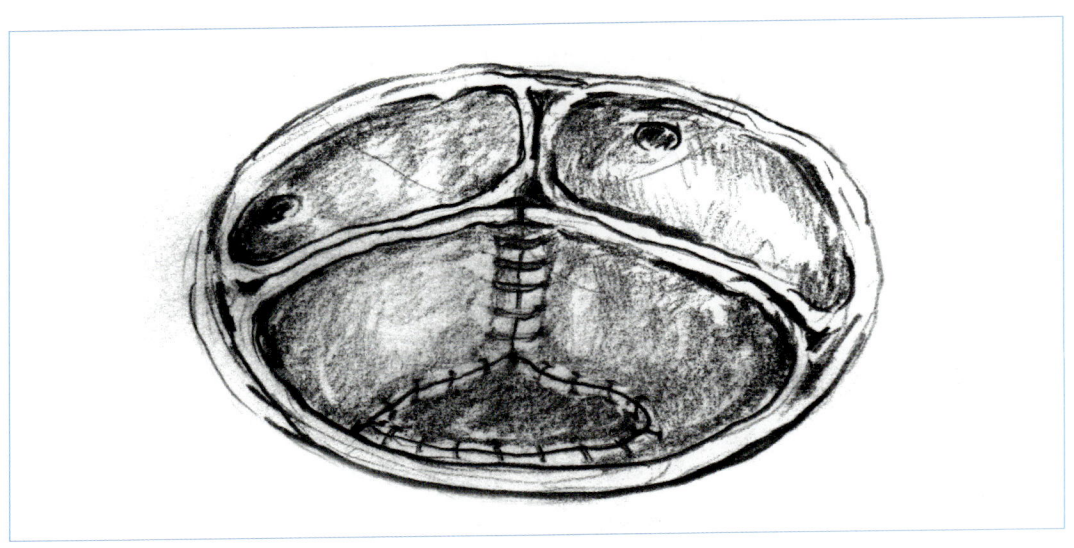

▲ 图 7-30 补片修补瓣叶

采用自体心包片或切除的自体瓣叶组织修复瓣叶

对于主动脉瓣单瓣病变的患者，应根据其病变的部位采用不同的方法，如病变部位主要位于瓣叶的边缘，瓣叶柔韧性及活动度良好，则可考虑行瓣叶折叠悬吊；如病变部位以瓣叶中央为主，或整个主动脉瓣叶均有明显的脱垂，则可考虑在瓣叶的两侧交界处分别行瓣叶折叠悬吊术，如果折叠悬吊瓣叶后仍存在瓣叶对合不良，则可采用楔形（V形、三角形）切除法切除冗长的瓣叶，纠正瓣叶对合不良[1-4]。如瓣叶挛缩、钙化、瓣叶融合处粘连等病变，瓣叶有效对合面积减少导致主动脉瓣功能障碍，选择削薄瓣叶、三角形切除挛缩粘连瓣叶、心包或人工材料扩大瓣叶等术式，进而增加瓣叶活动度和瓣叶面积[5]。对于瓣叶穿孔的病例，常选择戊二醛处理的自体心包、牛心包、自体新鲜心包等对瓣叶进行修补。但对于穿孔直径＞1cm的瓣叶进行修补，效果不佳，再次复发的可能性高，可能与穿孔处瓣叶张力较高有关，导致修补材料的快速老化[6,7]。

二、主动脉瓣单瓣叶置换

主动脉瓣病变程度、部位及术者经验等均不相同，瓣膜成形的方法和效果无法标准化。因此，主动脉瓣修复方法的选择非常重要，如果瓣膜脱垂严重或瓣膜畸形短小则易造成成形效果不佳时，如何处理主动脉瓣成为至关重要的问题。目前，如果主动脉瓣成形效果不佳时大多数心脏中心首选瓣膜置换术，但儿童期瓣膜置换尤其是婴幼儿仍存在较多问题，尤其是主动脉成形效果不佳时，可考虑行主动脉瓣叶置换，该手术技术操作简单、可重复性强，既可避免人工瓣膜的问题、女性患者术后生育问题以及Ross手术的远期预后问题等，还可取得良好的临床效果。

主动脉瓣单瓣叶置换常用于先天性室间隔缺损合并主动脉瓣关闭不全的患者，此类患者约占室间隔缺损（ventricular septal defect，VSD）的8.0%[8]，尤其在干下型及膜周部VSD中易发生主动脉瓣关闭不全（aortic incompetence）。干下型VSD多伴有右冠瓣脱垂，膜周部VSD多伴有无冠瓣的脱垂[9,10]。对VSD合并轻度AI的患者，单纯修补VSD即能有效控制主动脉瓣脱垂和AI，获得满意疗效[11,12]。目前对于VSD合并中度、重度AI的治疗方案仍存在争议，如果选择瓣膜置换，术后的抗凝严重降低患者的生活质量，并且存在二次手术的可能；如果选择瓣膜修复，手术难度大，且主动脉瓣修复术后残余反流率分别为26%～44%，且几乎所有重度AI术后均有反流[13-15]，因此，主动脉瓣叶置换恢复主动脉瓣的正常功能成为可能，并且该方法已在我院应用多年，取得了良好的临床效果。

(一）经主动脉根部切口行主动脉瓣单瓣叶置换

1. 经主动脉根部切口，显露主动脉瓣及室间隔缺损（图 7-31）。也可选择经主动脉切口左心室侧修补室间隔缺损，也可经肺动脉切口修补室间隔缺损。

2. 经主动脉切口修补室间隔缺损，注意修补室间隔缺损前探查主动脉瓣叶是否和缺损边缘粘连，如粘连需仔细剔除粘连的组织，以恢复瓣叶功能（图 7-32）；双心室面修补室间隔缺损，以加固主动脉窦（图 7-33，图 7-34）。

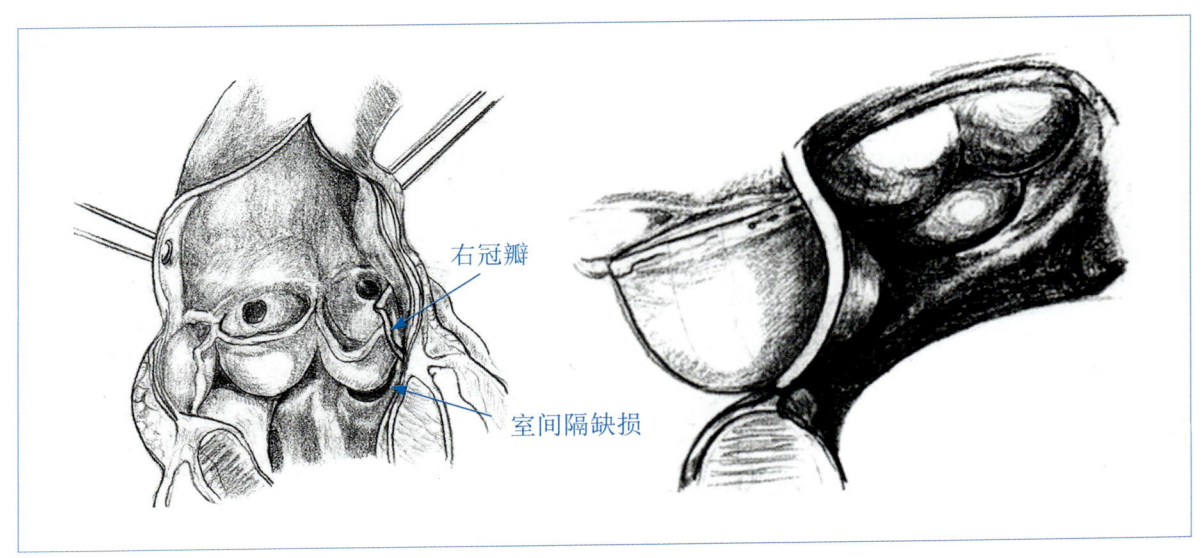

▲ 图 7-31 经主动脉切口探查

显露室间隔缺损，并探查缺损大小及邻近结构组织

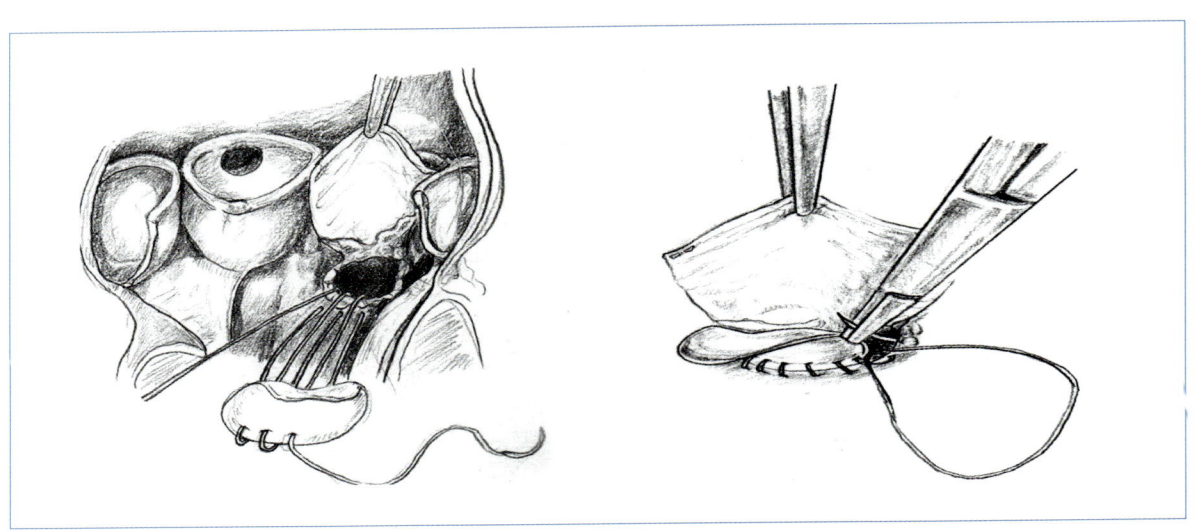

▲ 图 7-32 主动脉瓣叶探查

经主动脉切口探查主动脉瓣叶和缺损边缘粘连，并采用经处理的自体心包片修补缺损

Part 7　主动脉根部Ⅱ型病变重建

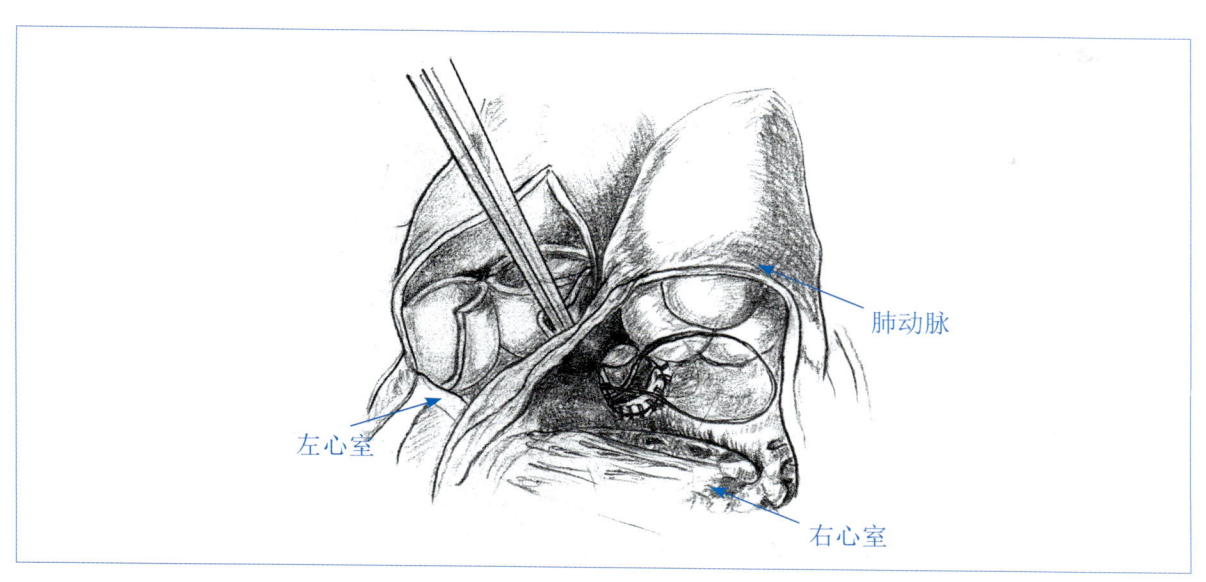

▲ 图 7-33　左心室面室间隔缺损修补
左心室面连续缝合补片修补室间隔缺损

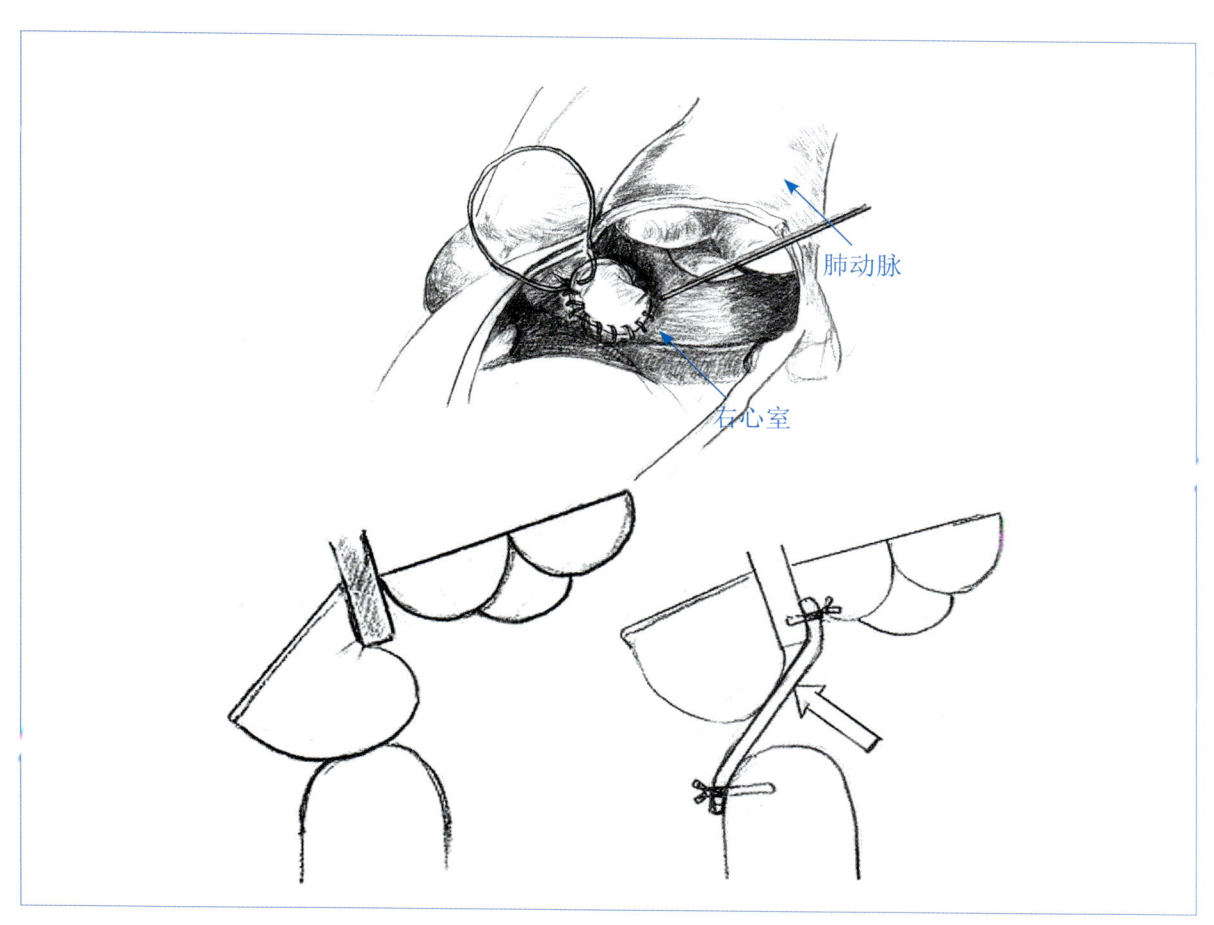

▲ 图 7-34　右心室面室间隔缺损修补
将缝合线转移至右心室面连续缝合补片修补室间隔缺损，以加固主动脉窦瘤，避免窦瘤继续扩张

093

实用主动脉根部重建术 Aortic Root Reconstruction

如室间隔缺损为膜周型，只能于右心室面修补（图 7-35，图 7-36）。

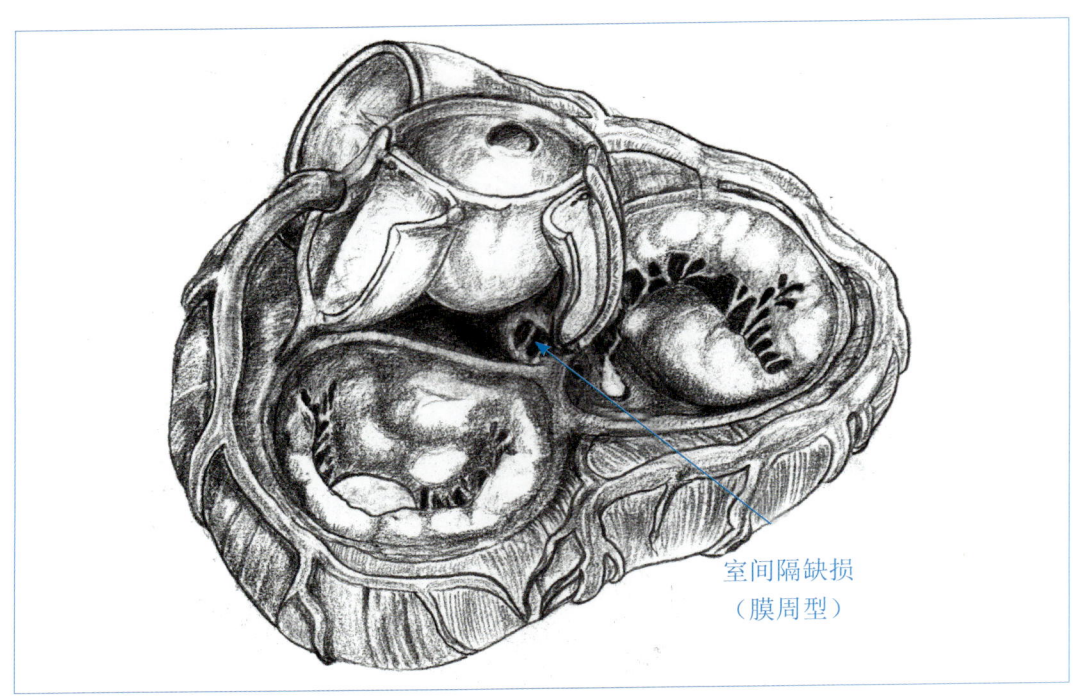

室间隔缺损
（膜周型）

▲ 图 7-35　室间隔缺损膜周型

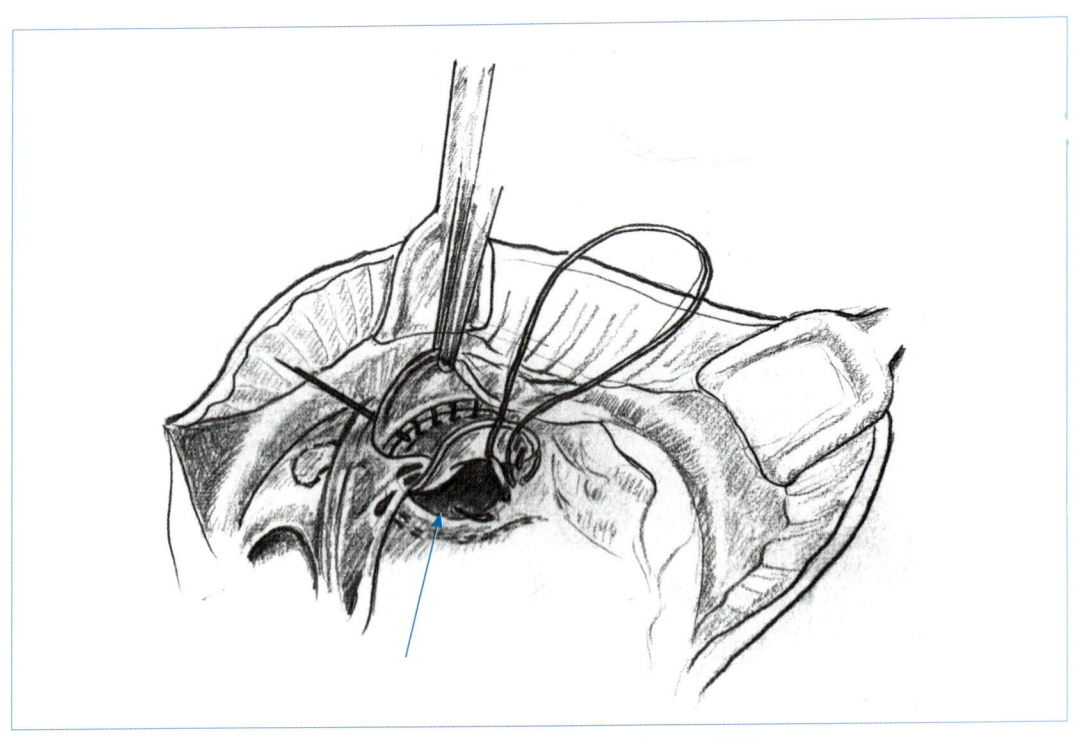

▲ 图 7-36　右心室面修补室间隔缺损

经右心房、三尖瓣修补室间隔缺损

094

如室间隔缺损为嵴内型，行左心室面修补（图 7-37，图 7-38）。

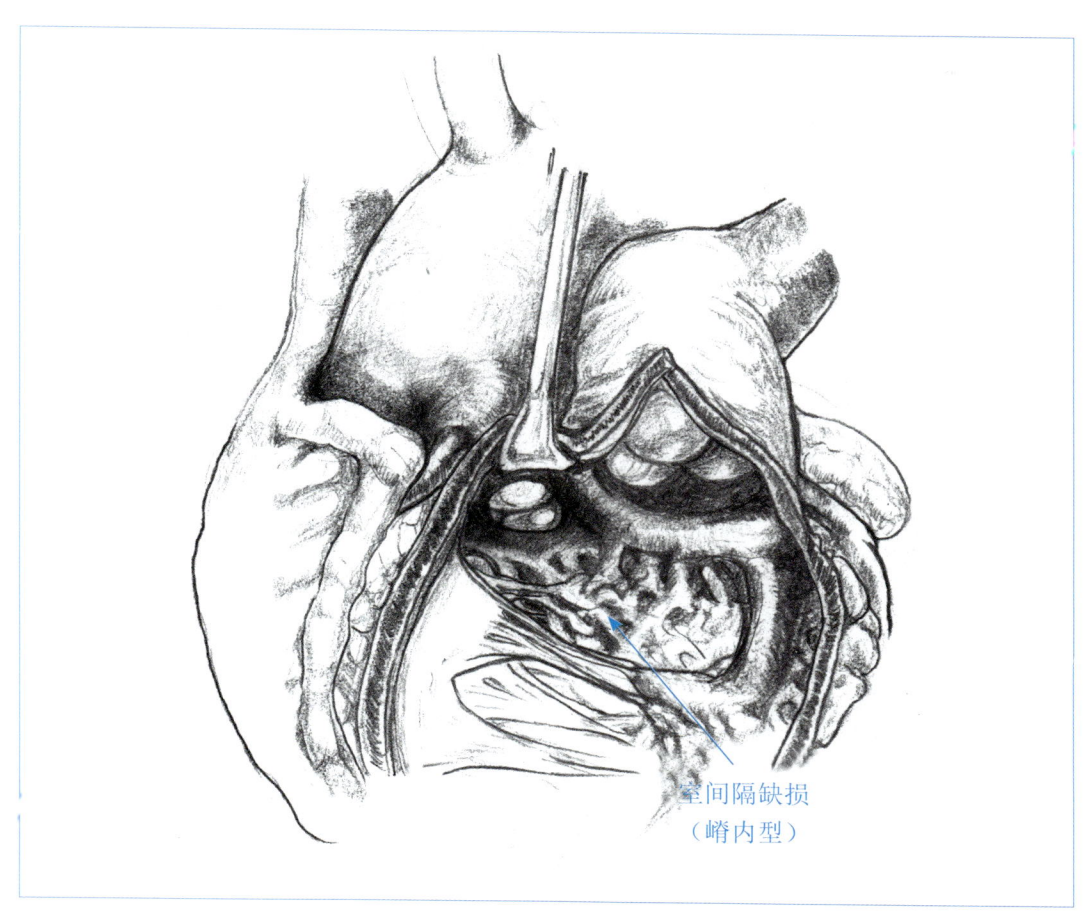

▲图 7-37 室间隔缺损嵴内型

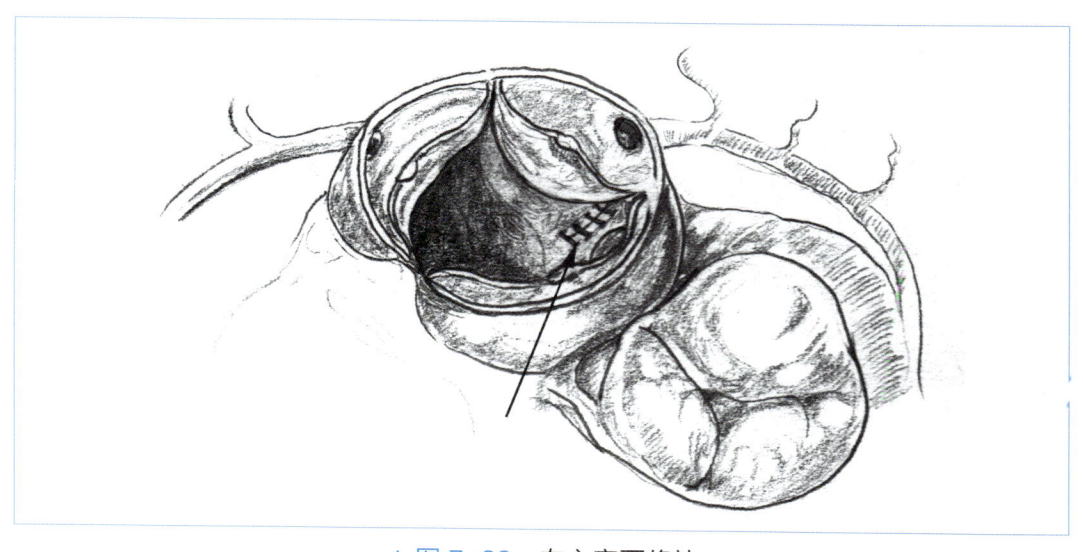

▲图 7-38 左心室面修补
经主动脉切口于左心室面修补室间隔缺损

（二）室间隔缺损修补后瓣叶脱垂行主动脉瓣单瓣叶置换

如室间隔缺损修补、主动脉瓣下粘连解除后主动脉瓣叶仍有脱垂，功能障碍，则考虑行交界夹闭、瓣环环缩等方法恢复主动脉瓣功能。

1. 交界夹闭（图 7-39）。

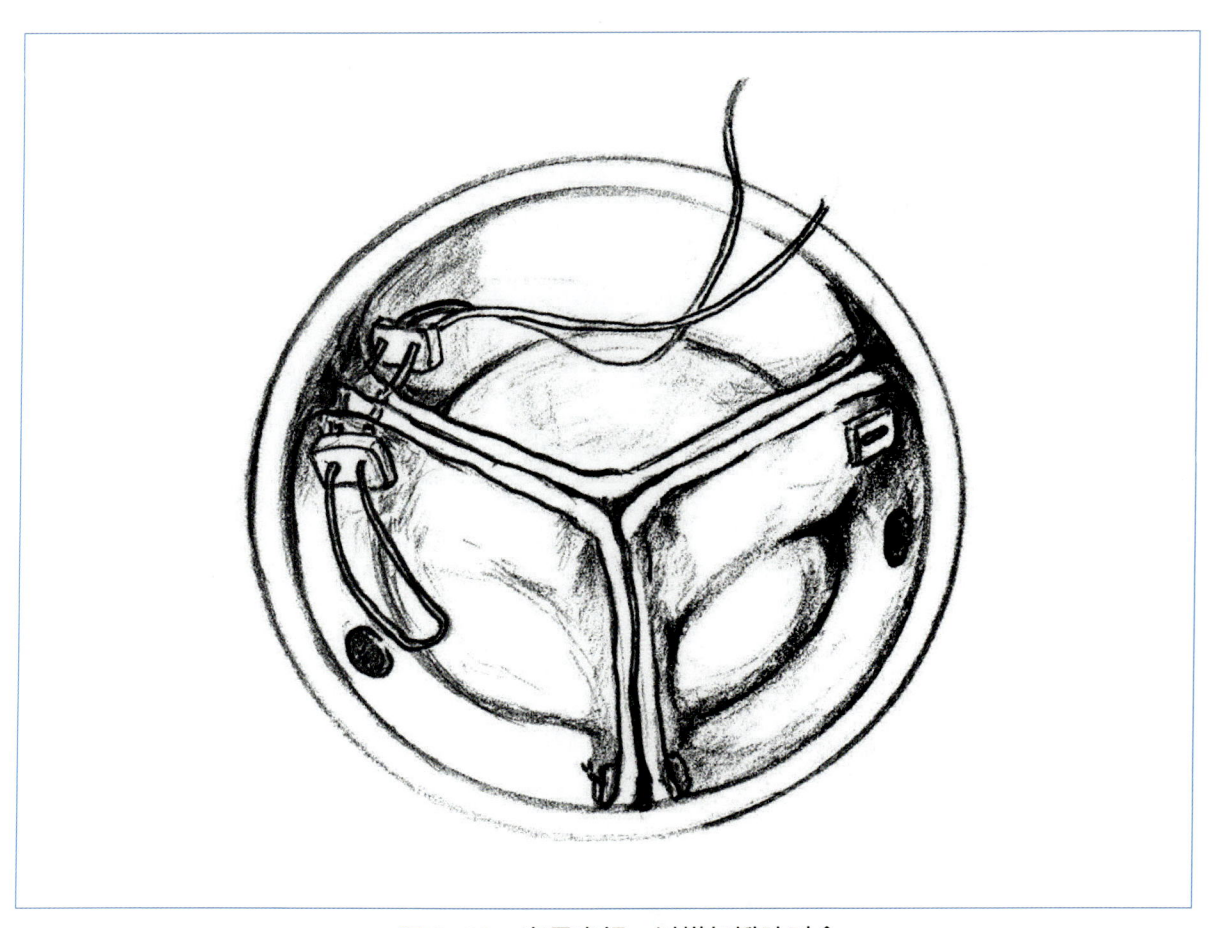

▲ 图 7-39　交界夹闭，以增加瓣叶对合

2. 瓣环环缩。 如主动脉窦管交界扩张，测量后可环缩窦管交界，并结合交界夹闭以恢复主动脉瓣的正常功能（图 7-40）。

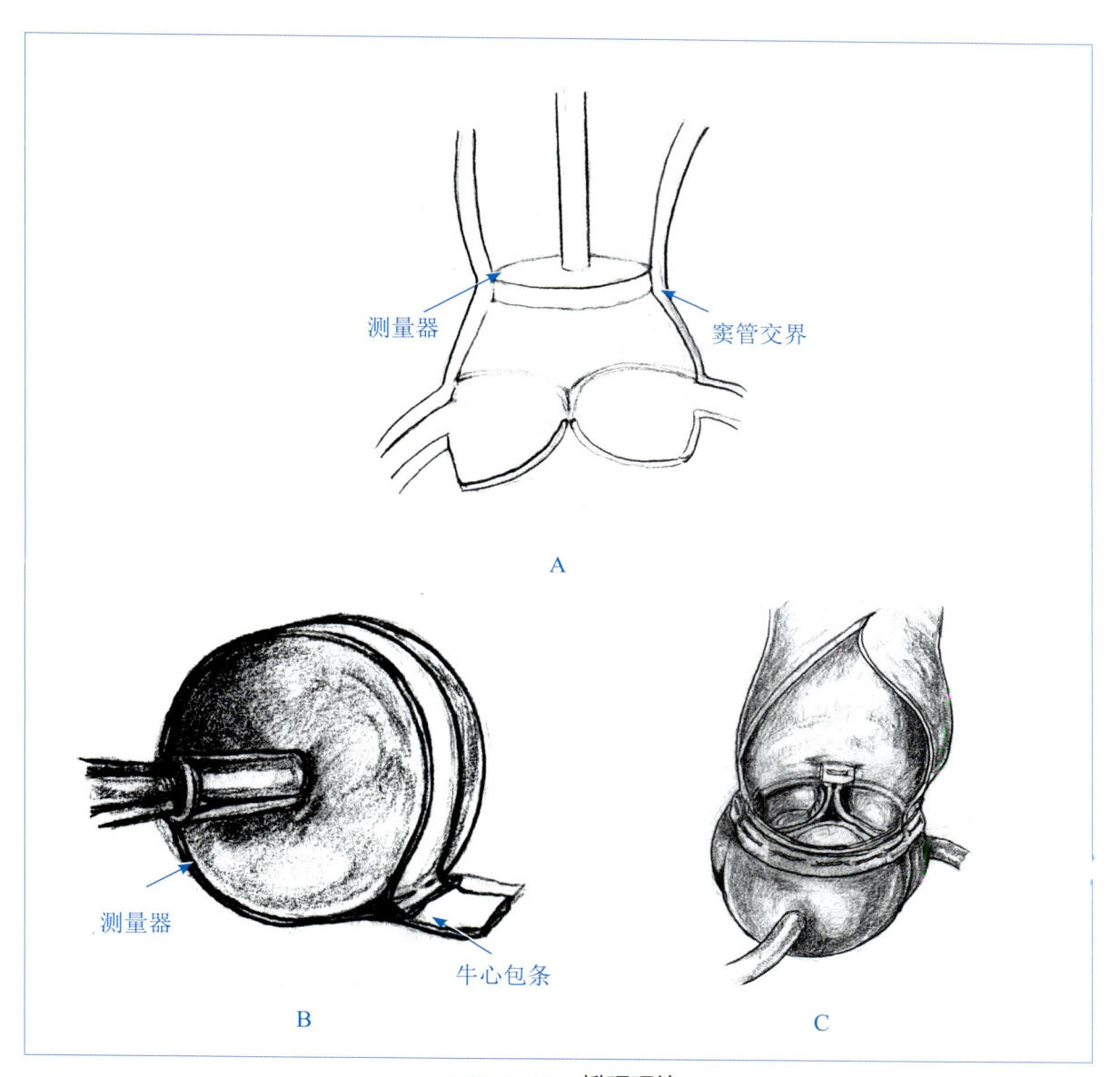

▲ 图 7-40　瓣环环缩

A. 测量器测量窦管交界内径，并设计环缩带的长度；B. 根据测量器裁剪心包条作环缩带；C. 褥式缝合固定心包条环缩带

3. 如上述方法仍不能恢复主动脉瓣功能，则考虑行主动脉瓣单瓣叶置换。

（1）瓣叶测量的原理与方法（图 7-41）。

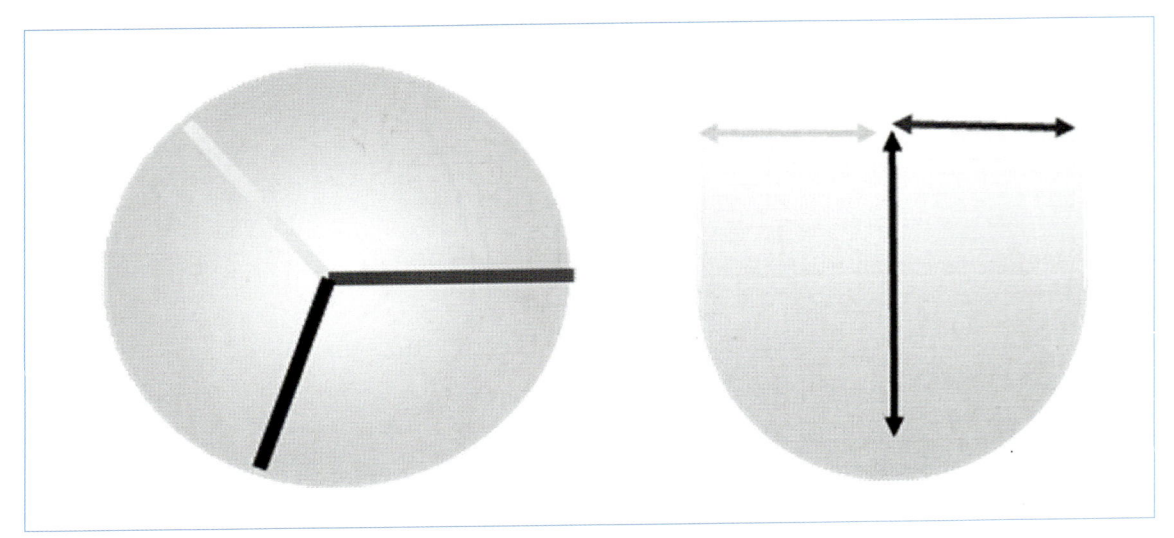

▲图 7-41 测量主动脉瓣叶

Prolene 悬吊瓣叶对合点，然后用丝线测量对合缘长度及半月形瓣叶的高度

（2）病变瓣叶的切除（图 7-42）。

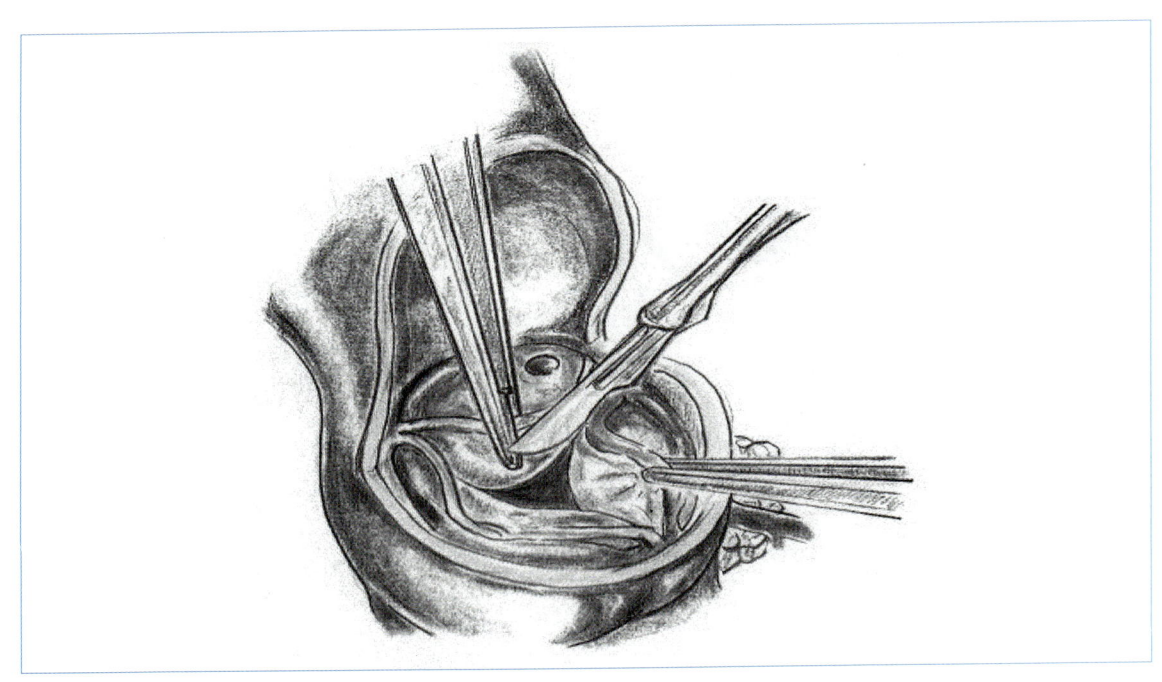

▲图 7-42 病变瓣叶的切除

经主动脉切口灌注心脏停搏液，沿着主动脉瓣环仔细切除病变的瓣叶，切除病变瓣叶与正常瓣叶交界时应注意避免损伤正常的瓣叶

Part 7　主动脉根部Ⅱ型病变重建

（3）干下型室间隔缺损修补同上述修补方法，但膜周部及嵴内型室间隔缺损需右心室修补室间隔缺损。

（4）测量置换瓣叶对合缘直径及高度（图7-43）。

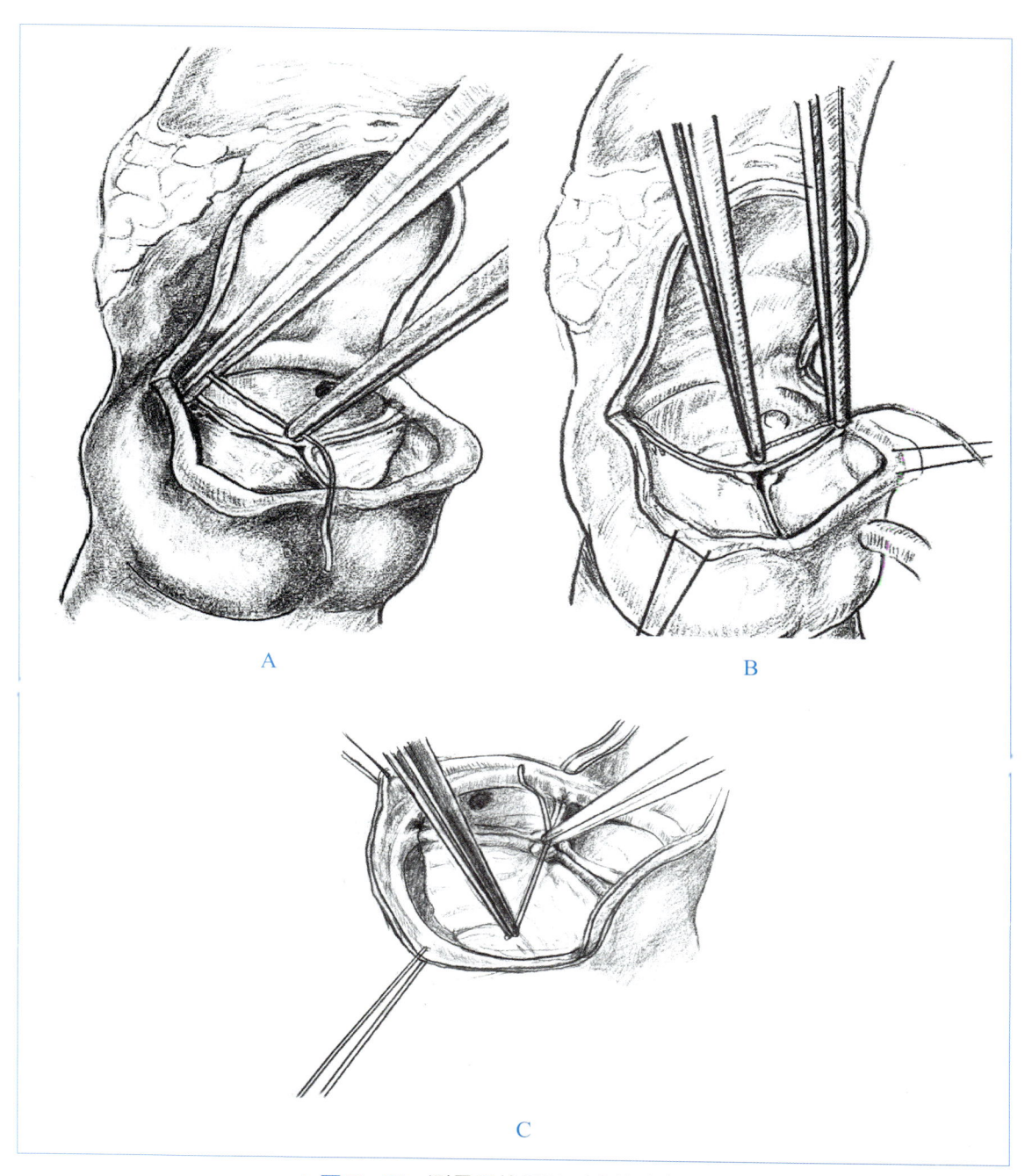

▲图7-43　测量置换瓣叶对合缘直径及高度

A. 对合缘长度的测量：根据两正常瓣叶的对合使用慕丝线测量；B. 对合缘长度的测量：根据两正常瓣叶的对合测量另一对合缘的长度；C. 瓣叶高度的测量：使用慕丝线测量对合点至右冠主动脉瓣环的最低点的高度

（5）裁剪牛心包或自体心包（图7-44）。

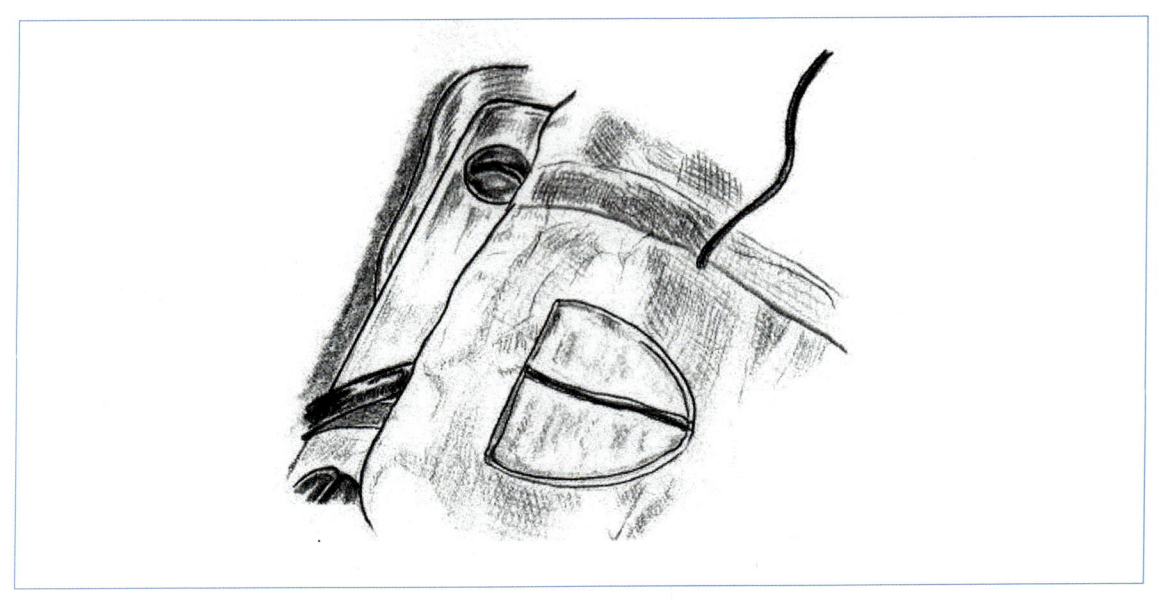

▲图7-44　心包瓣叶的裁剪

根据测量的线裁剪牛心包或自体心包片，呈半月形，裁剪时需注意留出约2mm的缝合缘

（6）瓣叶植入（图7-45A）。在瓣叶底部缝合时，需注意底部向两侧逐渐改变缝合比例，植入的瓣叶呈风帆状（图7-45B）。底部缝合比例约1∶2，然后逐渐改为1∶1缝合（图7-45C）。

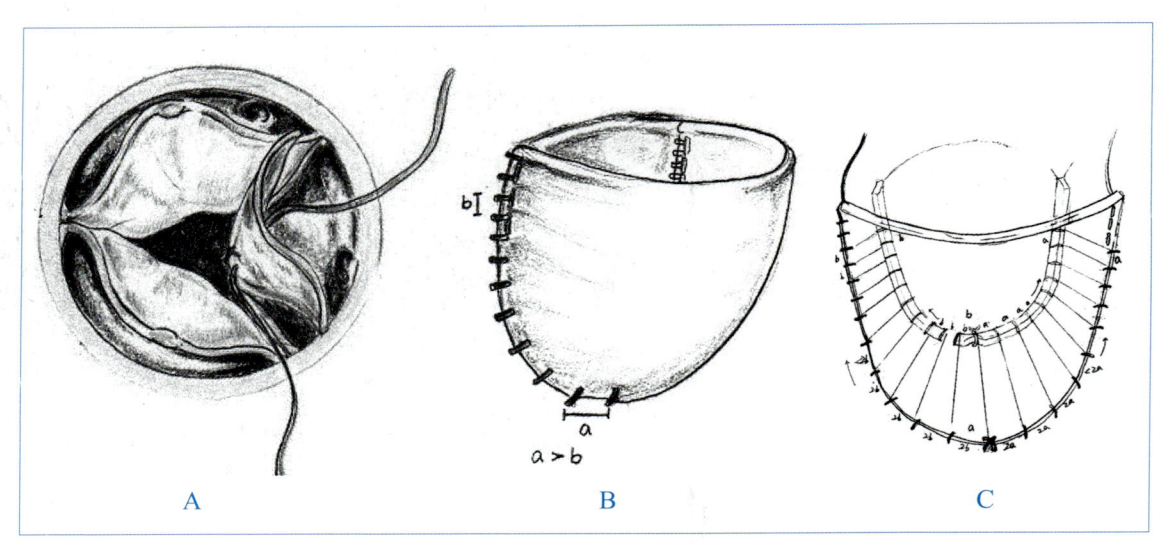

▲图7-45　瓣叶植入

A.连续缝合植入半月形的牛心包瓣叶；B.缝合底部向两侧逐渐改变缝合比例，植入的瓣叶呈风帆状；C.底部缝合比例1∶2，逐渐改为1∶1缝合

Part 7　主动脉根部 II 型病变重建

（7）瓣叶功能检测：首先需检查植入后的瓣叶与正常瓣叶的对合及三瓣叶闭合的形态（图 7-46）。

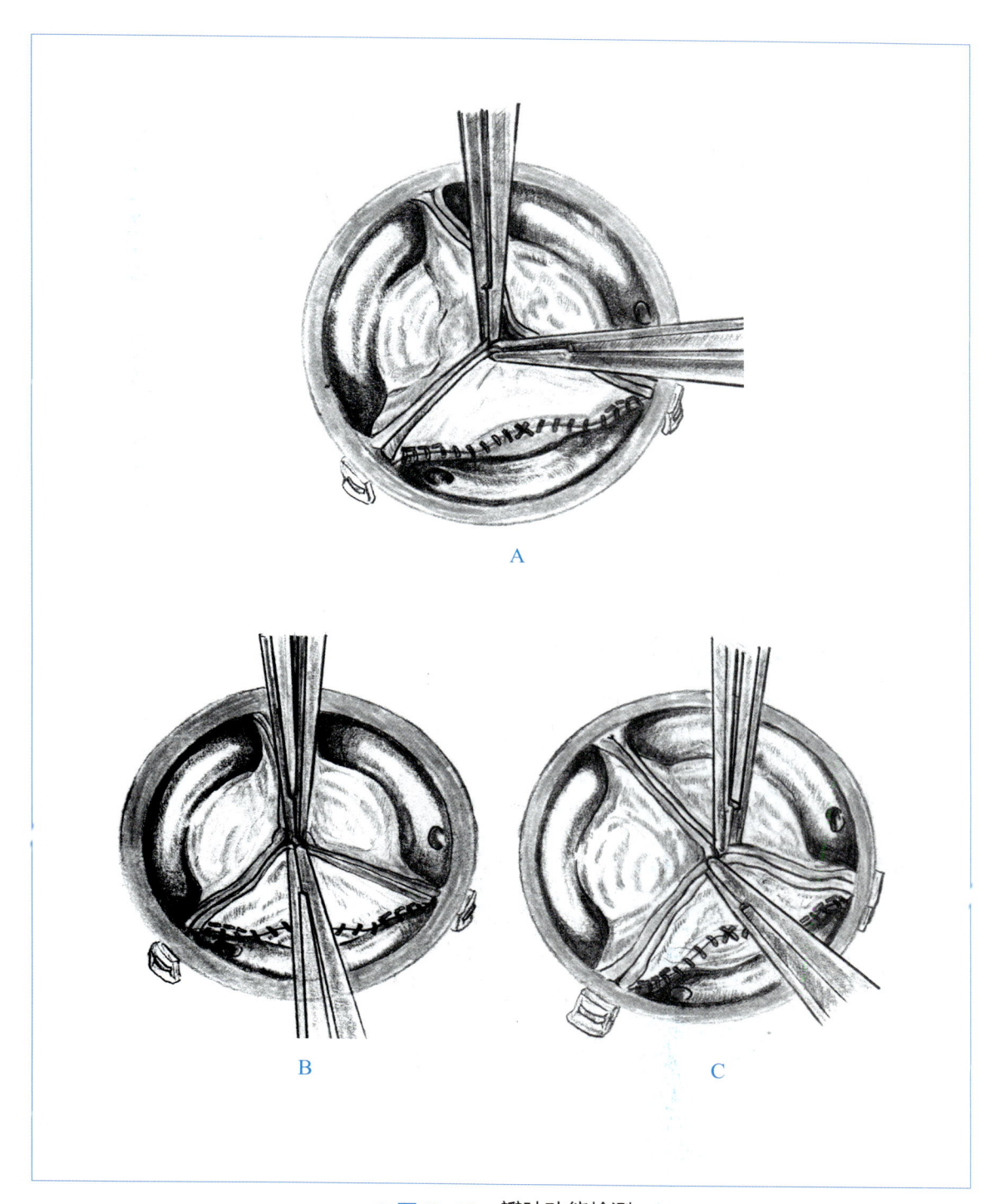

▲图 7-46　瓣叶功能检测
A. 检查植入后的瓣叶与正常瓣叶的对合缘；B. 检查植入后的瓣叶与正常瓣叶的对合；C. 测试三瓣叶的对合功能及形态

101

VSD 合并主动脉瓣关闭的患者有时合并有脱垂瓣叶的挛缩等，可能和室缺虹吸作用引起瓣叶粘连，可仔细游离粘连的瓣叶组织，然后仔细检查瓣叶对合功能，必要时可行瓣叶扩大。但主动脉瓣单瓣叶置换手术技术操作简单、可重复性强、近中期临床疗效良好，该方法还可用于术中误损伤主动脉瓣，常规方法无法修复或修复后仍不能恢复正常主动脉瓣功能的患者，不仅可使患者顺利脱离体外循环、平稳度过围术期，还可为患者再次手术保留了完整的主动脉瓣环结构，有利于以后再次接受主动脉瓣的治疗[16,17]。

☆ 小结

1. 单瓣叶病变

（1）瓣缘延长：①交界撕脱或脱垂；②弧线拉长；③ Arantius 结消失。

（2）瓣叶高度不够：①由于瓣下粘连所致；②由于各种原因的感染所致；③长期反流冲刷成百叶窗状；④弧线拉长导致高度不足。

（3）窗孔或穿孔：①窗孔位于对合线与弧线之间；②窗孔超过对合线；③穿孔多为感染或损伤所致。其中无须修补的是符合①，同时交界处的弧线足够强壮的情况。

（4）上述病变复合出现时，综合上述方法处理。

另外，瓣叶增厚、短小，其成形的方法在本书中不作重点描述，仅以瓣叶替换作为治疗方法。

2. 单瓣叶修复

（1）如需替代材料，尽量将替代材料修补在瓣叶的结构部，功能部尽量多保留自体组织，期待着好的远期效果。

（2）临床所见的单瓣叶病变，多为上述所述。如为二或三瓣叶同时出现病变，可按单瓣叶病变一并修补，此种方法由于失去了周边瓣叶的正常对照，通常以主动脉根部结构为参照进行修复。如两瓣叶病变较重，可行双瓣叶置换。

（3）瓣叶修复的方法多针对先天性心脏病患者，结构及瓣叶改变并不严重，许多病变只能用修复手术过渡，待成人后如有功能异常再行瓣叶置换或机械瓣置换。儿童患者主动脉根部 >1.5cm 可行单瓣叶置换，>2cm 可行双瓣叶置换，保留的自体主动脉瓣叶可以代偿性的生长，延缓二次手术时间。青少年患者不建议做三瓣叶置换（除非不得已的情况下）。如遇实在无法修复的患者可考虑做 Ross 手术。

三、主动脉瓣二瓣化畸形的手术技术

主动脉瓣二瓣化畸形（bicuspid aortic valve, BAV）是一种最常见的先天性心脏疾病，其发病率达 0.5%～2.0%[18-20]，男女发病比例约为 3：1[21]，也是最常见的先天性主动脉瓣畸形，约占 70%，可分为三种类型[22,23]（图 7-47）。

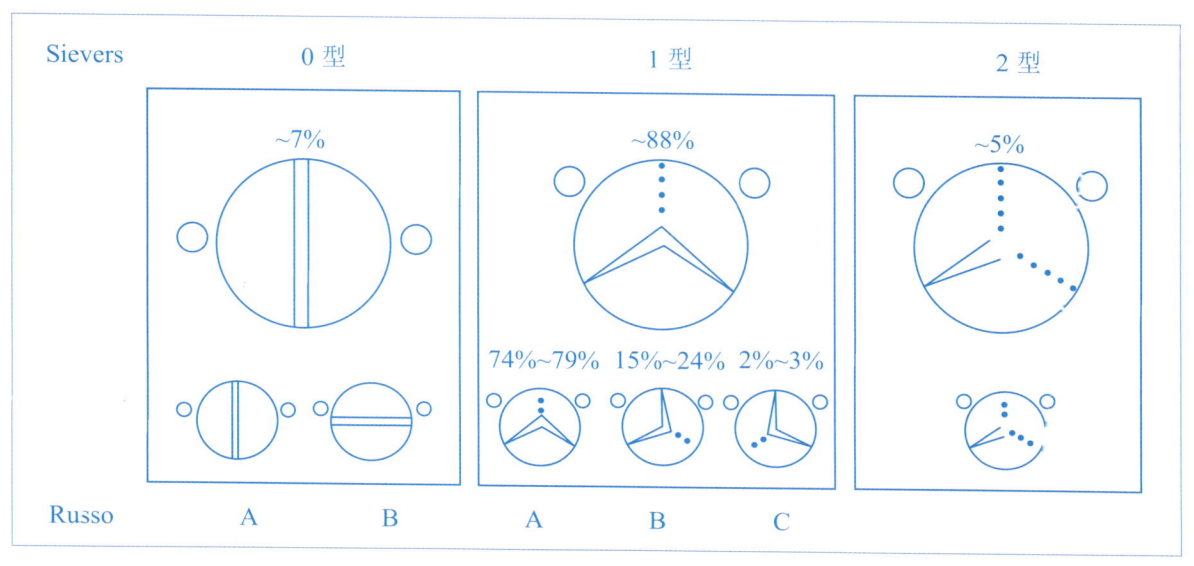

▲ 图 7-47 主动脉二瓣化畸形的三个类型

0 型即所谓"真性二瓣化"，其冠窦及瓣叶数目均为两个。1 型及 2 型由瓣叶交界融合形成，均有三个冠窦，1 型为一个瓣叶交界融合，根据融合瓣叶不同，分为 A、B、C 三种亚型，2 型为两个瓣叶交界融合

在我们的临床实践中，简便的分型方法是分为真二瓣化畸形（0 型）和功能性二瓣化畸形（1 型、2 型）两种类型。临床上所谓的单瓣畸形实际上是 2 型二瓣化。结合近年来进行主动脉瓣二瓣化畸形修复手术的经验，根据主动脉窦的数目进行分型更便于手术设计和规划。

目前诊断 BAV 主要依赖于经胸超声心动图，其敏感度和特异度可达 92% 和 96%[24]，但是准确评估瓣膜的钙化及升主动脉的扩张程度则需要行 CT 和（或）MRI 检查[25]。BAV 的主要并发症包括主动脉瓣狭窄、主动脉瓣关闭不全、主动脉疾病或者夹层及感染性心内膜炎。约 49% 的 BAV 患者可并发主动脉瓣狭窄[26]，目前认为主动脉瓣狭窄主要和瓣膜的钙化有关[27]。与主动脉瓣狭窄相比，主动脉瓣关闭不全在年轻患者中更为常见，

实用主动脉根部重建术 Aortic Root Reconstruction

目前认为主要由瓣叶脱垂、瓣叶游离缘的纤维性回缩及感染性心内膜炎引起[28]，成人则主要继发于升主动脉扩张。约 80% 的 BAV 患者可出现升主动脉扩张，主动脉夹层的风险增加了 9 倍[24]，因此，应密切关注 BAV 患者主动脉内径的变化，以此提高主动脉夹层诊断率，降低病死率。

手术治疗是 BAV 患者的主要治疗方式，BAV 的手术指征类似三叶主动脉瓣（TAV）。手术方法主要有主动脉瓣成形、主动脉瓣置换、Bentall 术等。虽然主动脉瓣成形术一直应用于三瓣叶式主动脉瓣，但目前有学者对主动脉瓣二瓣化畸形进行修复，因主动脉瓣修复不仅可避免长期口服抗凝药带来的并发症，还可以对要求生育的女性患者、单纯的主动脉瓣关闭不全患者和儿童行瓣膜成形获得较好的效果[29]，本中心在常规主动脉瓣修复的基础上也进行了主动脉瓣二瓣化的修复，因此，本文将介绍几种主动脉瓣二瓣化修复的手术技术及技巧。

（一）1 型二瓣化的修复技术

1. 方法一

①探查主动脉瓣二瓣化形态及病变瓣叶（图 7-48）。②融合瓣叶的切开（图 7-49）。③自体心包片扩大瓣叶（图 7-50）。④最后检查重建后的瓣叶（图 7-51）。

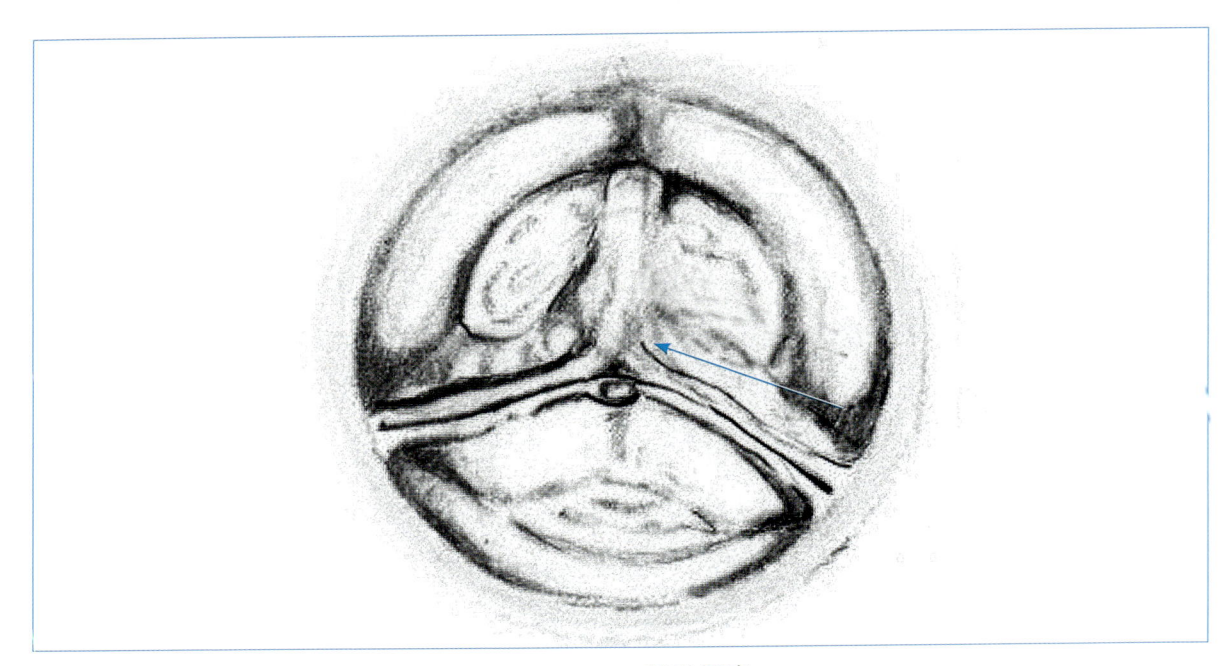

▲ 图 7-48 瓣叶探查
箭头示两瓣叶融合，有一明显的嵴，对合时低于另一冠瓣，引起瓣膜功能障碍

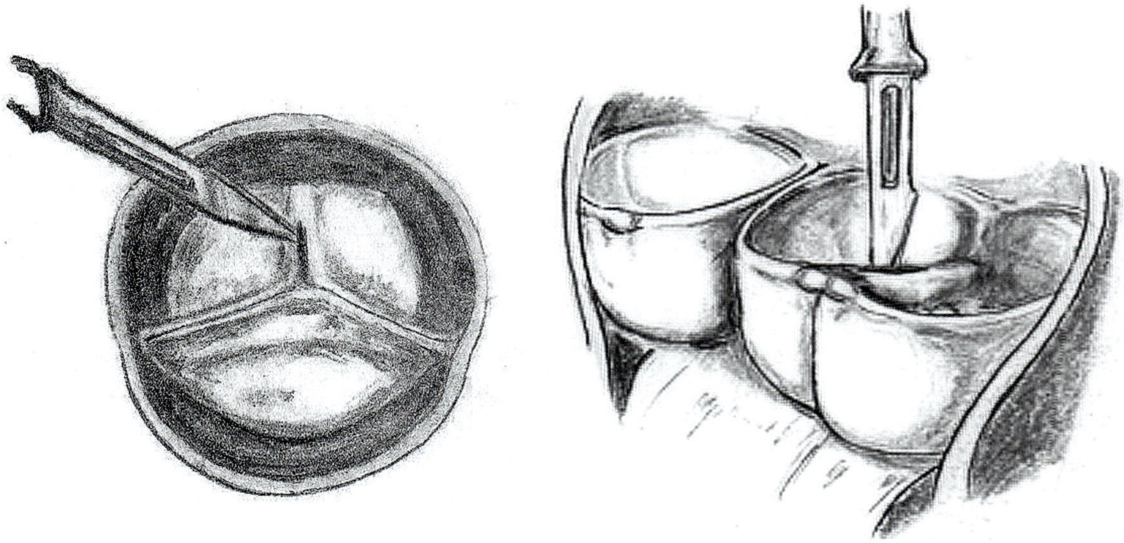

Part 7 主动脉根部Ⅱ型病变重建

▲ 图 7-49 切开的融合瓣叶
尖刀切开融合瓣叶嵴至瓣环处，切开部分瓣膜较低的附着缘

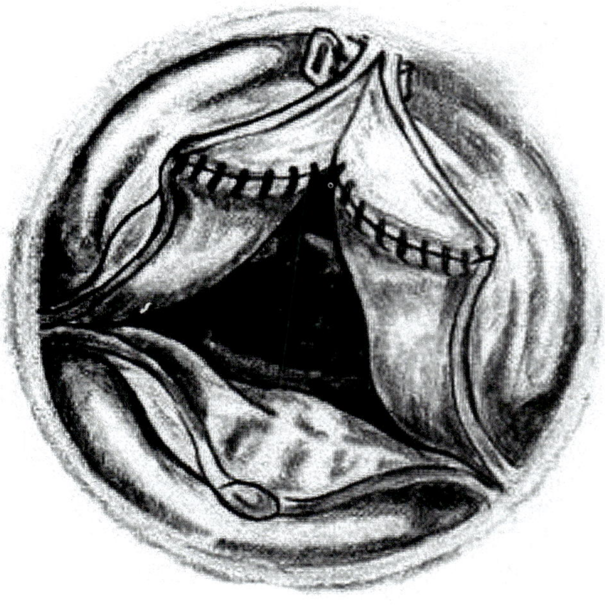

▲ 图 7-50 扩大瓣叶
使用自体心包片连续缝合扩大切开的两个瓣叶

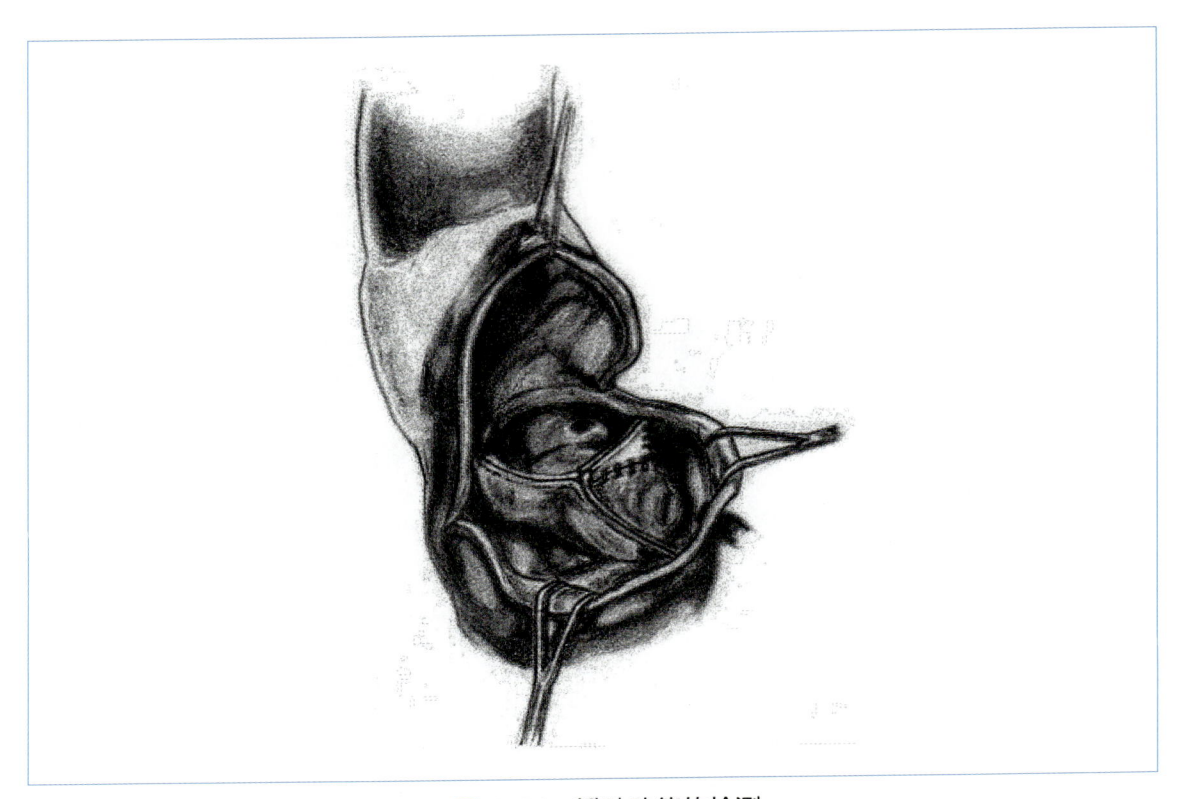

▲ 图 7-51 瓣叶功能的检测
检查重建后的瓣叶对合高度及功能

2. 方法二

融合瓣叶。如果 VAJ 足够大，且以反流为主的患者，可用如下方法（图 7-52 至图 7-58）。

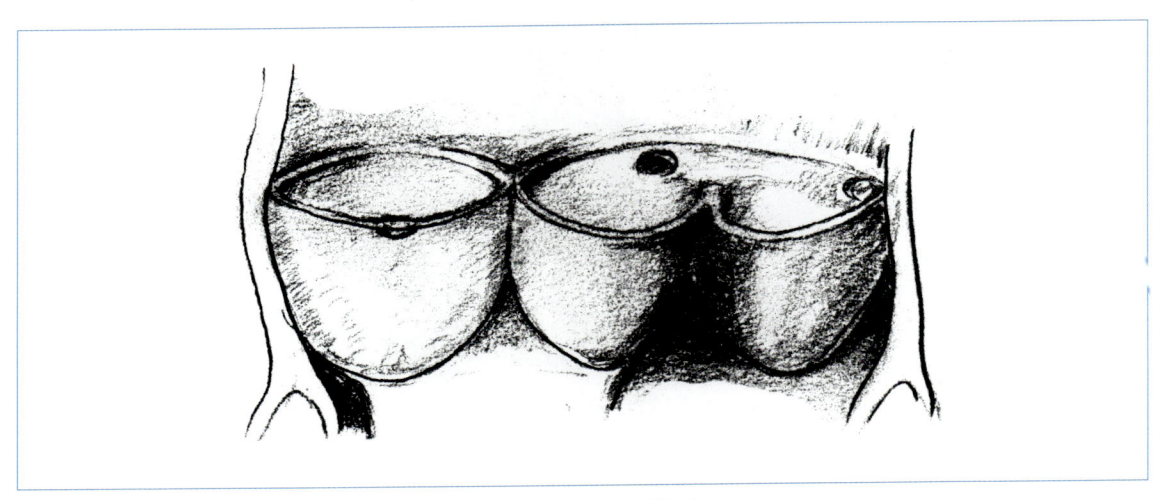

▲ 图 7-52 瓣叶探查
融合的瓣叶对称且较大，可考虑行瓣叶融合形成真性二瓣化，恢复瓣叶的功能

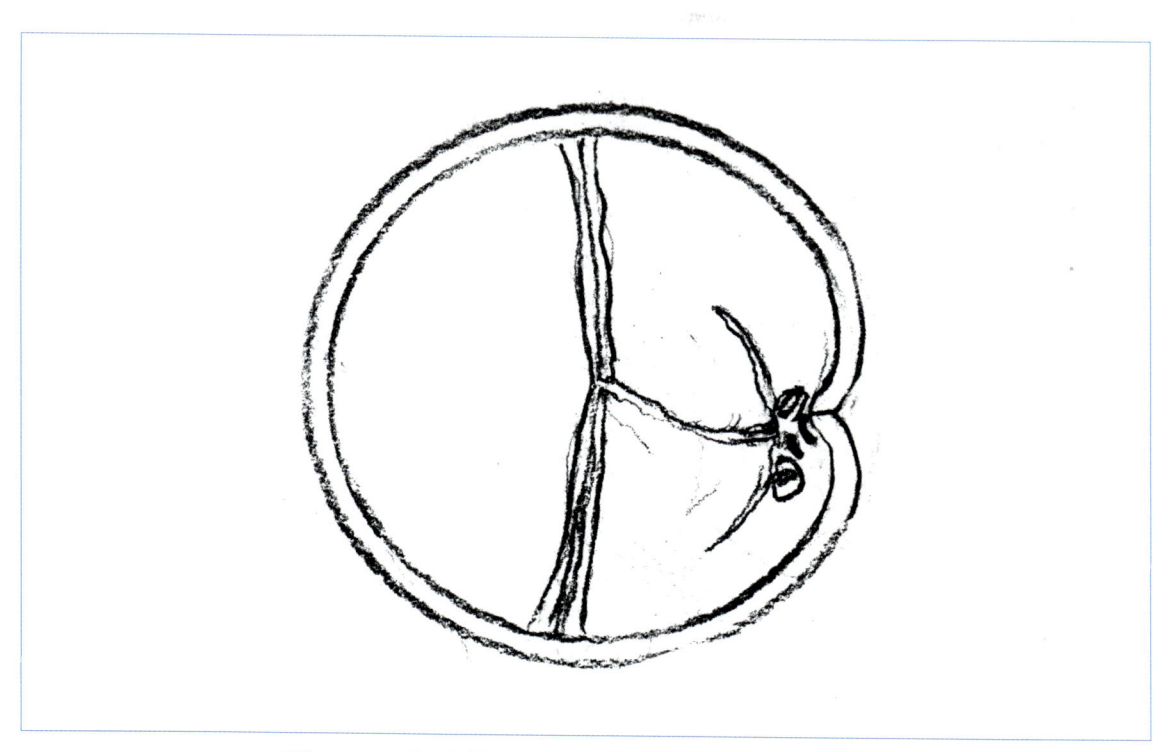

▲ 图 7-53 切除增厚的交界，检查瓣叶对合高度及功能

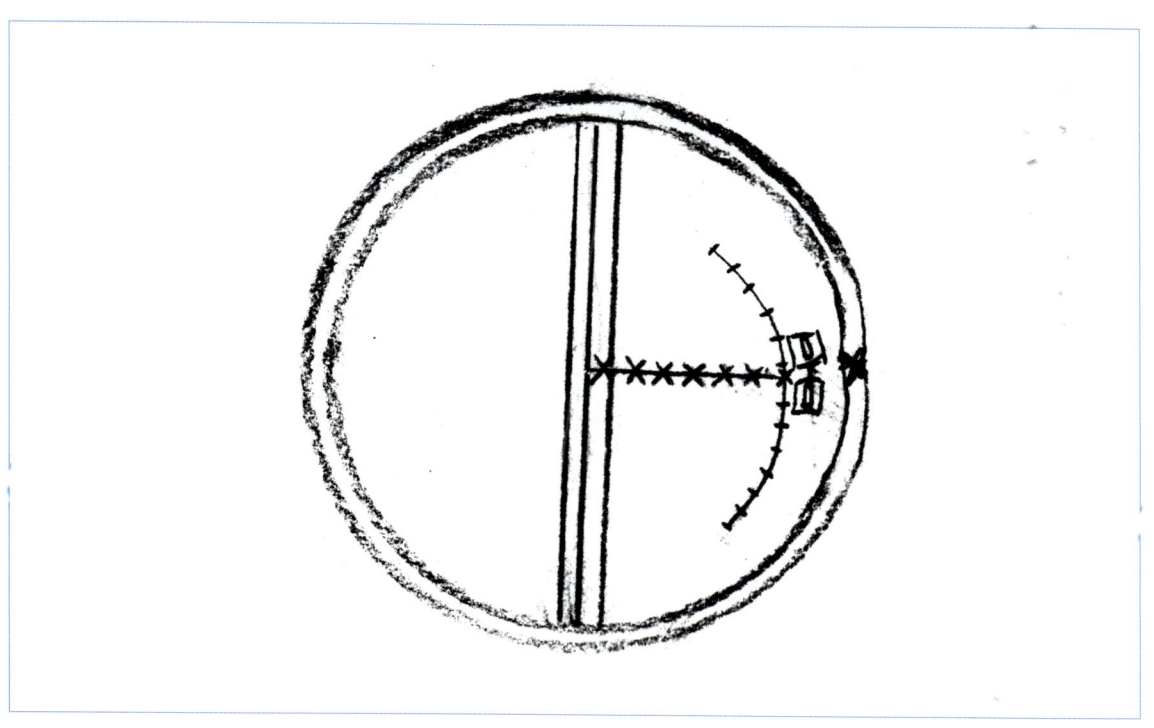

▲ 图 7-54 环缩主动脉瓣环
如瓣叶对合良好，可间断缝合

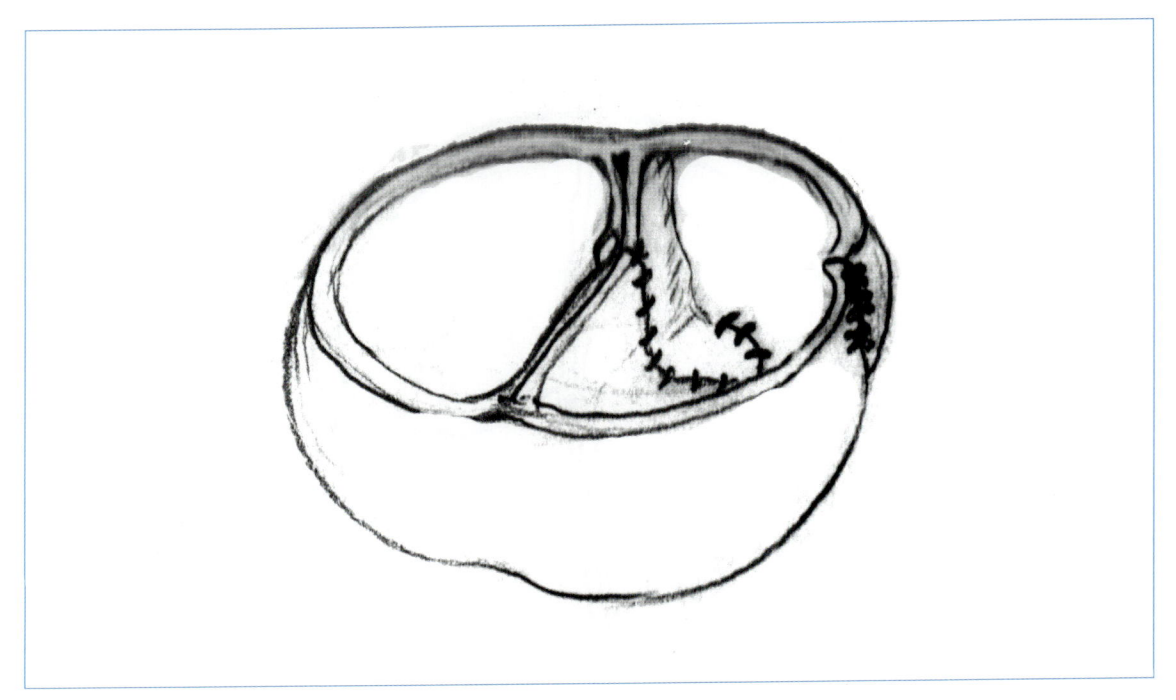

▲ 图 7-55　间断缝合瓣叶组织及环缩瓣环后的瓣叶

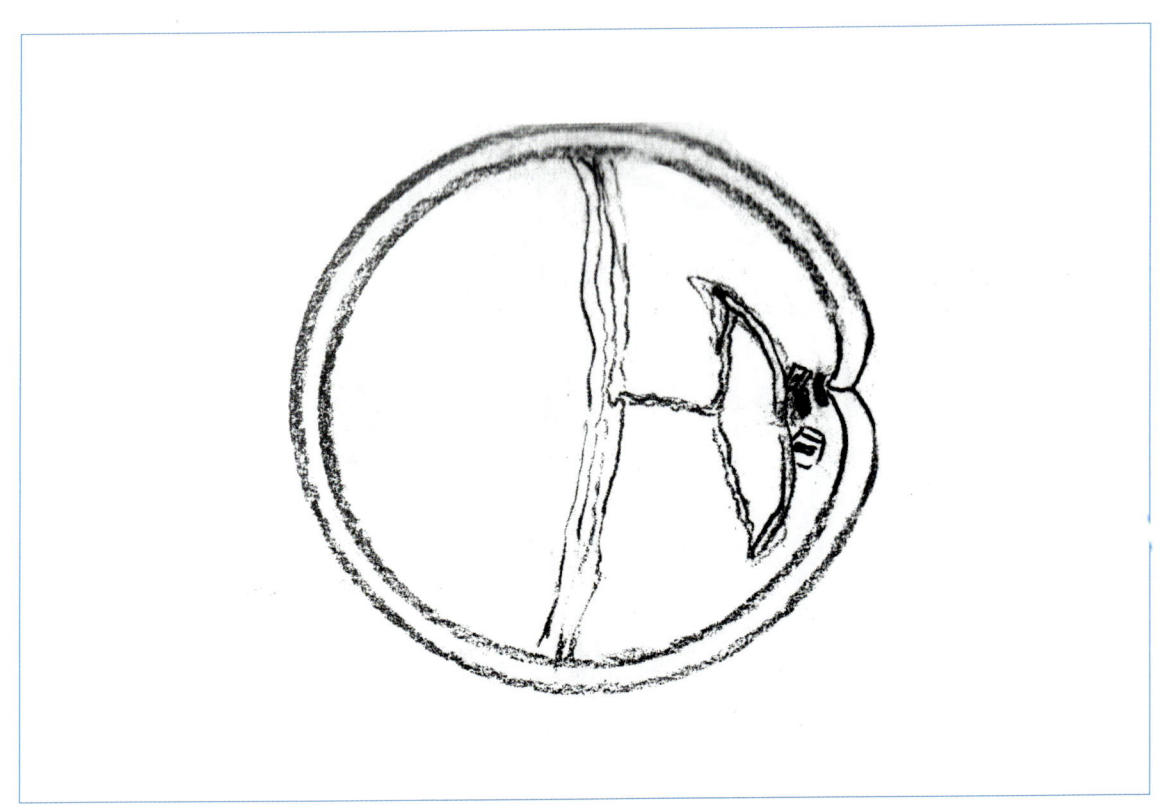

▲ 图 7-56　瓣环环缩

如切除后瓣叶高度不够，瓣叶面积减少，先环缩瓣环，再考虑行补片修补以恢复瓣叶功能

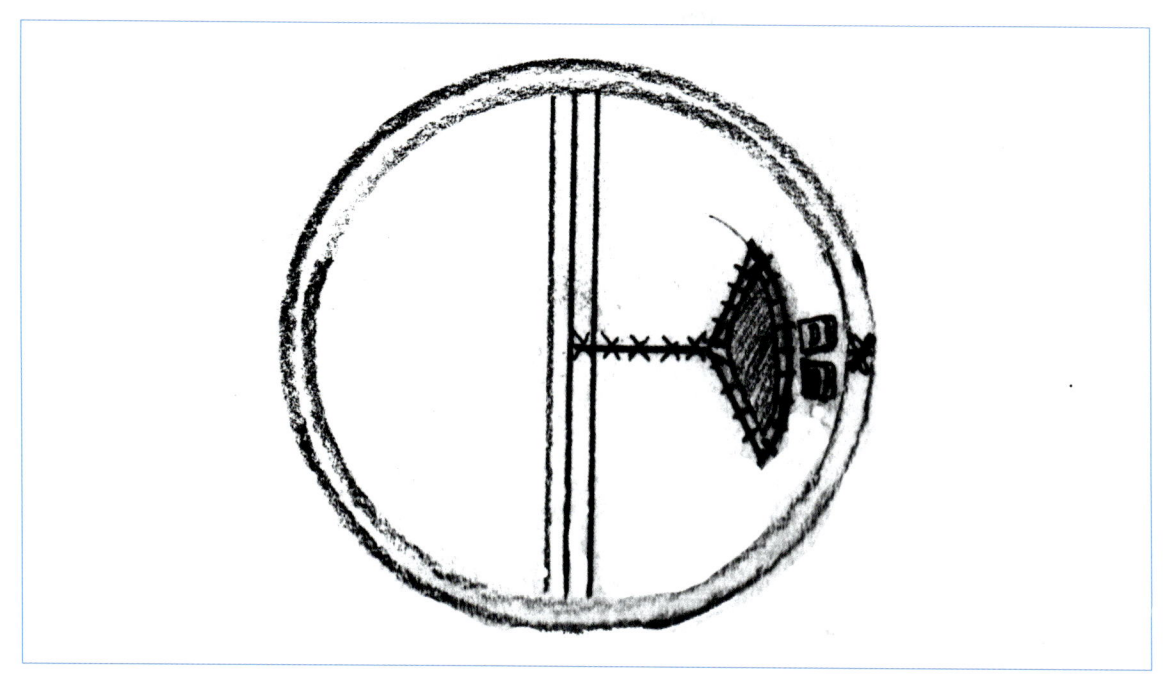

▲ 图 7-57 自体心包片或牛心包片修补瓣叶

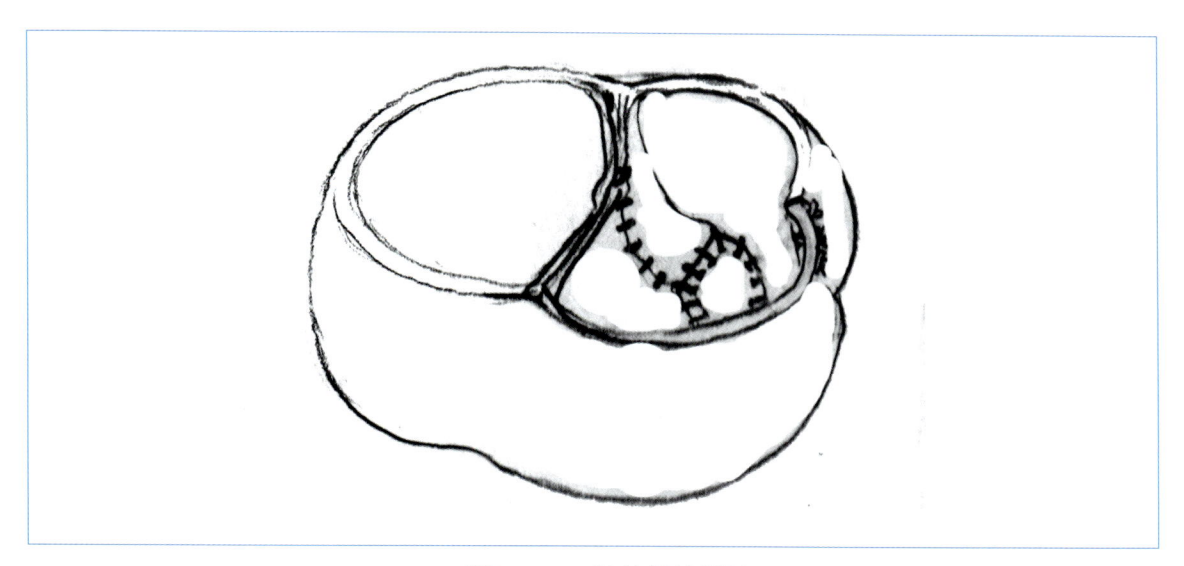

▲ 图 7-58 补片修补瓣叶
修补后的瓣叶呈二瓣化

(二) 0 型二瓣化的修复

主动脉瓣真性二瓣化即 0 型，为先天性主动脉瓣畸形，为单纯两个瓣叶，没有嵴，约占 7%。根据术者的视角（即左冠窦位于左手侧）分为两个亚型：一种为瓣叶左右排列，左右冠状动脉分别开口于两个主动脉窦内，此型相对多见；另一种为瓣叶前后排列，左右冠状动脉开口于同一个主动脉窦内。

1. 交界夹闭且 VAJ 无明显扩张

夹闭并环缩交界，瓣叶探查可见瓣叶对合缘增厚，闭合不全，窦管交界及 VAJ 无明显扩张（图 7-59），可考虑行夹闭并环缩交界修复主动脉瓣功能（图 7-60）。

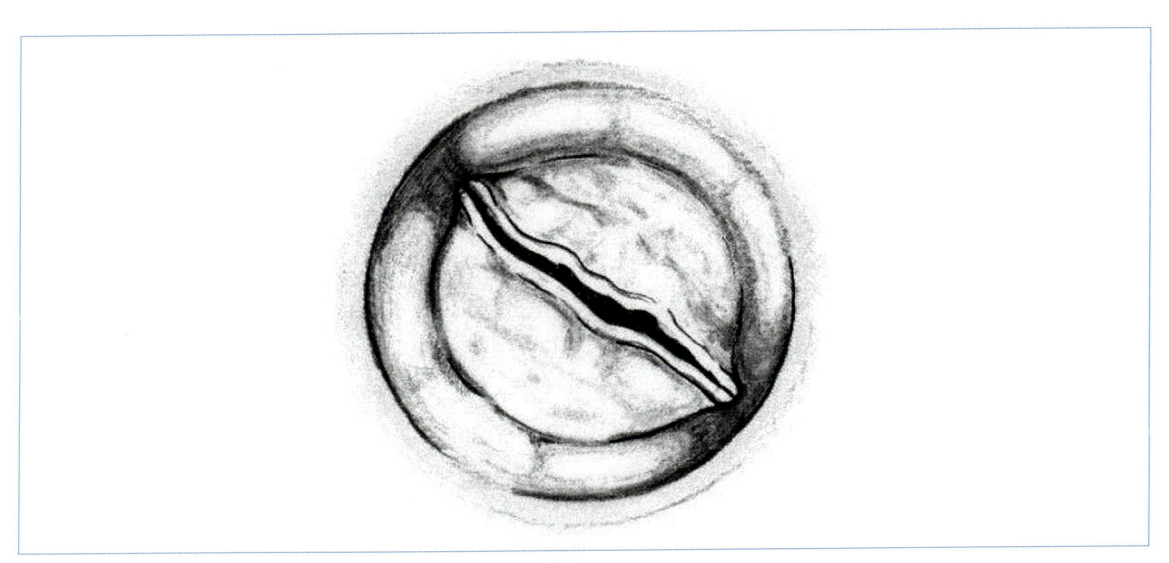

▲ 图 7-59　瓣叶探查
瓣叶对合缘增厚，闭合不全，窦管交界及 VAJ 无明显扩张

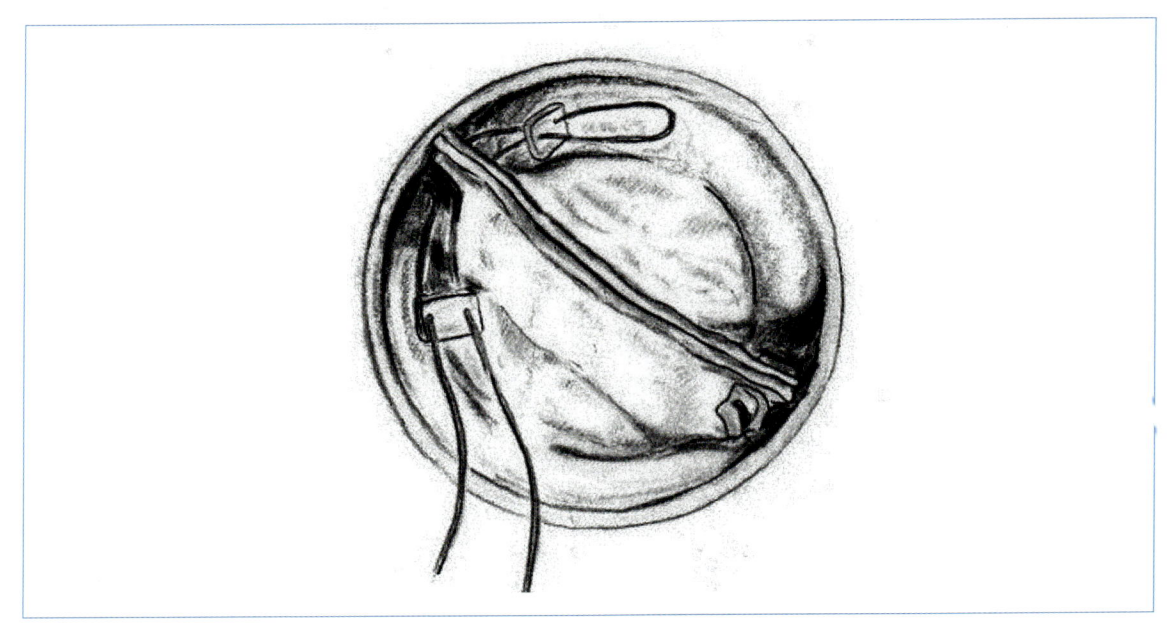

▲ 图 7-60　瓣叶功能修复
带垫片夹闭并环缩交界，并测量瓣叶对合高度以恢复其功能

2. 楔形或三角形切除

（1）对于真性主动脉瓣二瓣化，瓣环无明显扩张，瓣叶中央处冗长、脱垂、闭合不全病例可考虑该方法（图7-61）。

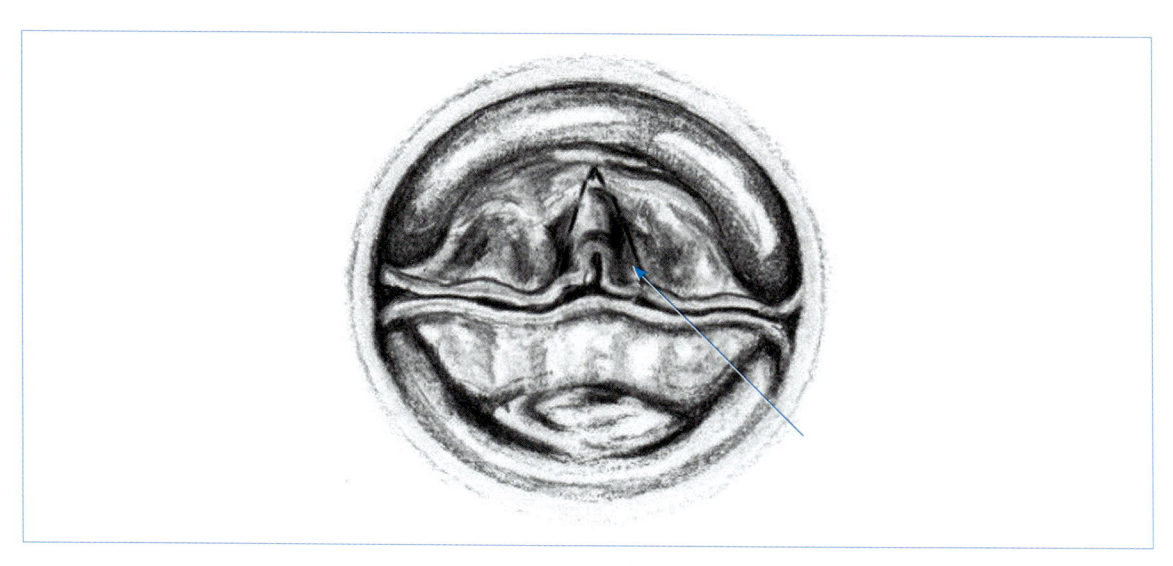

▲图 7-61　瓣叶探查
真性主动脉瓣二瓣化，箭头示瓣叶中央处冗长、脱垂、闭合不全

（2）切除冗长的瓣叶，然后间断缝合，修复后瓣叶仍呈二瓣化，但瓣叶对合功能正常（图7-62）。

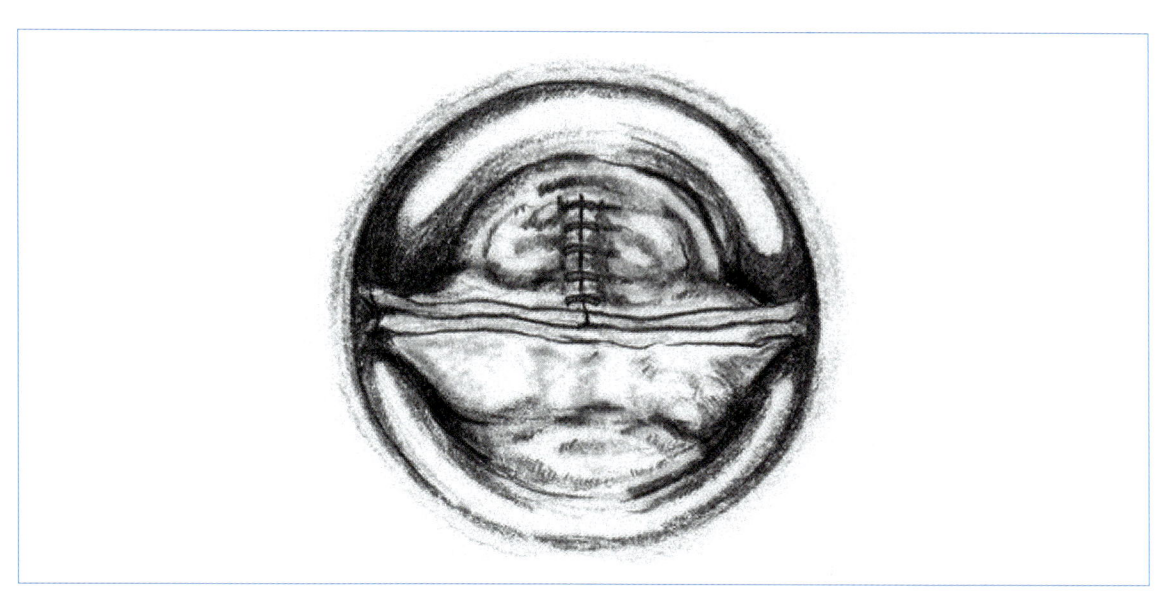

▲图 7-62　瓣叶功能修复
切除冗长的瓣叶后间断缝合，瓣叶仍呈二瓣化，但瓣叶对合功能正常

0型二瓣化瓣叶的形态与三瓣叶的瓣叶形态不同，交界更高，使得过长的游离缘不至于收缩期撞击主动脉壁，而关闭时又能充分闭合。

目前虽然对主动脉瓣二瓣化患者进行瓣膜修复，但仍存争议，有人认为此举增加瓣膜钙化的敏感性且缺乏长期效果[30]，因为主动脉瓣修复的远期效果与瓣膜的几何形态、主动脉瓣环、心包补片的使用、年龄及手术方式有密切关系[31]。因此，主动脉瓣二瓣化的瓣膜修复仍在探索中，并需长期的临床随访结果。

☆ 小结

根据经验，对手术方式选择推荐如下（表7-1）。

表7-1 主动脉瓣二瓣化手术方式选择

手术方式	VAJ+	VAJ++	VAJ+++
二叶瓣补片	√	√/×	×/√
改变为0型二瓣化	×	×/√	√
常规0型二瓣化修复	×	√/×	√

临床可修复的小儿主动脉瓣二瓣化畸形，只有0型和1型，手术方法选择取决于瓣叶质量、VAJ大小。原则上，一是尽量多保留自体组织，二是成形后的血流动力学正常（既无狭窄，也无关闭不全）。

大多数二瓣化畸形出现症状都在三四十岁以后，成人二叶瓣成形同样要考虑到瓣叶的质量、VAJ大小，但成人患者往往情况更加复杂，多继发有升主动脉扩张、瓣叶改变较重，无法常规修复，此类患者属Ⅲ型病变。

（冯学国　金　晶　宋　杰　方板辉）

参考文献

[1] Duran CM.Present status of reconstruction surgery for aortic valve disease[J].J Card Surg, 1993, 8 (4): 443-452.

[2] Carpentier A.Cardiac valve surgery. The "French correction" [J]. J Thorac Cardiovasc Surg, 1983, 86 (3): 323-327.

[3] Gnyaneshwar R, Kumar RK, Balakrishnan KR. Dynamic analysis of the aortic valve using a finite element model[J]. Ann Thorac Surg, 2002, 73 (4): 1122-1129.

[4] Schafers HJ, Bierbach B, Aicher D. A new approach to the assessment of aortic cusp geometry[J]. J Thorac Cardiovasc Surg, 2006, 132 (2): 436-438.

[5] Kari FA, Liang DH, Kvitting JP, et al. Tirone David Valve-sparing aortic root replacement and cusp repair for bicuspid aonic Valve disease[J]. J Thorac Cardiovasc Surg, 2013, 145 (3 Suppl): s35-40.

[6] Boodhwani M, De Kerchove L, Glineur D, et al. Repair-oriented classfication of aortic insufficiency: impact on surgical techniques and clinical outcomes[J]. J Thorac Cardiovasc Surg, 2009, 137 (2): 286-294.

[7] Nosdl M, Poruban R, Valentik P, et al. Initial experience with polyte trafluoronethylene leaflet extensions for aortic valve repair[J]. Eur J Cardiothorac Surg, 2012, 41 (6): 1255-1257, discussion 1258.

[8] Labury C, Routier D, Soulie P. Les souffles de la maladie Roger[J]. Rev Med Paris, 1993, 50: 439–448.

[9] Chiu SN, Wang JK, Lin MT, et al. Aortic vaive proiapse associatiate with outlet type ventricuiar septai defect[J]. Ann Thora Surg, 2005, 79: 1366-1377.

[10] 韩劲松，王辉山，韩宏光，等. 62例室间隔缺损合并主动脉瓣脱垂的外科治疗[J]. 中国心血管病研究，2012，10（9）：685-687.

[11] Kostolny M, Schreiber C, von Arnim V, et al. Timing of repair in ventricular septal defect with aortic insufficiency[J]. Thorac Cardiov Surg, 2006, 54: 512–515.

[12] Yiu-fai Cheung, Clement SW Chiu, Tak-cheung Yung, et al. Impact of preoperative aortic cusp prolapse on longterm outcome after surgical closure of subarterial ventricular septal defect[J]. Ann Thorac Surg, 2002, 73: 622–627.

[13] Okita Y, Miki S, Kusuhara K, et al. Long-term results of aortic valvuloplasty for aortic regurgitation associated with ventricular septal defect[J]. J Thorac Cardiovasc Surg, 1988, 96: 769–774.

[14] Rhodes LA, Keane JF, Keane JP, et al. Long follow-up (to 43 years) of ventricular septal defect with audible aortic regurgitation[J]. Am J Cardiol, 1990, 66: 340–345.

[15] Trusler GA, Williams WG, Smallhorn JF, et al. Late results after repair of aortic insufficiency associated with ventricular septal defect[J]. J Thorac Cardiovasc Surg, 1992, 103: 276–281.

[16] 陶凉，曾祥军，周宏，等. 牛心包置换单叶主动脉瓣叶治疗主动脉瓣关闭不全21例[J]. 中华胸心血管外科杂志，2008，24（5）：350-351.

[17] Song L, Hua Z, Chen X, et al. Single cusp replacement in patients with ventricular septal defect and aortic insufficiency[J]. J Card Surg, 2015, 30（6）: 520-524.

[18] Braverman AC. Aortic involvement in patients with a bicuspid aortic valve[J]. Heart, 2011, 97（6）: 506-513.

[19] Siu SC, Silversides CK. Bicuspid aortic valve disease[J]. J Am Coll Cardiol, 2010, 55（25）: 2789-2800.

[20] 宫霞，吴卫华. 二叶式主动脉瓣畸形的发病机制及并发症的研究进展[J]. 中国临床医学，2015，22（1）：111—113.

[21] Charitos EI, Hankc T, Karluss A, et al. New insights into bicuspid aortic valve disease: the elongated anterior mitral leaflet[J]. Eur J Cardiothorac Surg, 2013, 43（2）: 367-370.

[22] Hans-H. Sievers, Claudia Schmidtke. A classification system for the bicuspid aortic valve from 304 surgical specimens[J]. The Journal of Thoracic and Cardiovascular Surg, 2007, 133（5）: 1226-1233.

[23] Russo CF, Cannata A, Lanfranconi M, et al. Is aortic wall degeneration related to bicuspid aortic valve anatomy in patients with valvular disease? [J]. J Thorac Cardiovasc Surg, 2008, 136（4）: 937-942.

[24] Bissell MM, Hess AT, Biasiolli L, et al. Aortic dilation in bicuspid aortic valve disease: flow pattern is a major contributor and differs with valve fusion type[J]. Circ Cardiovasc Imaging, 2013, 6（4）: 499-507.

[25] Ayad RF, Grayburn PA, Ko JM, et al. Accuracy of two-dimensional echocardiography in determining aortic valve structure in patients>50years of age having aortic valve replacement for aortic stenosis[J]. Am J Cardiol, 2011, 108（11）: 1589-1599.

[26] Zegdia R, Ciobotarua V, Huerrea C, et al. Detecting aortic valve bicuspid in patients with severe aortic valve stenosis: high diagnostic accuracy of colour Doppler transoesophageal eehocardiography[J]. Interact Cardiovasc Thorac Surg, 2013, 16（1）: 16-20.

[27] Lindman BR, Bonow RO, Otto CM. Current management of calcific aortic stenosis[J]. Circ Res, 2013, 113（2）: 223-237.

[28] Hara T, Soeki T, Niki T, et al. Bicuspid aortic valves endocarditis complicated by perivalvular abscess[J]. J Med Invest, 2012, 59(3-4): 261-265.

[29] Aicher D, Fries R, Rodionycheva S, et al. Aortic valve repair leads to a low incidente of valve-related complications[J]. Eur J Cardiothorac Surg, 2010, 37(1): 127-132.

[30] Forteza A, Vera F, Centeno J, et al. Preservation of the bicuspid aortic valve associated with aneurysms of the aortic root and ascending aorta[J]. Rev Esp Cardiol (Ensl Ed), 2013, 66(8): 644-648.

[31] Aicher D, Kunihara T, Abou Issa O, et al. Valve configuration determines Long-term results after repair of the bicuspid aortic valve[J]. Circulation, 2011, 123(2): 178-185.

Part 8

主动脉根部Ⅲ型病变重建

主动脉根部Ⅲ型病变主要指主动脉瓣叶和根部其他结构的复合病变引起的瓣膜功能障碍。因此，重建主动脉根部不仅需重建主动脉瓣叶，还需要对根部其他结构的病变进行重建以恢复瓣膜的正常功能。

主动脉瓣叶置换即对主动脉瓣叶进行完全的重建，不再保留自体主动脉瓣叶，理论上主动脉瓣叶置换可用于任何主动脉瓣病变。主动脉瓣叶置换的材料以牛心包及自体心包为主，随着组织工程材料的进步及发展，主动脉瓣替代材料上有望取得新突破。早期 Durán 等[1-6]进行了主动脉瓣叶重建的尝试，主要应用于风湿性主动脉瓣病变，并使用了牛心包及自体心包，取得了较好的临床效果。Al Halees Z. 等[7]报道了 92 例年轻患者使用了牛心包和自体心包进行主动脉瓣叶重建术，长达 16 年的随访结果显示两者在衰败上并无差别，并且牛心包具有良好的韧性、可塑性，因此，牛心包的临床使用更为广泛。笔者在此基础上进行了改良，使用牛心包进行主动脉瓣叶置换，结合主动脉根部其他部位的修复，包括升主动脉成形、窦管交界成形、Morrow 手术，完成陶氏手术的主动脉根部重建，主要用于常规主动脉瓣成形方法无法完成的主动脉瓣修复、小主动脉根部，以及合并结缔组织病的主动脉根部病变。

一、合并主动脉扩张的主动脉根部重建术

1. 根据是否合并有主动脉扩张等选用不同的主动脉切口，常选用倒 T 形切口（图 8-1 至图 8-5）。

实用主动脉根部重建术 Aortic Root Reconstruction

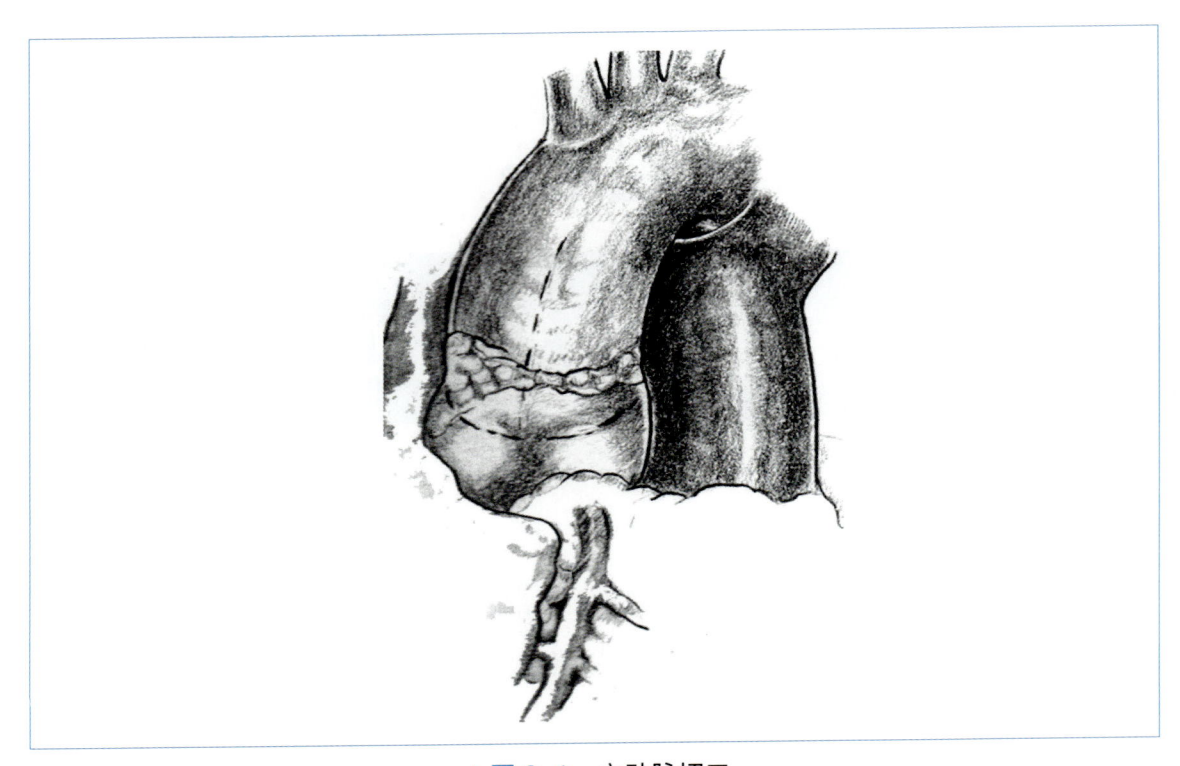

▲ 图 8-1 主动脉切口
虚线示拟倒 T 形切开升主动脉及窦管交界

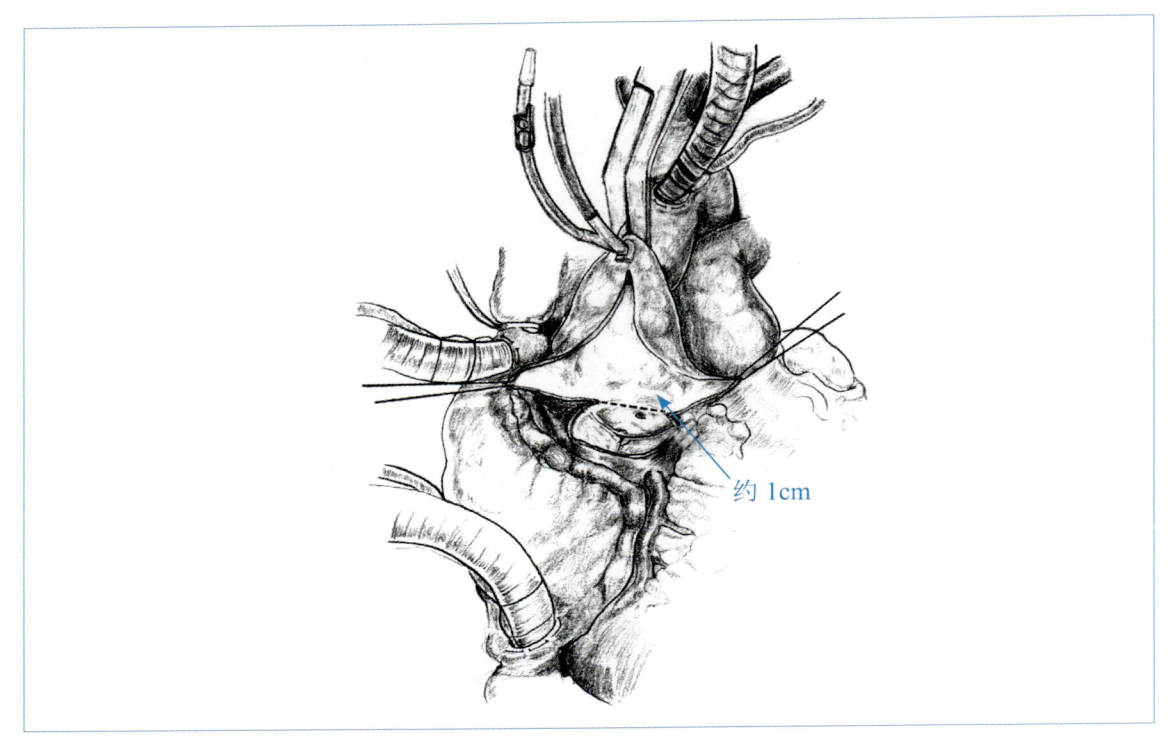

▲ 图 8-2 切口范围
虚线示拟倒 T 形切开时保留的窦管交界约 1cm

Part 8 主动脉根部Ⅲ型病变重建

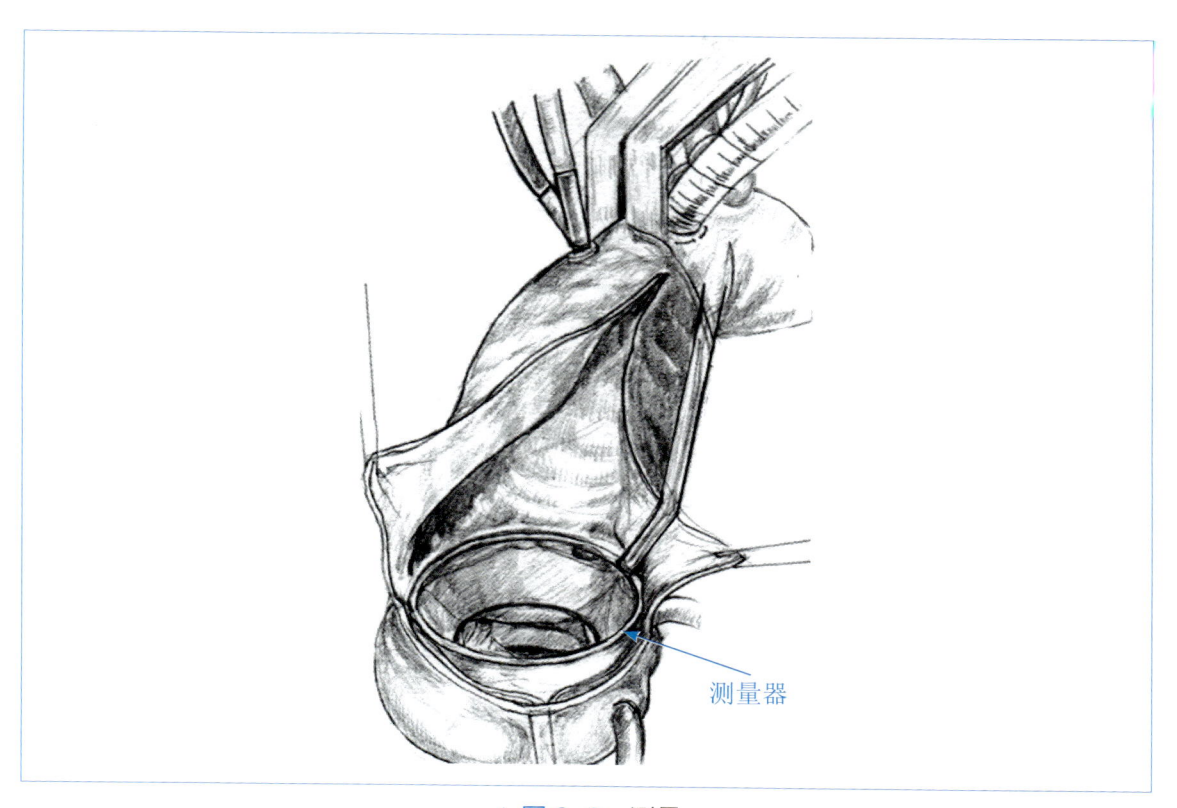

▲ 图 8-3 测量
测量器测量 VAJ 及 STJ 内径

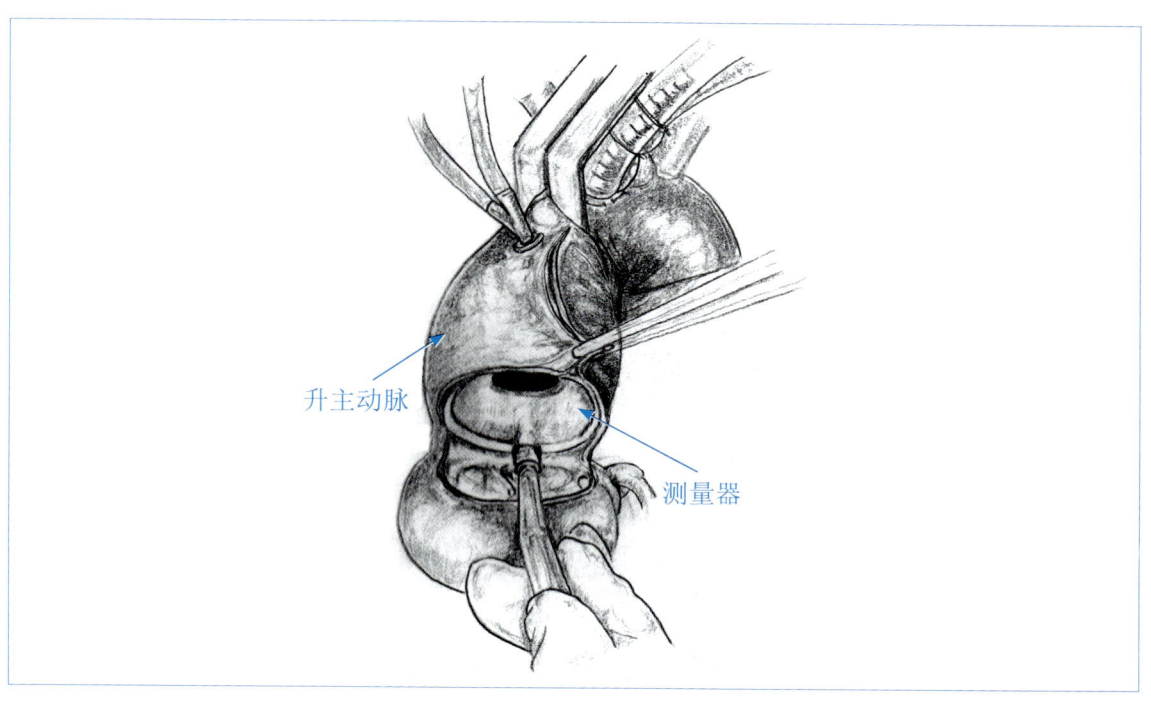

▲ 图 8-4 升主动脉测量
测量器测量升主动脉径

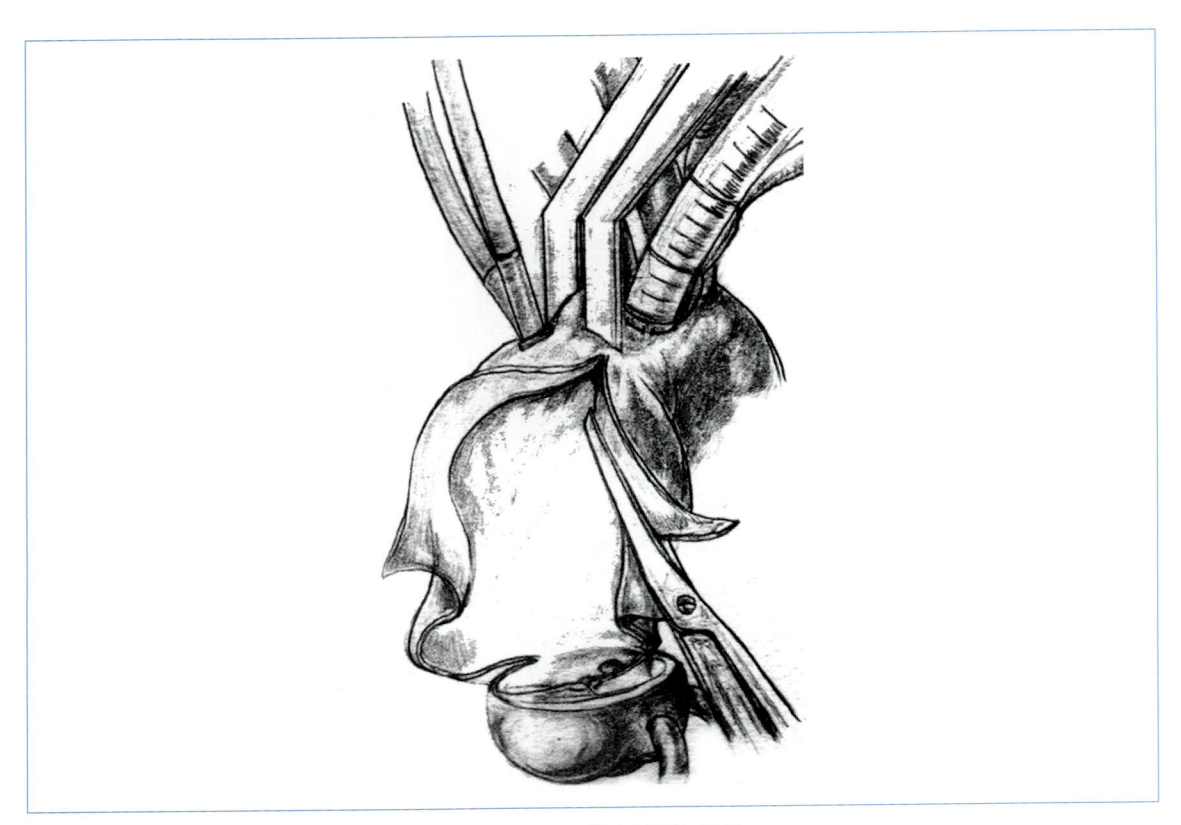

▲ 图 8-5 升主动脉成形
切除多余的升主动脉，一般呈梭形

2. 根据探查结果切除病变的瓣叶（图 8-6）。

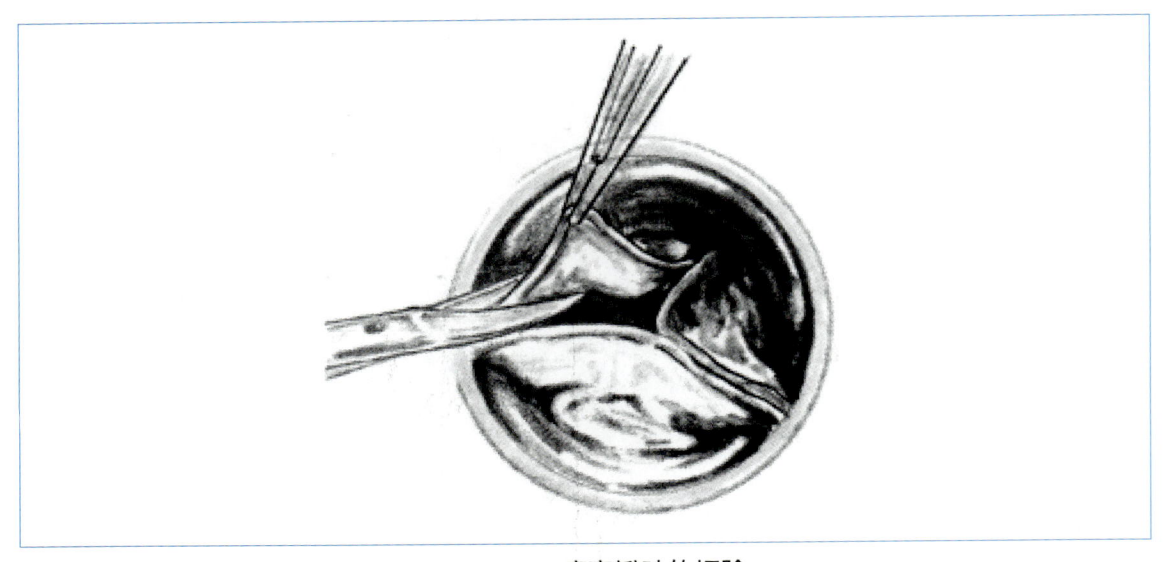

▲ 图 8-6 病变瓣叶的切除
切除病变的瓣叶，并剔除瓣环的钙化组织

3. 测量。以 27mm 瓣环测量器为例,测量 STJ 或主动脉瓣环后设计牛心包瓣叶的大小(图 8-7)。

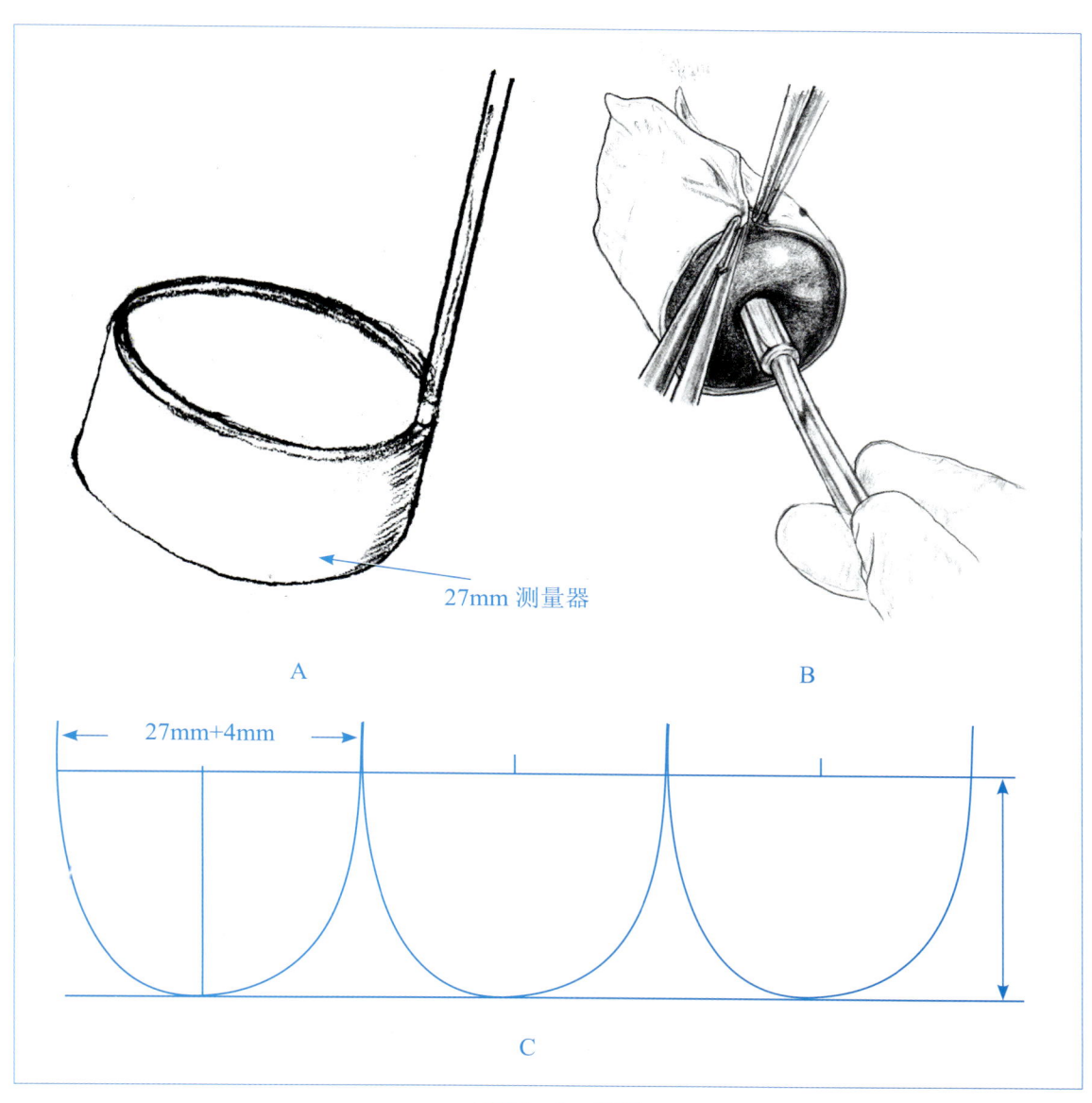

▲图 8-7 测量

A、B. 以牛心包片包绕 27mm 瓣环测量器测量所需心包的长度(要放大 6mm,2mm 瓣叶作为缝合缘);C. 牛心包瓣叶的设计及裁剪示意图:设计的瓣叶对合缘长度为 27mm+4mm(缝合缘),其高度为 3/4 (27mm+4mm)

术中探查 VAJ 径(超声测定的主动脉瓣环径)及 STJ 直径,如果前者正常或大于正常值,则重点测量该径线,并据此结果设计瓣叶;如果 VAJ 径较小,STJ 径正常,则考虑以 STJ 径为依据设计瓣叶；如 VAJ 径较小，STJ 径明显扩张，则考虑以 27mm 为依据设计瓣叶。

4. 设计及裁剪牛心包瓣叶（图 8-8）。

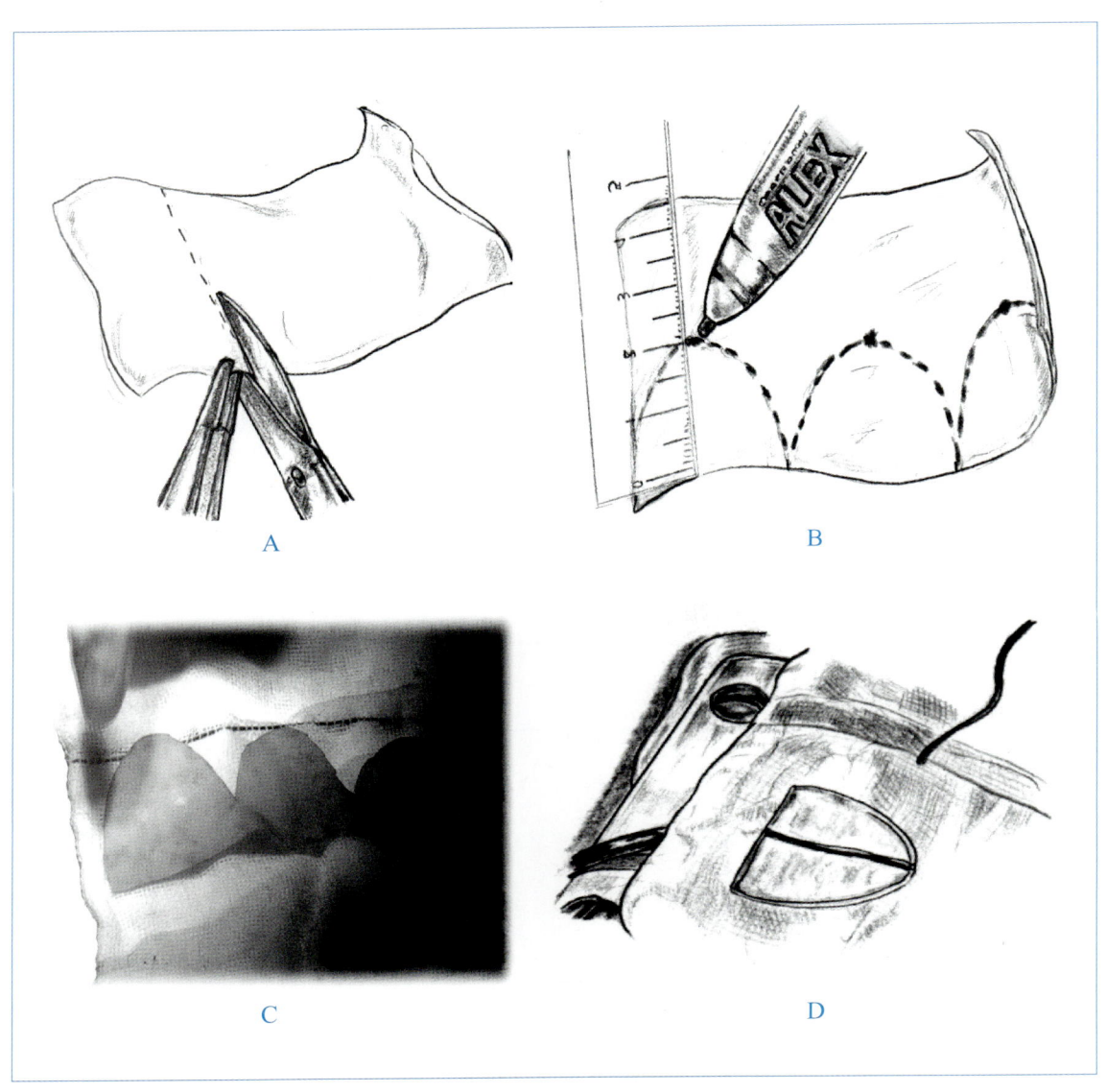

▲ 图 8-8　设计及裁剪

A. 牛心包裁剪，一般可选择 3cm×10cm 的牛心包，根据测量的长度裁剪牛心包片；B. 测量并设计瓣叶，用尺子确定好高度及瓣叶直径后，用无菌笔画成半月形，瓣叶交界处高度为 5mm；C、D. 裁剪后牛心包瓣叶，根据测量的结果裁剪牛心包片呈连续的半月形；也可根据测量结果裁剪成三个独立的瓣叶

5. 植入裁剪的牛心包瓣叶（图 8-9 至图 8-15）。

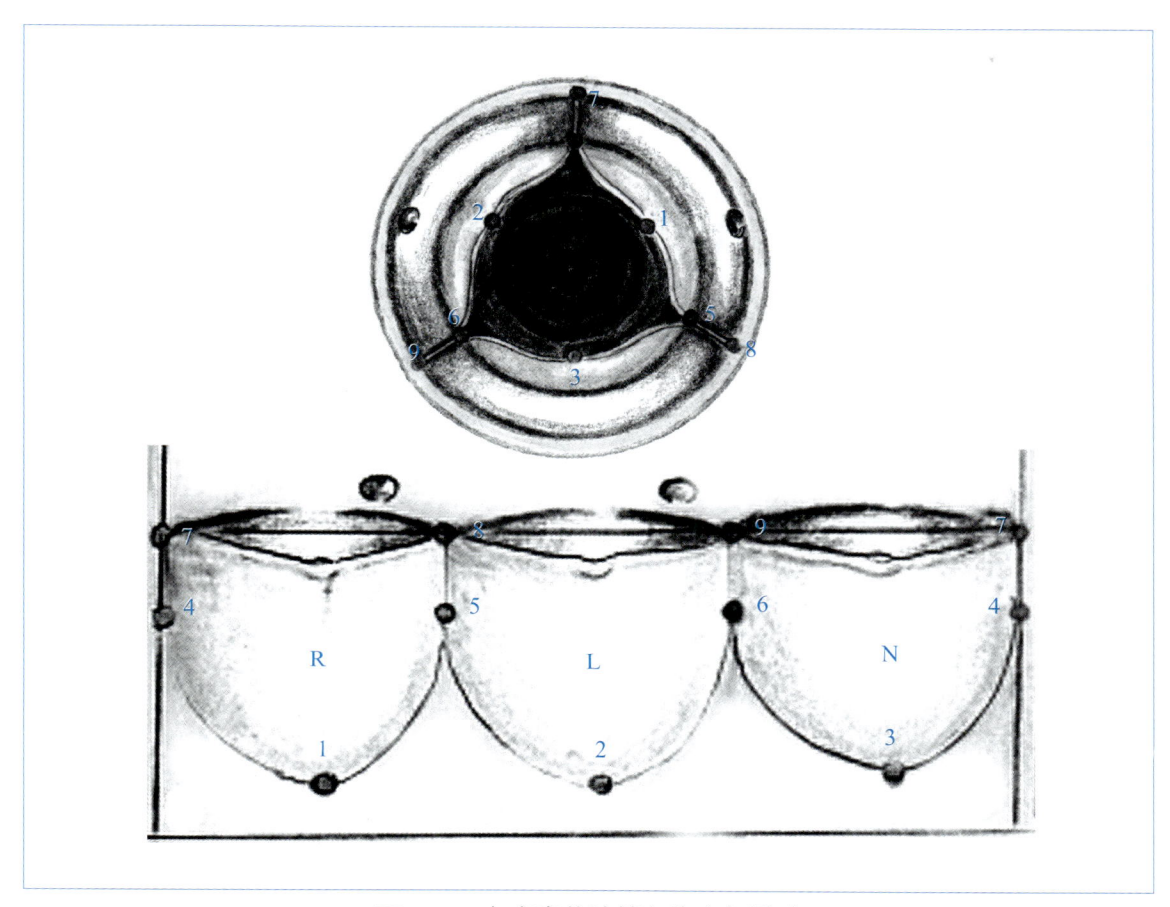

▲ 图 8-9　九点定位法植入牛心包瓣叶

连续缝合裁剪的牛心包，即先固定瓣叶的最低点，图示 1、2、3 点，然后向两侧缝合，即 4、5、6 点，最后固定 7、8、9 点

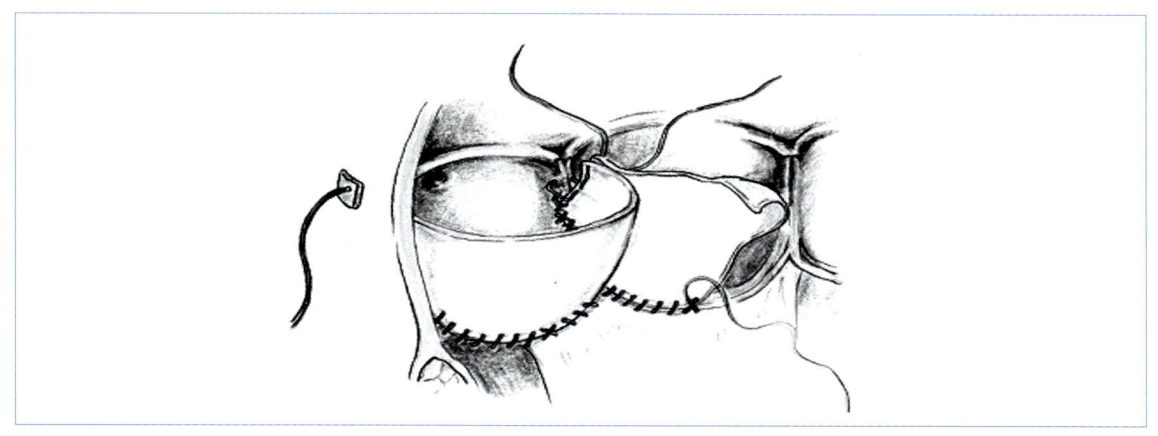

▲ 图 8-10　缝合牛心包瓣叶
在瓣环最低点开始缝合

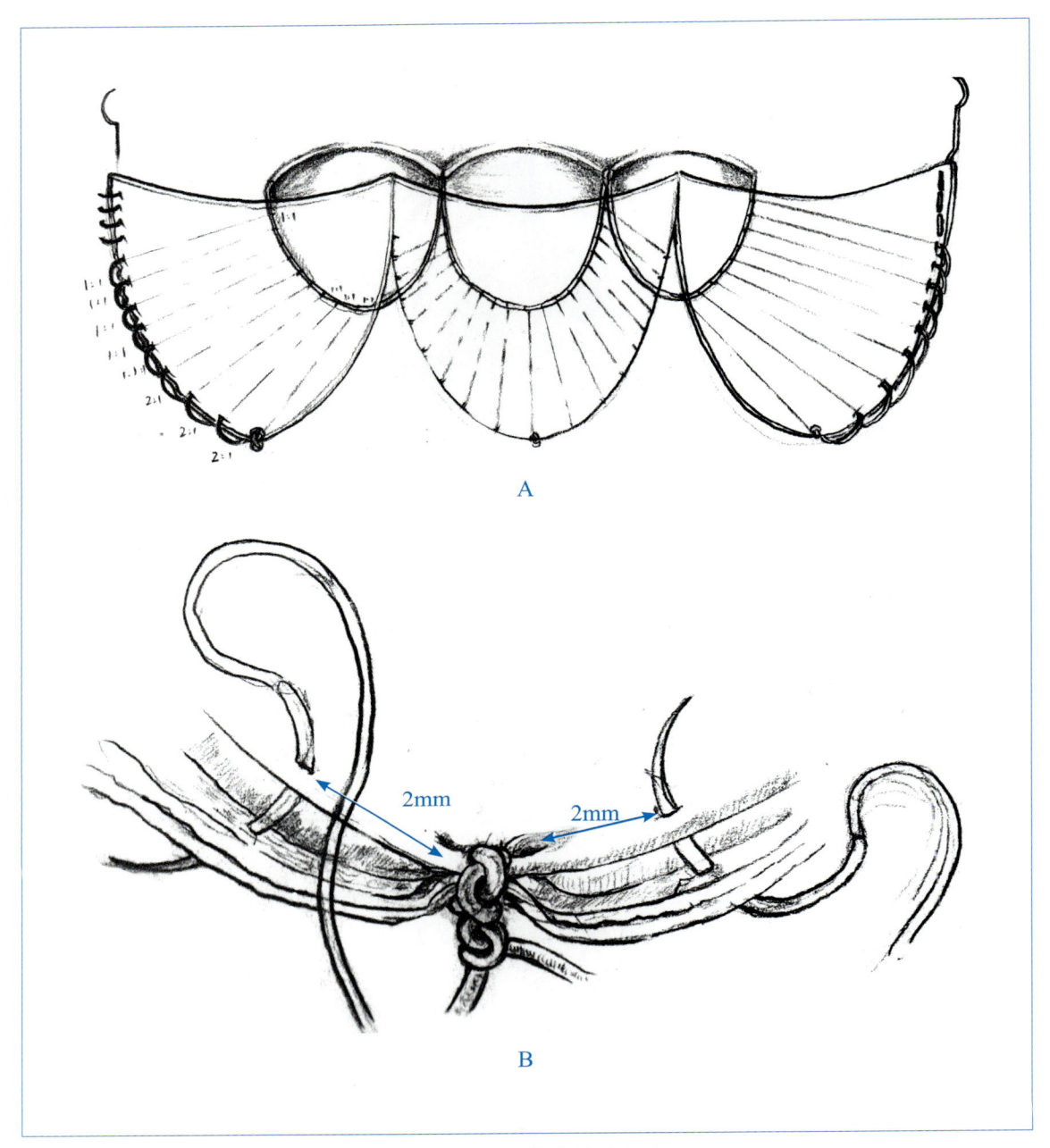

▲ 图 8-11 缝合放大示意

A. 牛心包瓣叶与瓣环缝合的比例，底部 2∶1 缝合，然后 1∶1 缝合；B. 最低点缝合后打结固定，然后向两侧按上述比例进行缝合

Part 8　主动脉根部Ⅲ型病变重建

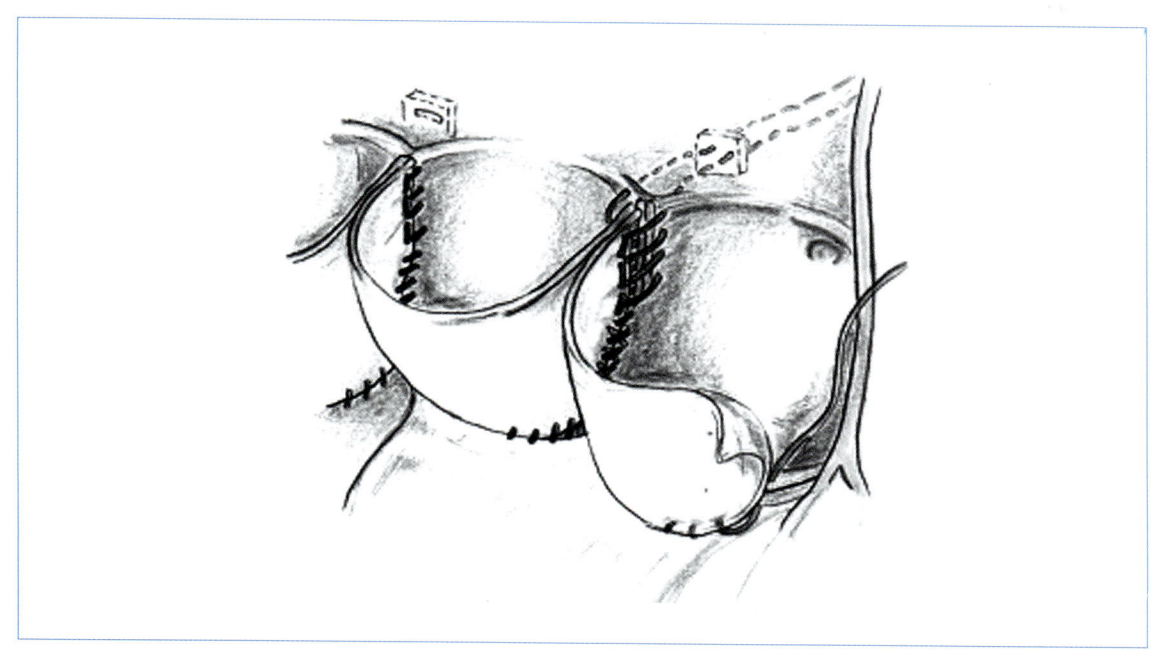

▲图 8-12　交界的缝合固定

按上述方法缝合至交界处，交界长度约为 5mm，交界处先褥式缝合再连续缝合，最后穿出主动脉壁带垫片固定

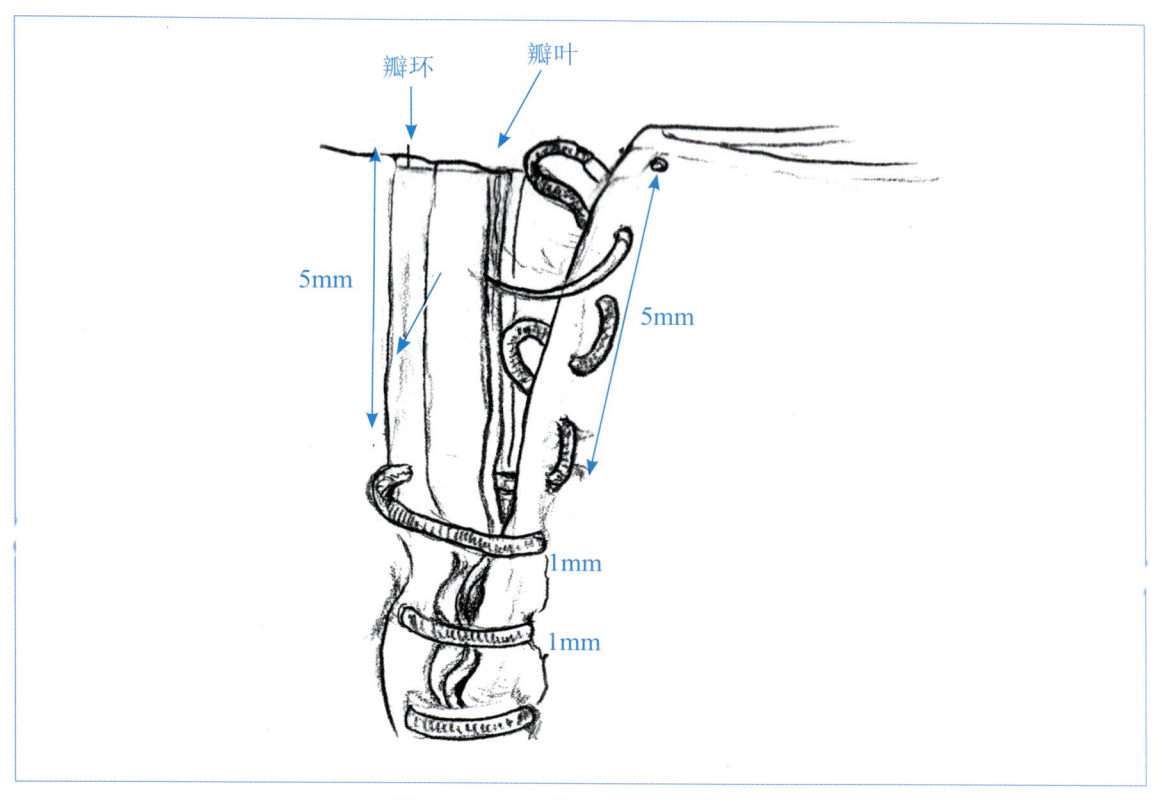

▲图 8-13　交界处两瓣叶的缝合方法

连续缝合至交界后先褥式缝合两瓣叶

125

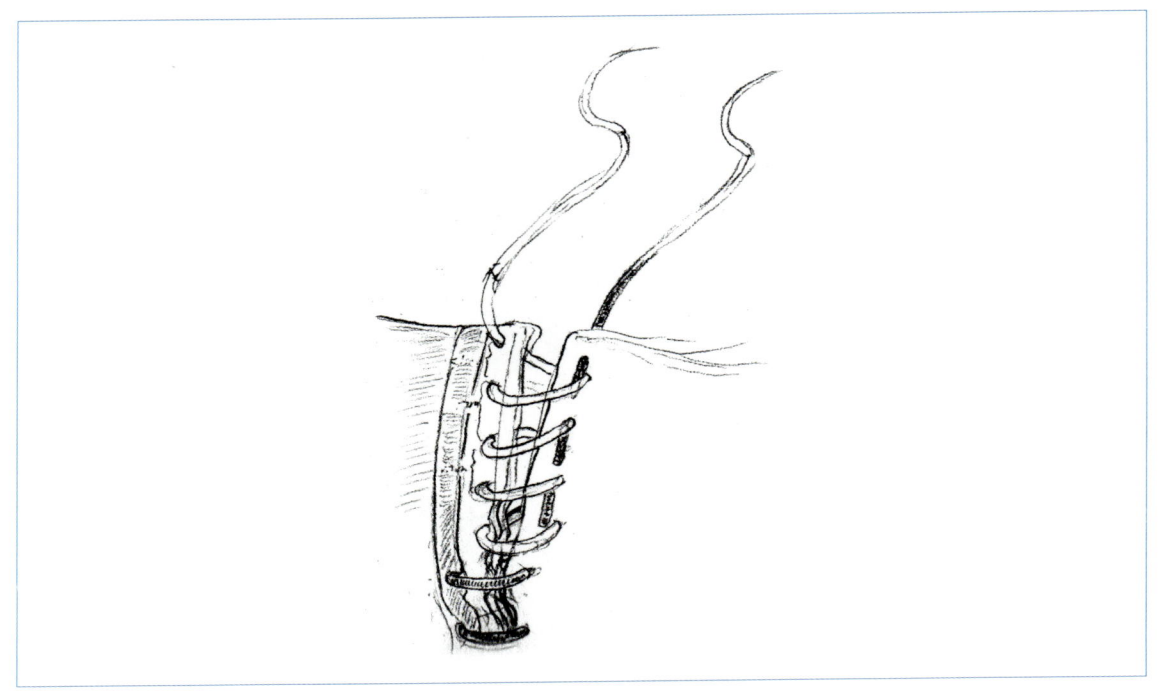

▲ 图 8-14　交界处固定两瓣叶

另外一针连续缝合两瓣叶交界至瓣环，注意避免缝合残余的瓣叶组织，以免远期瓣叶撕脱

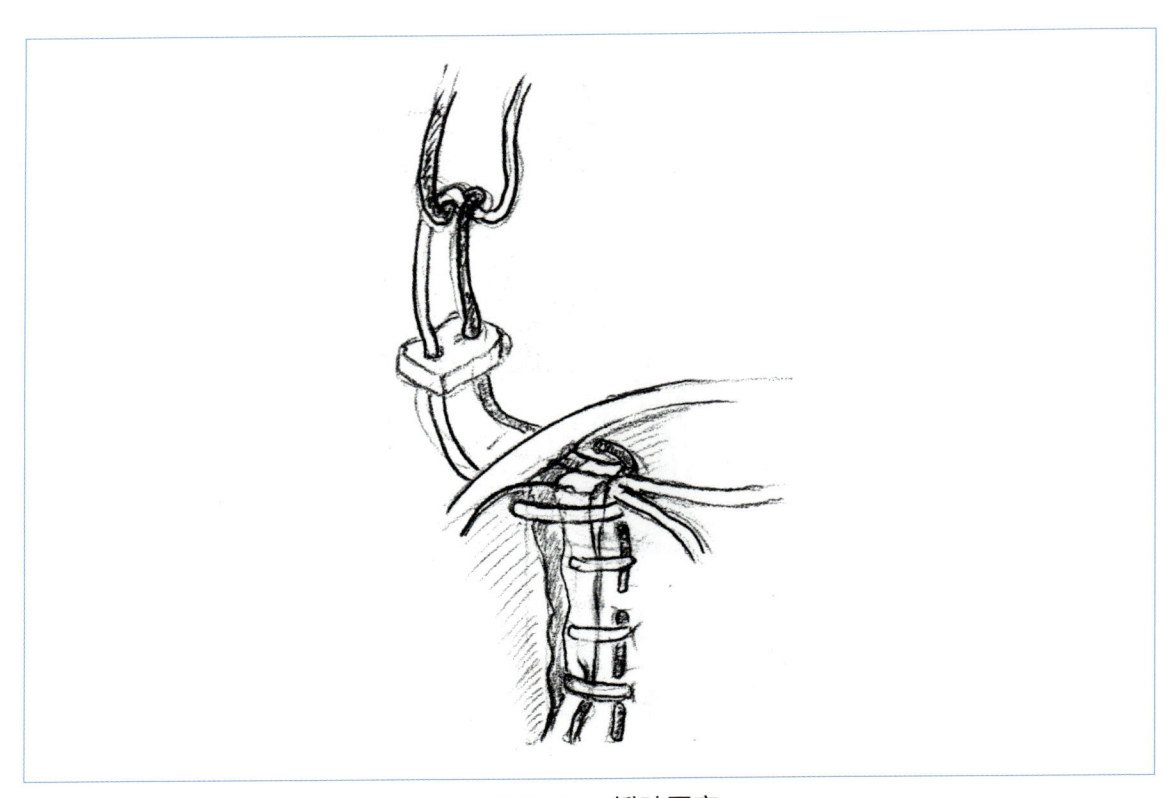

▲ 图 8-15　瓣叶固定

两针缝合交界上方后穿出主动脉壁，然后带牛心包垫片固定

Part 8 主动脉根部Ⅲ型病变重建

术中一般依次按照左冠瓣、右冠瓣、无冠瓣的顺序进行缝合，且缝合时需确实缝合于主动脉瓣环处，否则容易撕脱（图 8-16）。

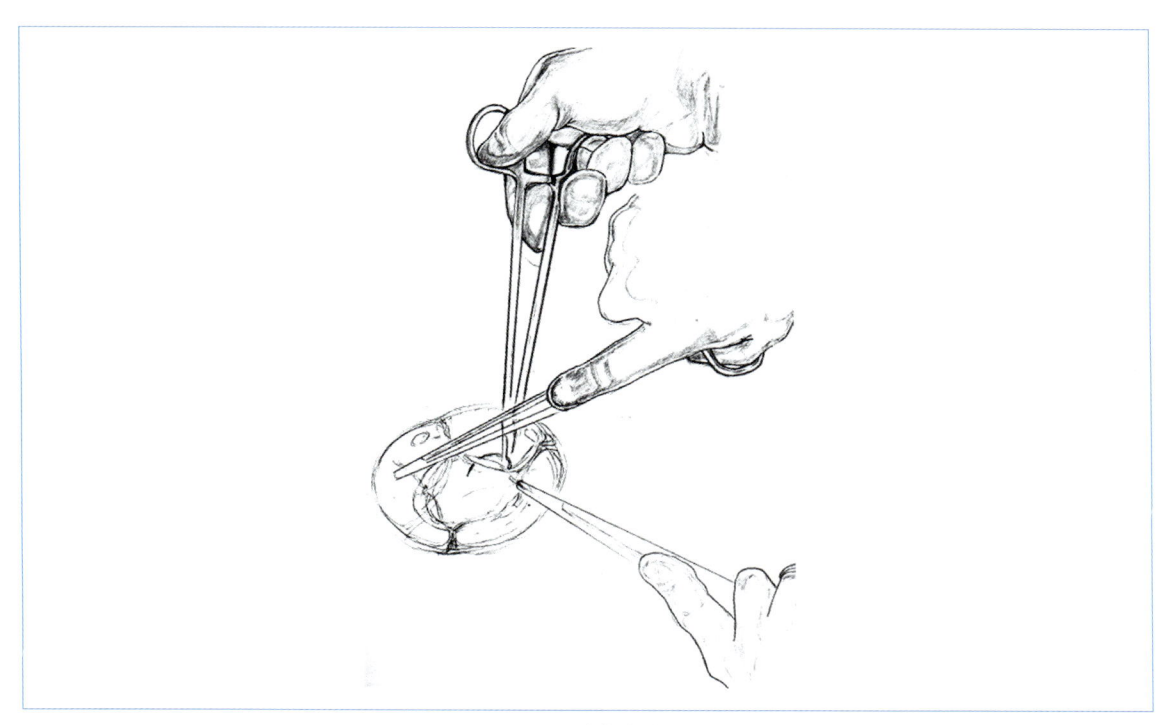

▲图 8-16 瓣叶缝合顺序
依次按照左冠瓣、右冠瓣、无冠瓣进行缝合固定，缝合于主动脉瓣环处

6. 检查植入的主动脉瓣叶（图 8-17 至图 8-20）。

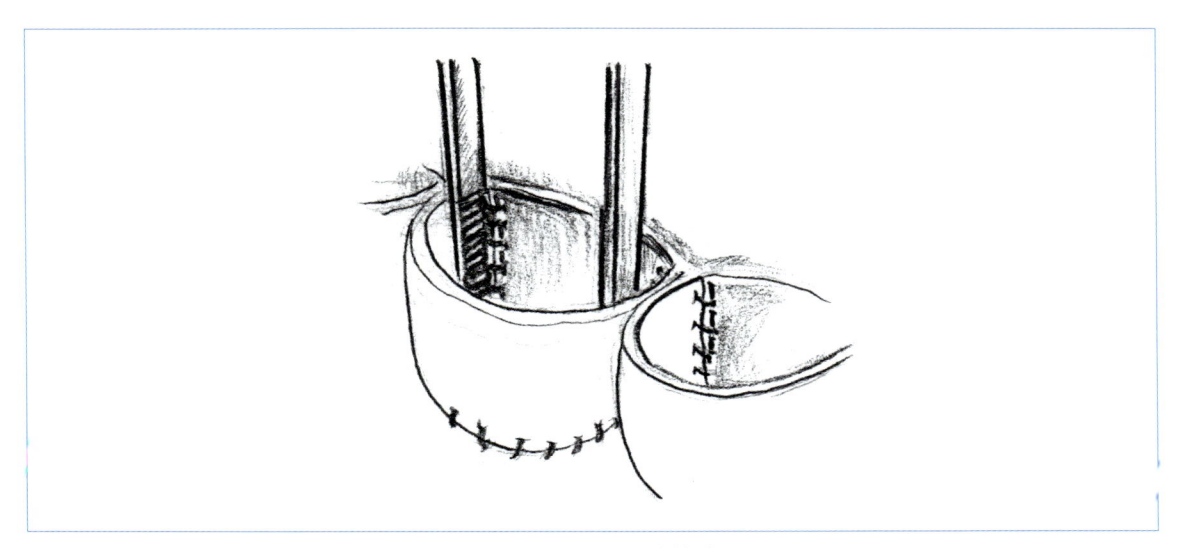

▲图 8-17 瓣叶检查
首先检查瓣叶与主动脉窦是否匹配、能否正常开放

127

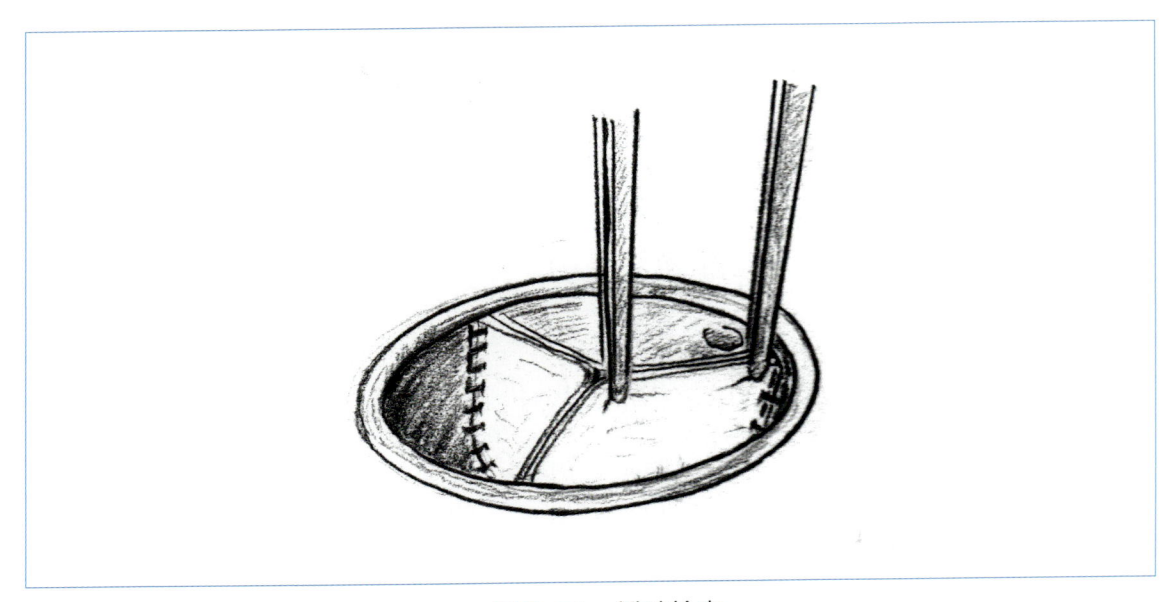

▲ 图 8-18 瓣叶检查
检查瓣叶的对合高度及闭合功能

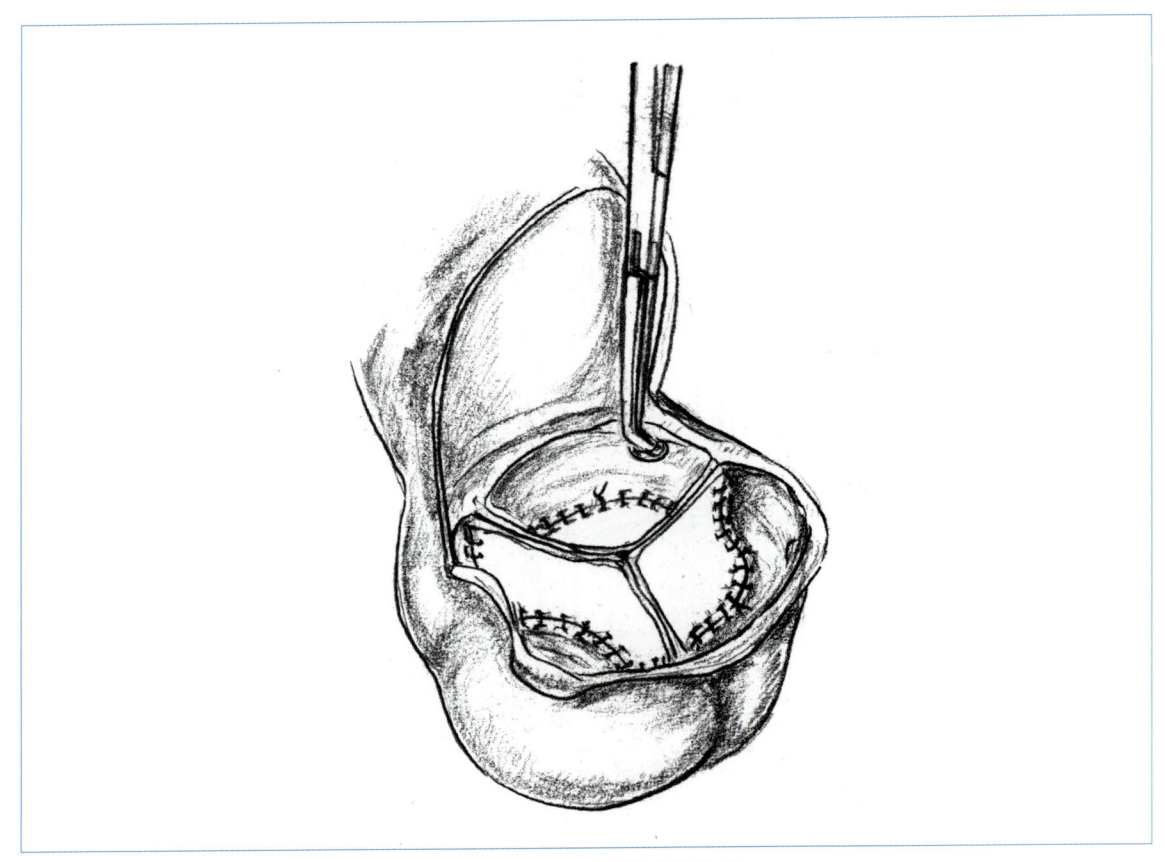

▲ 图 8-19 冠状动脉检查
探查是否影响冠状动脉开口

Part 8　主动脉根部Ⅲ型病变重建

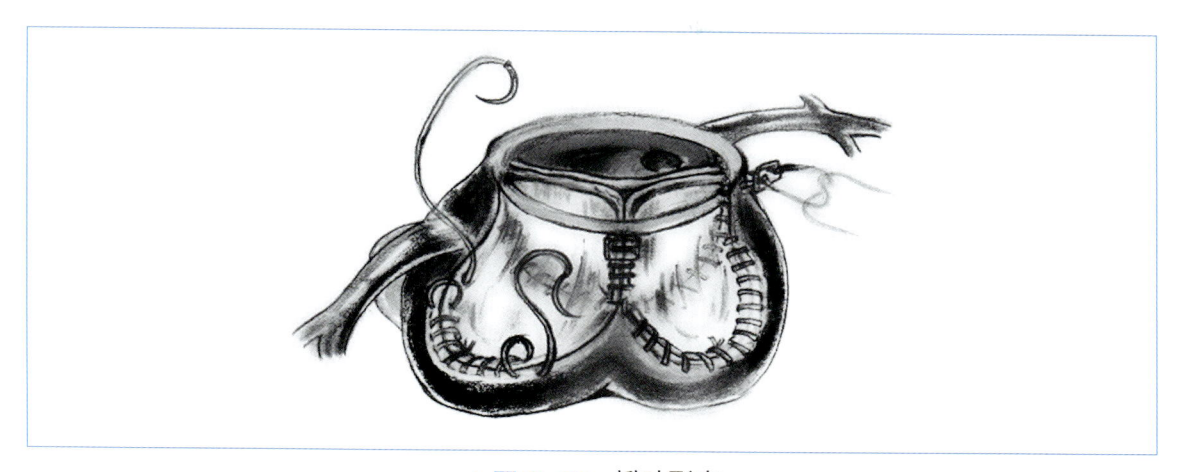

▲图 8-20　瓣叶形态
透视图可见重建后的三瓣叶闭合时的形态良好

7. 根据是否合并有升主动脉扩张是否行升主动脉和（或）STJ 成形（图 8-21）。

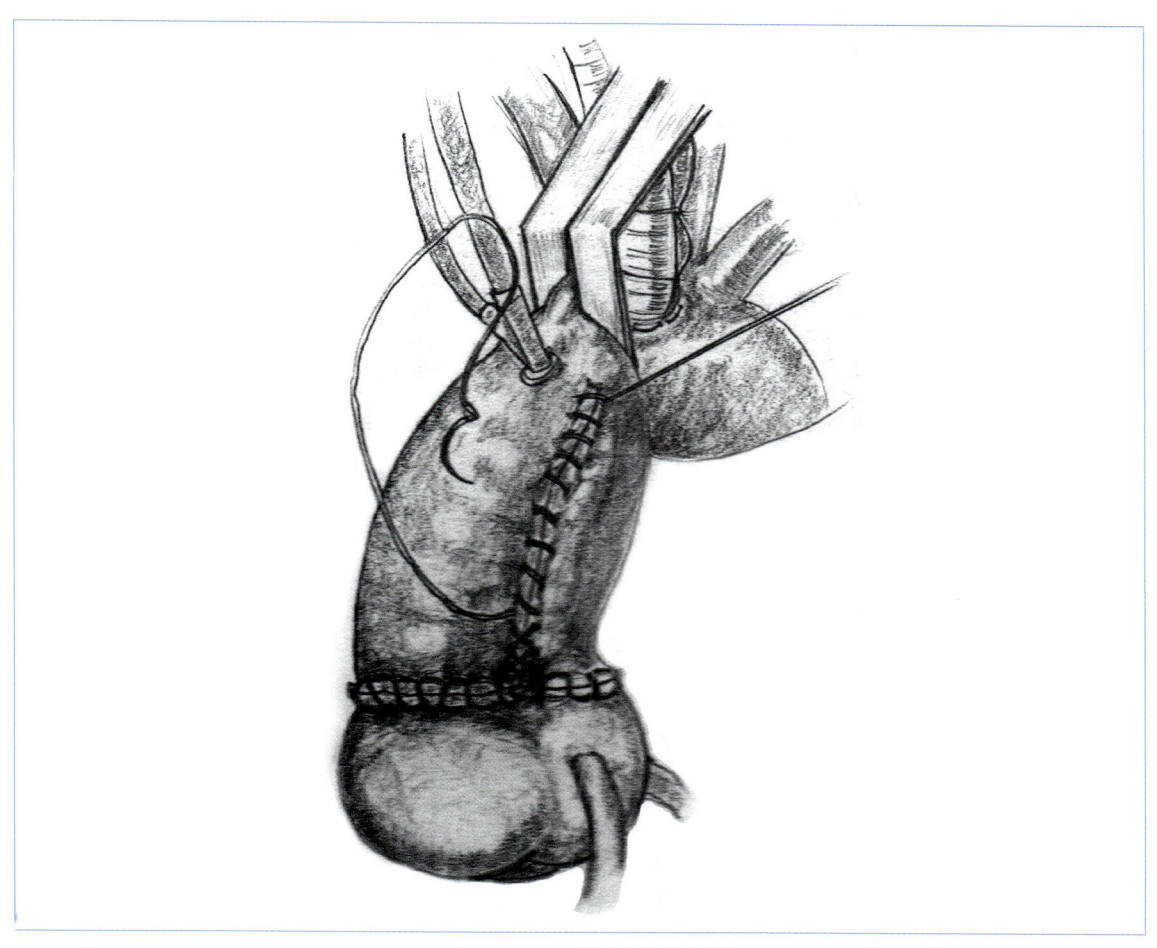

▲图 8-21　升主动脉成形
方法如前述，连续缝合升主动脉及窦管交界

129

8. 术中根据室间隔厚度决定是否需行室间隔切除术，一般情况下以主动脉瓣关闭不全为主的患者不需行室间隔切除，主动脉瓣狭窄或长期高血压的患者可能需行部分室间隔肌肉（Morrow）切除（图 8-22）。

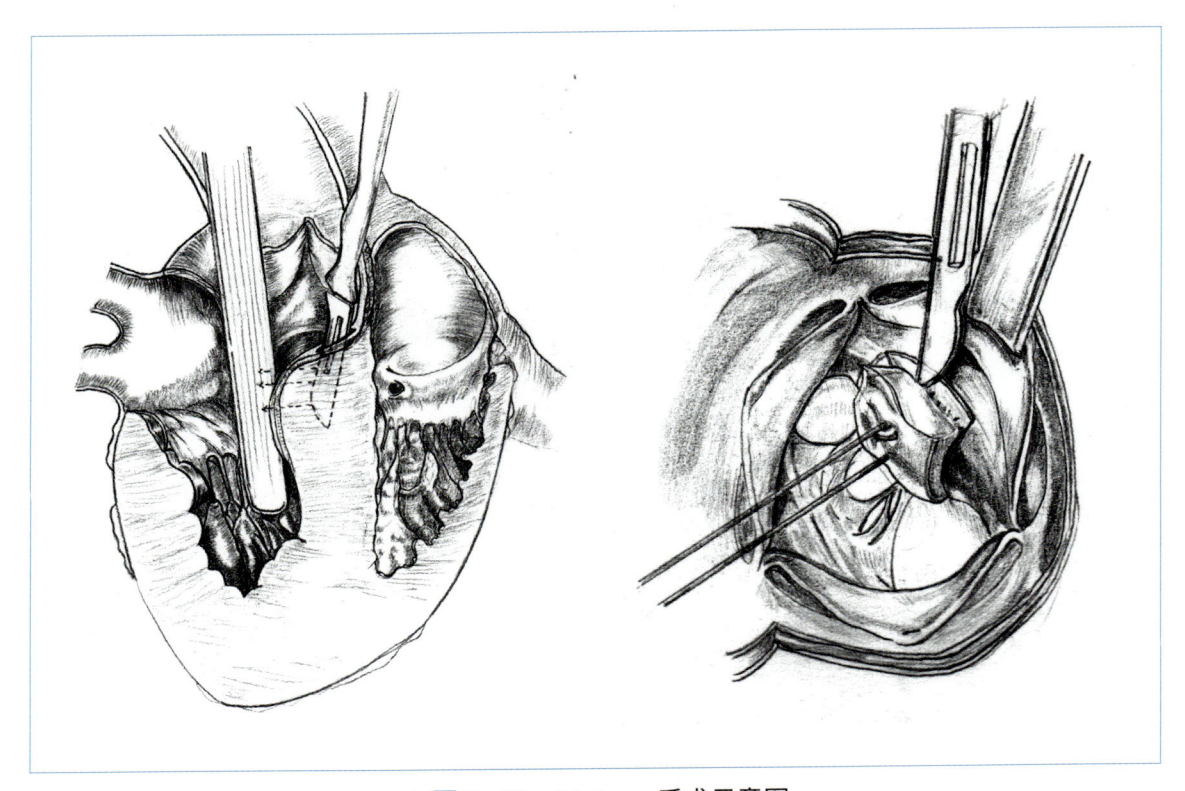

▲ 图 8-22　Morrow 手术示意图

不同切面显示切除增厚的室间隔，注意避免损伤传导束及室间隔穿孔

主动脉瓣三瓣叶置换理论上可用于任何主动脉瓣病变，但需考虑主动脉瓣功能不全的原因，如主动脉瓣以关闭不全为主，在考虑主动脉瓣叶病变的同时，也需考虑主动脉根部其他组成部分的功能，如伴随主动脉窦部及升主动脉病变，手术时不仅要重建主动脉瓣，也需行主动脉窦部及升主动脉重建，否则，主动脉瓣三瓣叶重建后近期疗效良好，远期仍可能出现瓣叶功能障碍。另外该技术还可被视为常规主动脉瓣成形效果不佳时的补救方法，可避免主动脉瓣置换等。牛心包材料的衰败问题是影响远期疗效的关键，也是我们一直关注的问题，但是随着牛心包处理工艺的提高、人工材料的进步，该技术在临床上使用将越来越广泛。

二、二瓣化畸形的三瓣叶置换

1. 主动脉瓣二瓣化畸形的三瓣叶置换（图 8-23）。

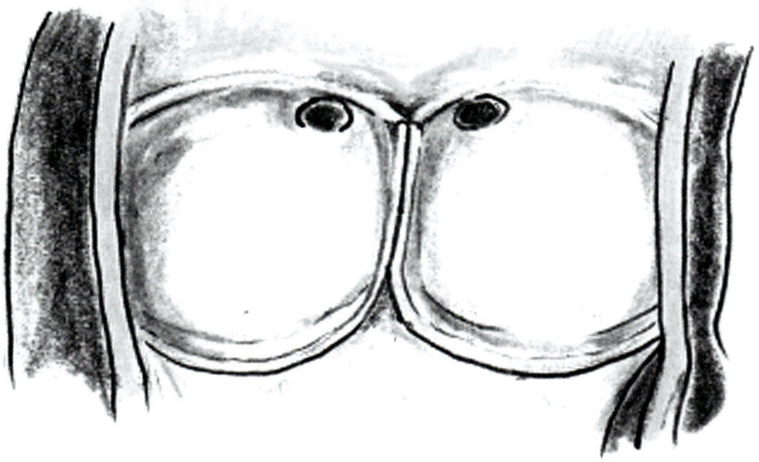

▲图 8-23　探查
图示主动脉瓣二瓣化，两冠状动脉开口邻近

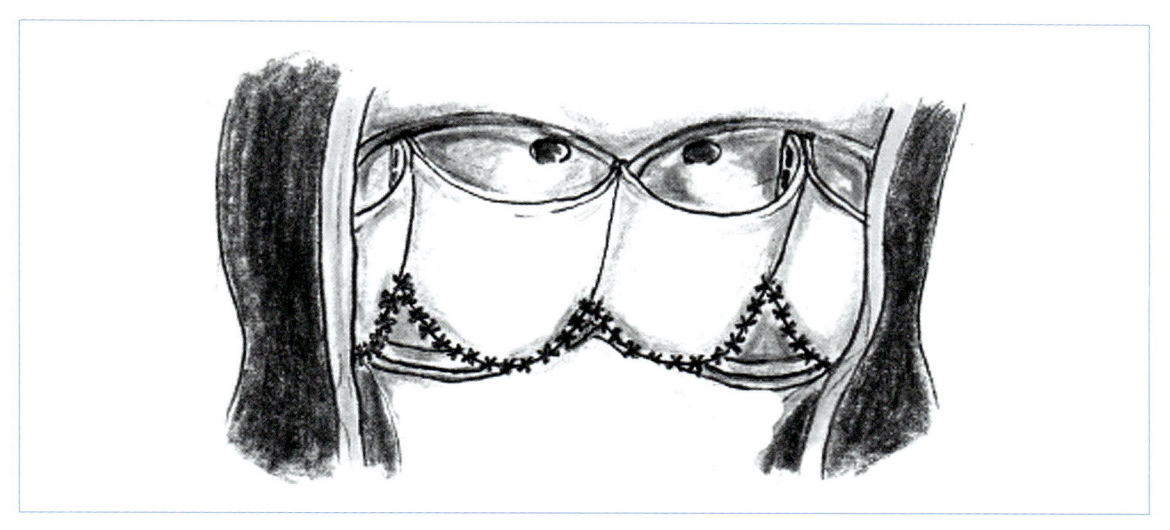

▲图 8-24　三瓣叶重建
按照三瓣叶置换方法重建三瓣叶结构，注意冠状动脉开口的分割

2. 四瓣化畸形的三瓣叶置换（图 8-25，图 8-26）。

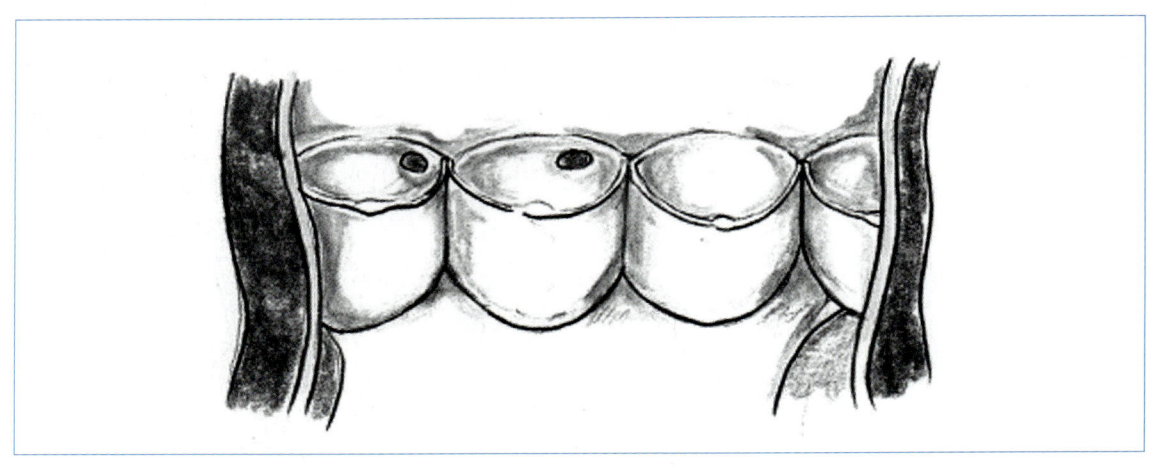

▲ 图 8-25　探查
图示主动脉瓣四瓣化畸形，瓣叶功能不良

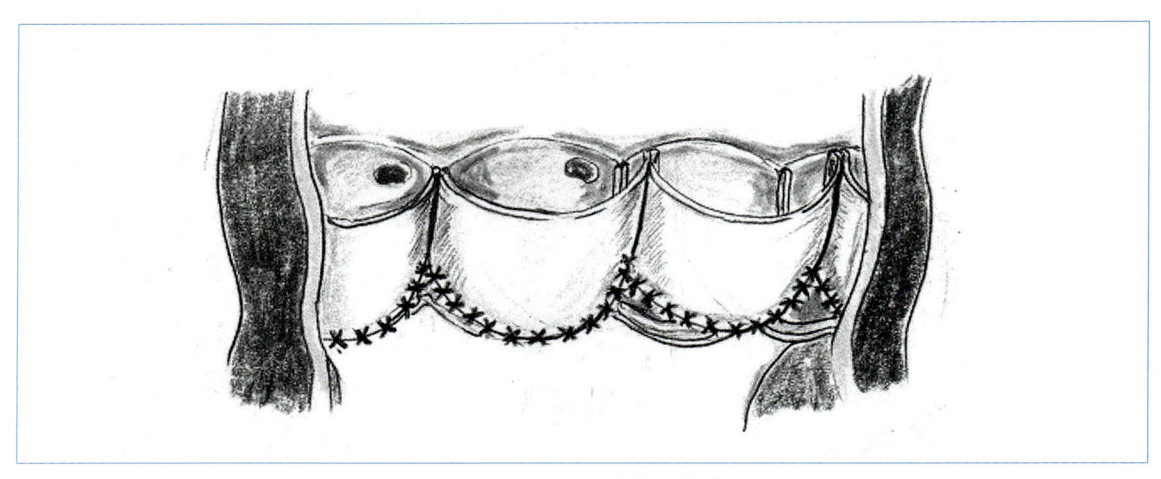

▲ 图 8-26　三瓣叶重建
设计三瓣叶时一般均分，但要注意冠状动脉开口

三、鼎状成形

一般情况下，主动脉瓣三瓣叶置换和（或）升主动脉成形可完成主动脉根部重建，但对于主动脉根部病变重的患者，尤其无法明确区分主动脉瓣环的患者，如感染性心内膜炎导致的瓣环破坏、二次主动脉根部手术，以及合并有冠状动脉开口异常的患者，和（或）伴有冠状动脉开口异常，一般情况下需行根部扩大、主动脉瓣置换、Ross 手术等，

132

Part 8　主动脉根部Ⅲ型病变重建

但患者年龄偏小、生长后瓣膜不匹配、抗凝、主动脉根部扩大手术复杂等问题限制此类患者的治疗[8-11]。即使采用主动脉瓣叶置换也不能完成良好的主动脉根部重建，对于此类患者我院采用新的治疗方案——鼎状成形，不仅可以使患者安全地度过围术期，还避免了抗凝问题的困扰，待患者成年或者根部发育充分时再考虑行瓣膜置换或瓣叶置换。

1. 检查瓣叶、瓣环钙化，主动脉窦管交界分界不清；冠状动脉开口异常（图 8-27）。

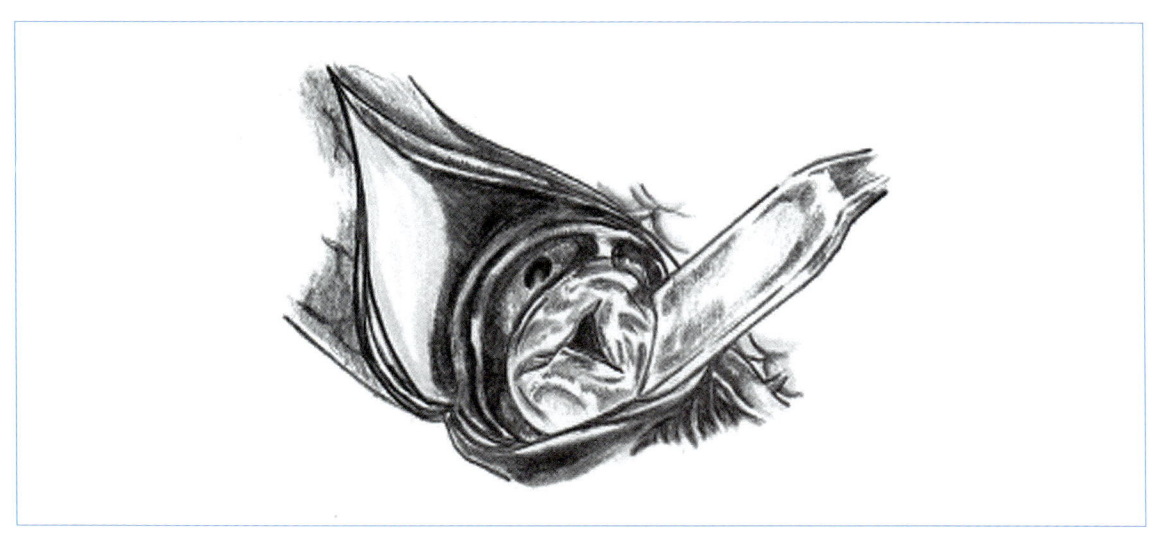

▲ 图 8-27　主动脉根部探查
瓣叶、瓣环钙化，主窦管交界分界不清；冠状动脉开口异常

2. 切除主动脉瓣、清除瓣环及瓣下钙化等（图 8-28）。

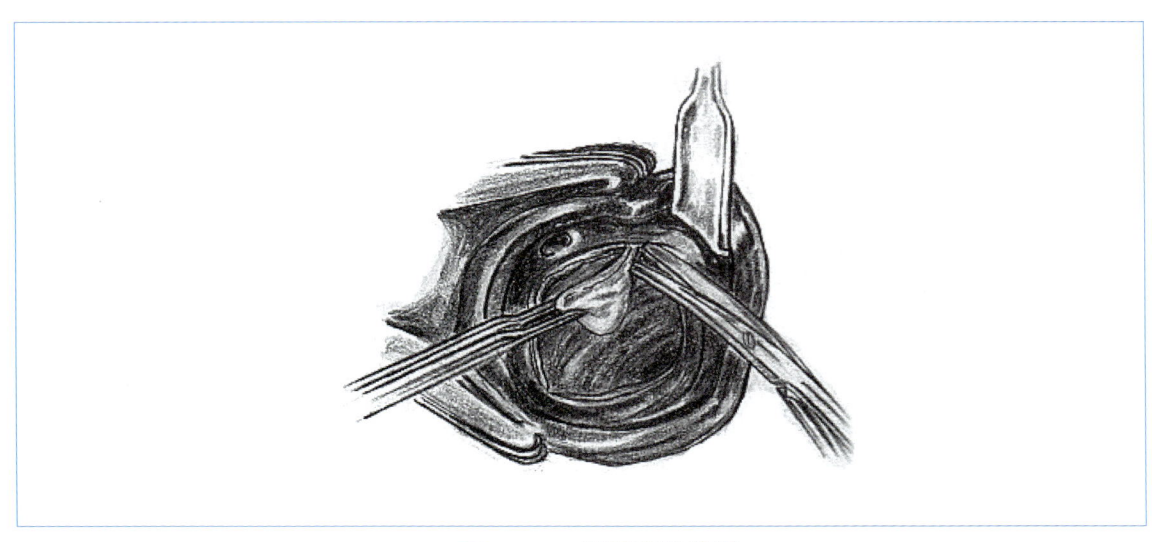

▲ 图 8-28　切除主动脉瓣
沿瓣环切除主动脉瓣叶，并剔除瓣环钙化组织

133

3. 测量主动脉 STJ 或 VAJ，以牛心包片包绕测量器测量所需心包的长度（图 8-29）。再裁剪经戊二醛固定的自体心包片或牛心包片成盆状（图 8-30）。

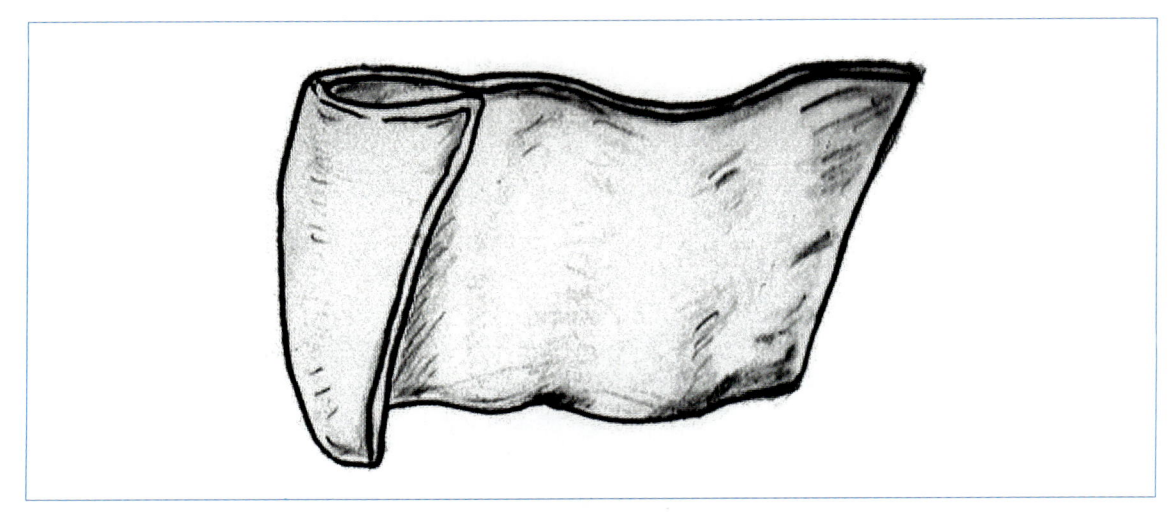

▲ 图 8-29　测量
测量主动脉 STJ 或 VAJ 径，并设计牛心包片长度

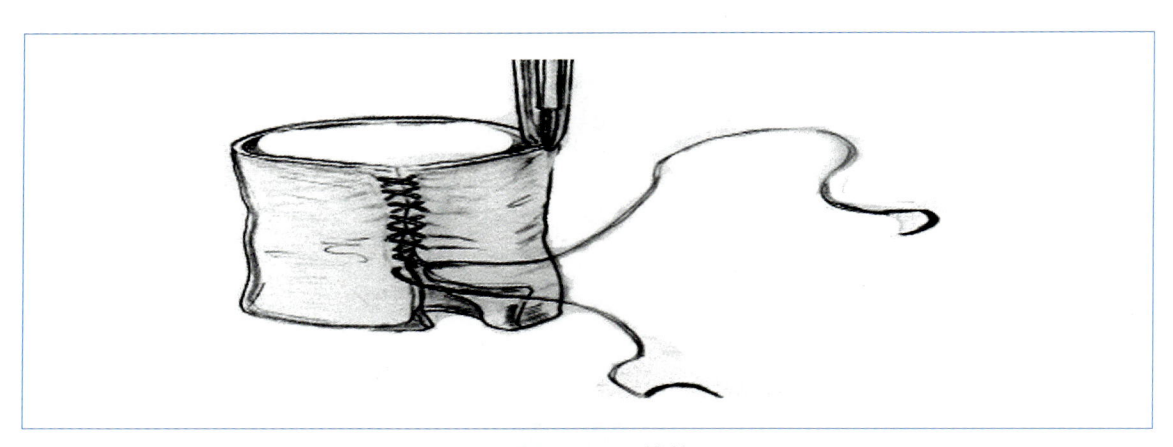

▲ 图 8-30　裁剪
根据测量的结果裁剪自体心包片或牛心包片成盆状

4. 植入裁剪的心包（图 8-31）。采用三点固定法缝合裁剪好的心包片（图 8-32）。缝合时第一点的确定最为重要，通常是选择两冠状动脉开口之间的窦管交界对应的 VAJ 水平即为缝合起始点。裁剪好的人工瓣叶缝合缘对应此点。缝合时要注意将"盆"状心包的缝合缘作为一交界固定于主动脉壁，并远离冠状动脉开口，如两冠状动脉开口邻近可将其分至同一主动脉窦内（图 8-33）。

Part 8　主动脉根部Ⅲ型病变重建

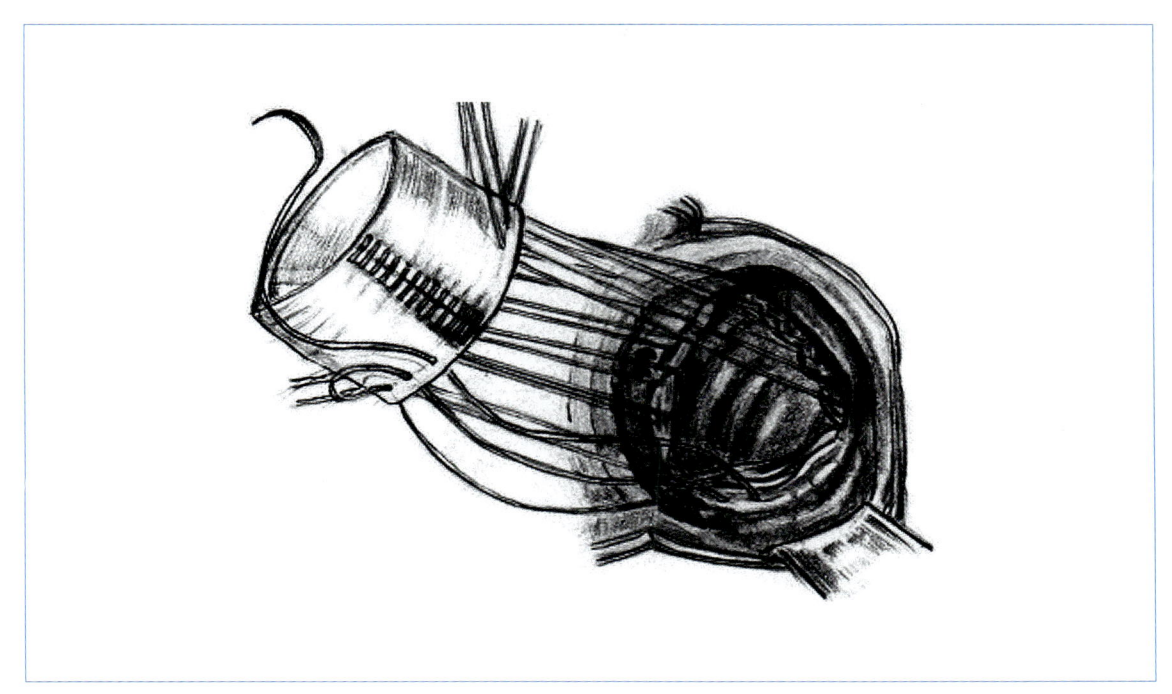

▲图 8-31　固定
将设计裁剪的心包片连续缝合固定于 VAJ 处

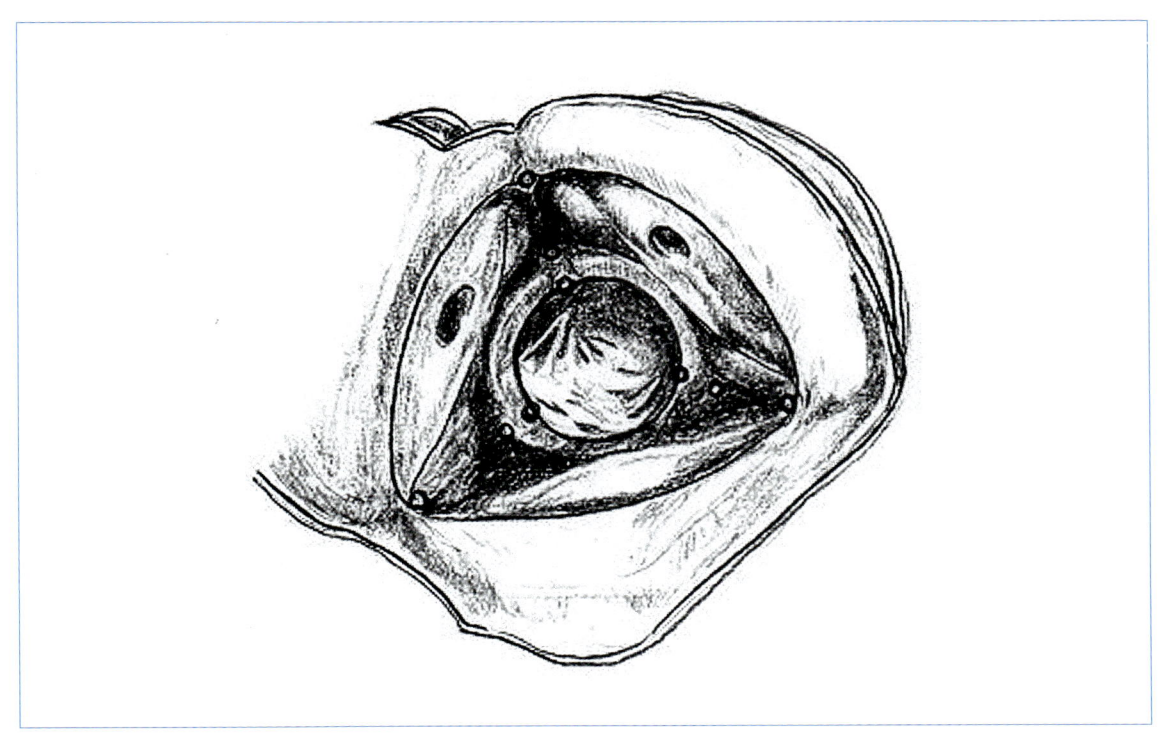

▲图 8-32　三点固定法
采用三点固定法缝合固定裁剪好的心包片

实用主动脉根部重建术 Aortic Root Reconstruction

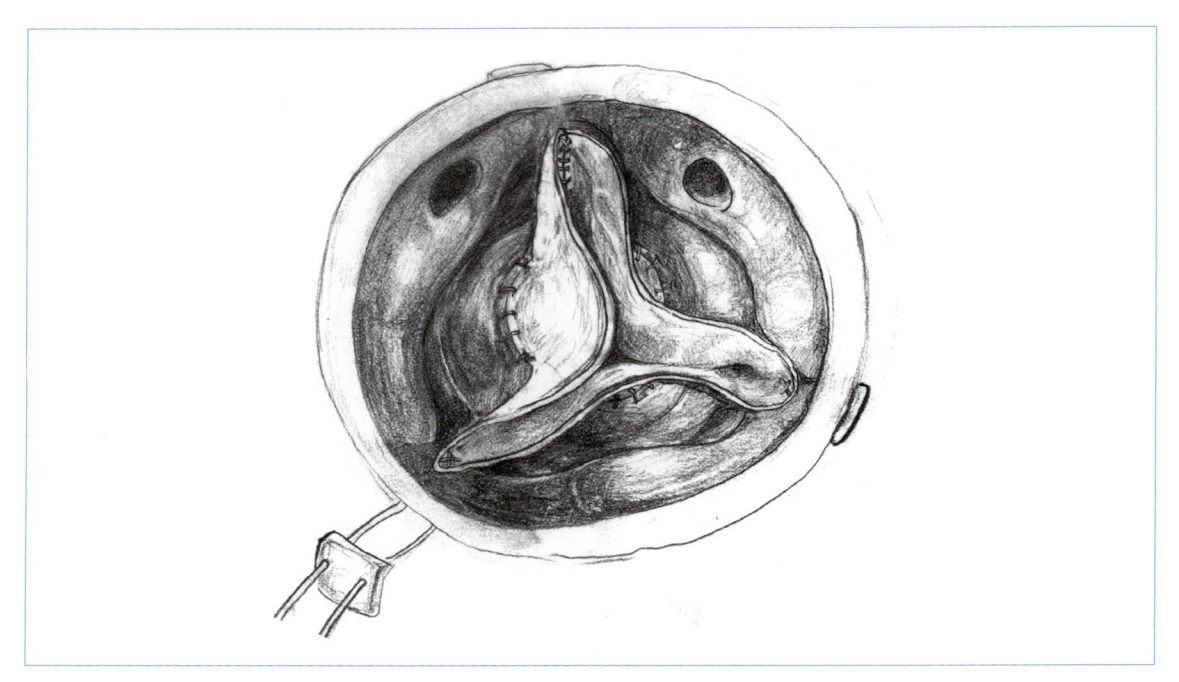

▲ 图 8-33 缝合固定方法

先将盆状心包片的缝合缘作为一交界固定于主动脉壁，需穿出动脉壁带垫片固定，固定心包片时一定要注意远离冠状动脉开口，避免心包片闭合时影响冠状动脉血流

5．瓣叶功能的检查（图 8-34）。

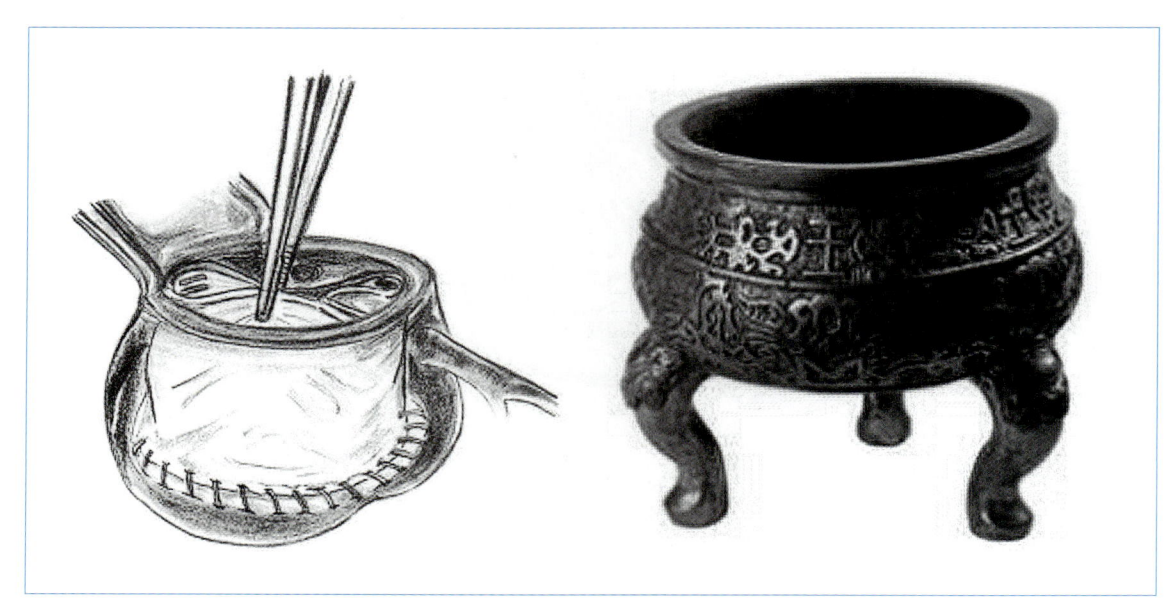

▲ 图 8-34 重建后根部的检查

重点要检查瓣叶的对合高度及对合功能，重建后的主动脉根部形似鼎状

四、重建主动脉窦及主动脉瓣叶

对于主动脉瓣二瓣化畸形合并小主动脉瓣环的修复比较困难，常规的手术技术不适用于此类患者，因此，需根据主动脉根部大小重建一主动脉窦及主动脉瓣叶，具体如下。

（一）牛心包重建主动脉窦及瓣叶

1. 真性主动脉瓣二瓣化畸形，瓣环较小，瓣叶对合不良（图 8-35）。

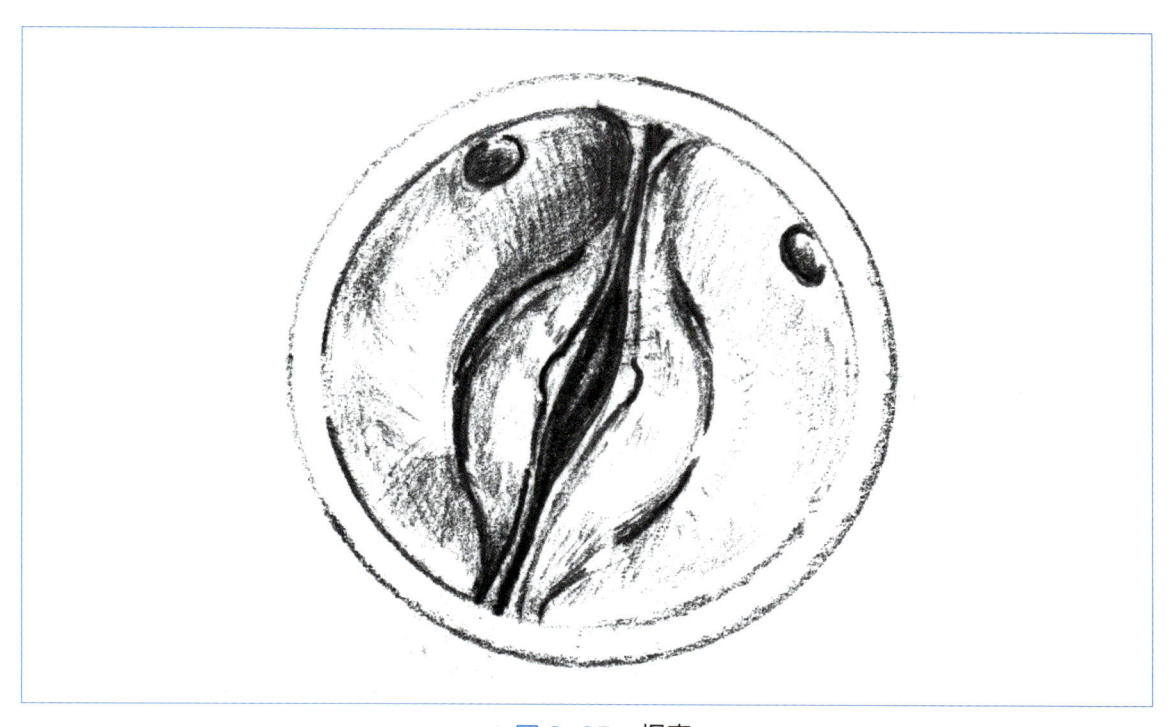

▲图 8-35 探查
术中探查可见瓣叶呈主动脉瓣二瓣化，且瓣环较小，瓣叶对合不良

2. 重建一个主动脉窦及瓣叶，将瓣叶于瓣环处分离，并根据测定的瓣叶对合确定切除的范围（图 8-36）。

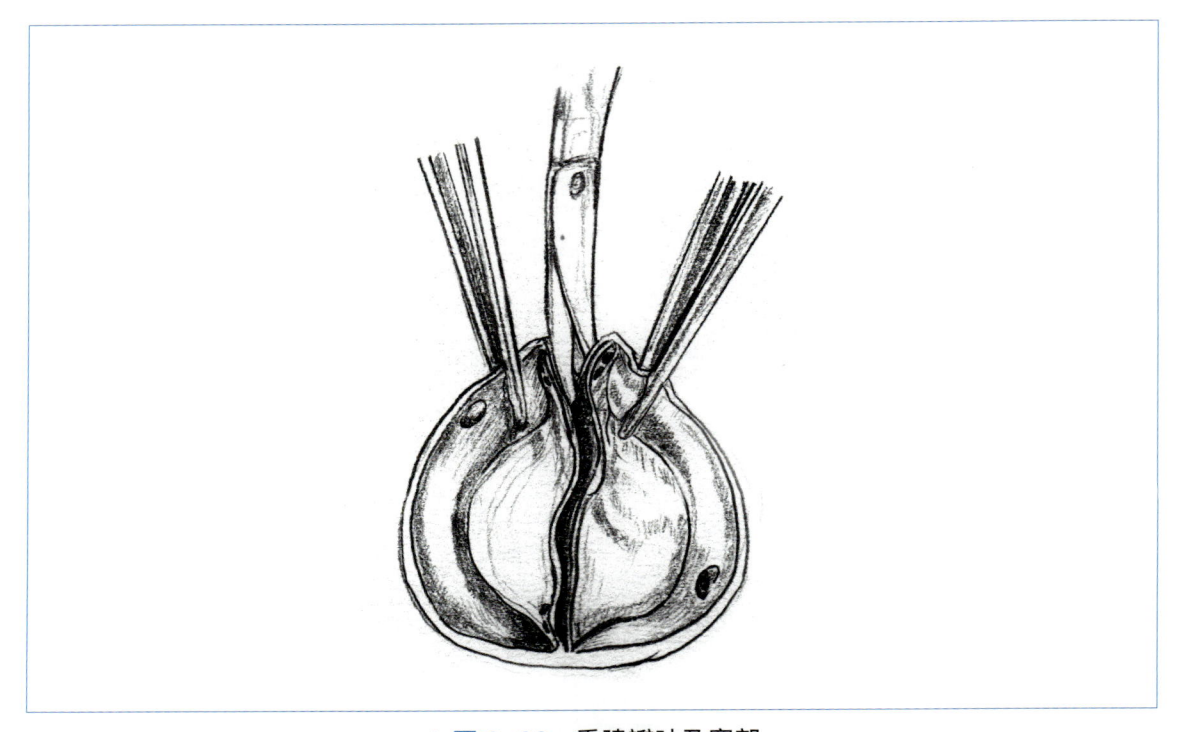

▲ 图 8-36 重建瓣叶及窦部

首先将主动脉瓣叶于瓣环处分离，拟重建一个主动脉窦及瓣叶

3. 切除窦壁时注意冠状动脉开口，切口呈铲子状（图 8-37）。

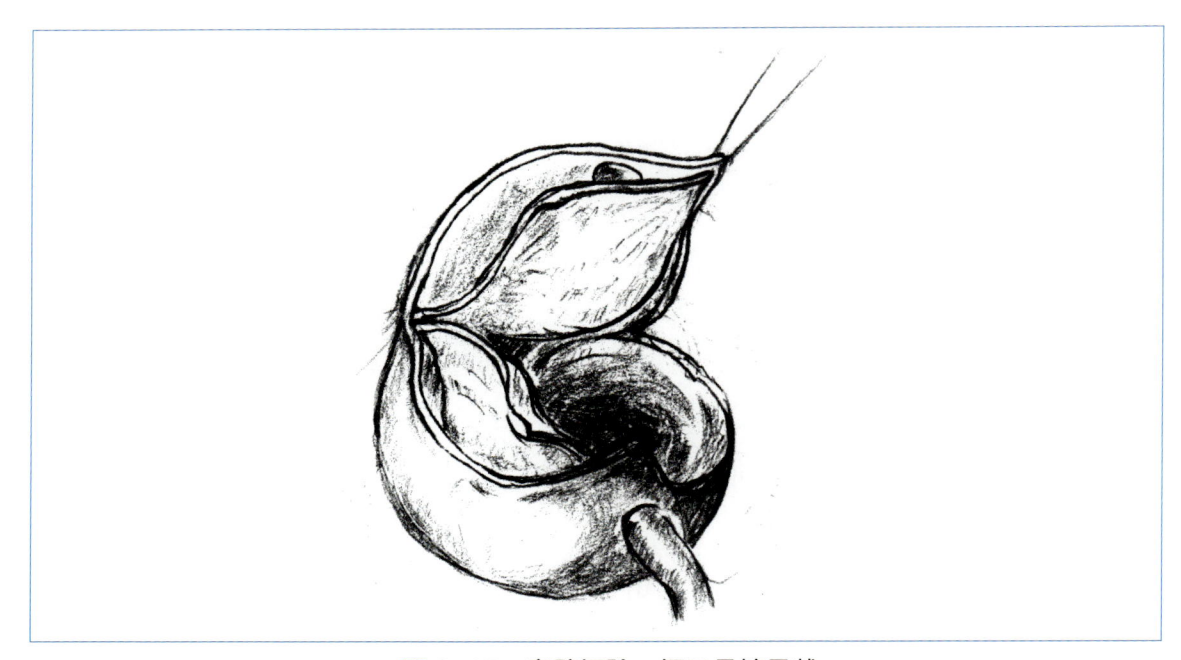

▲ 图 8-37 窦壁切除，切口呈铲子状

Part 8　主动脉根部Ⅲ型病变重建

4. 根据切除窦壁的大小选择合适的牛心包片连续缝合修补窦壁，心包片的底部需缝合在 VAJ 处（图 8-38）。裁剪的瓣叶需固定在新的窦壁上（图 8-39，图 8-40）。

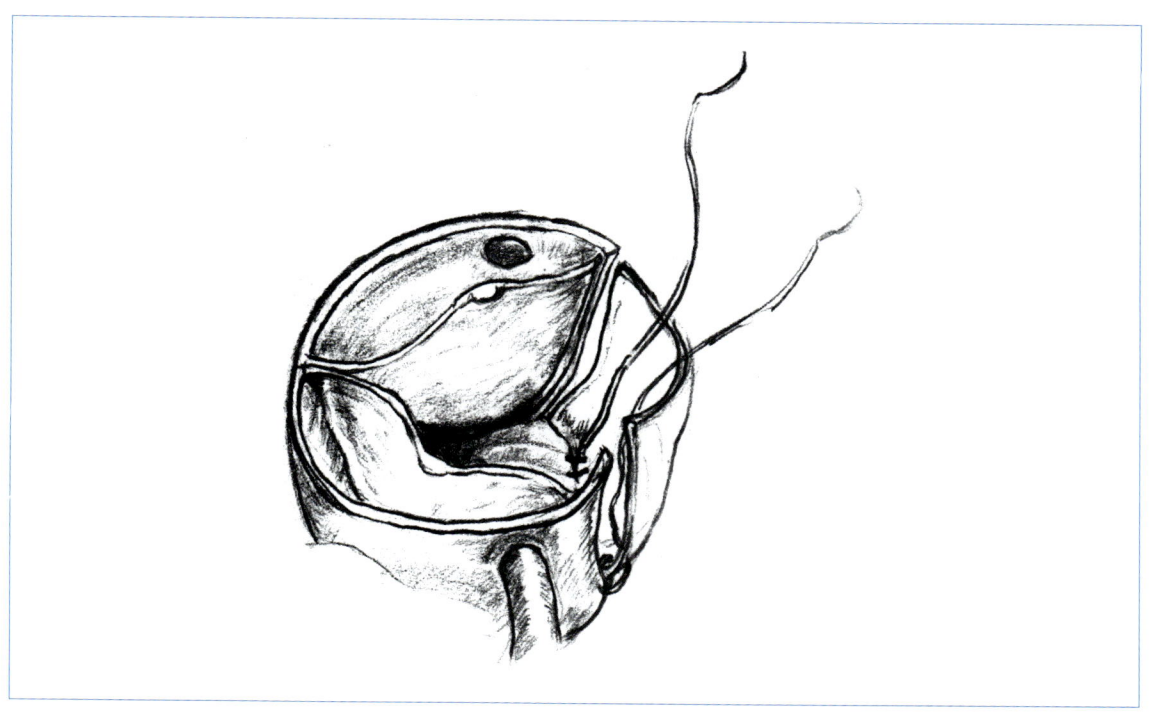

▲ 图 8-38　主动脉窦的修复
连续缝合牛心包片修补窦壁，注意将心包底部缝合于 VAJ 处

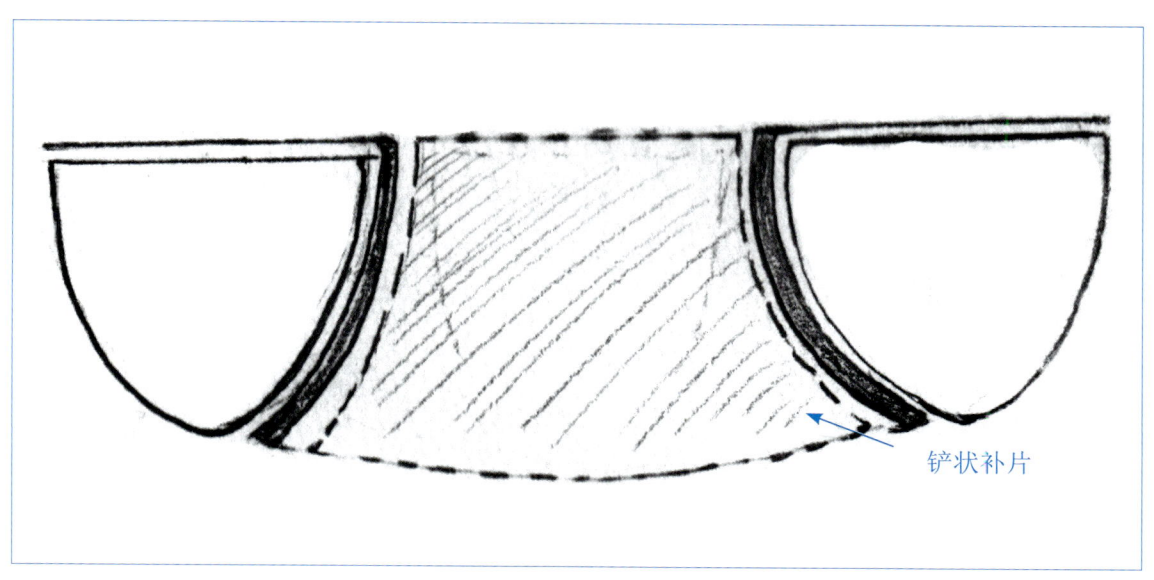

▲ 图 8-39　铲状心包片
图示窦壁补片形似铲状，即心包片底部宽大

139

实用主动脉根部重建术 Aortic Root Reconstruction

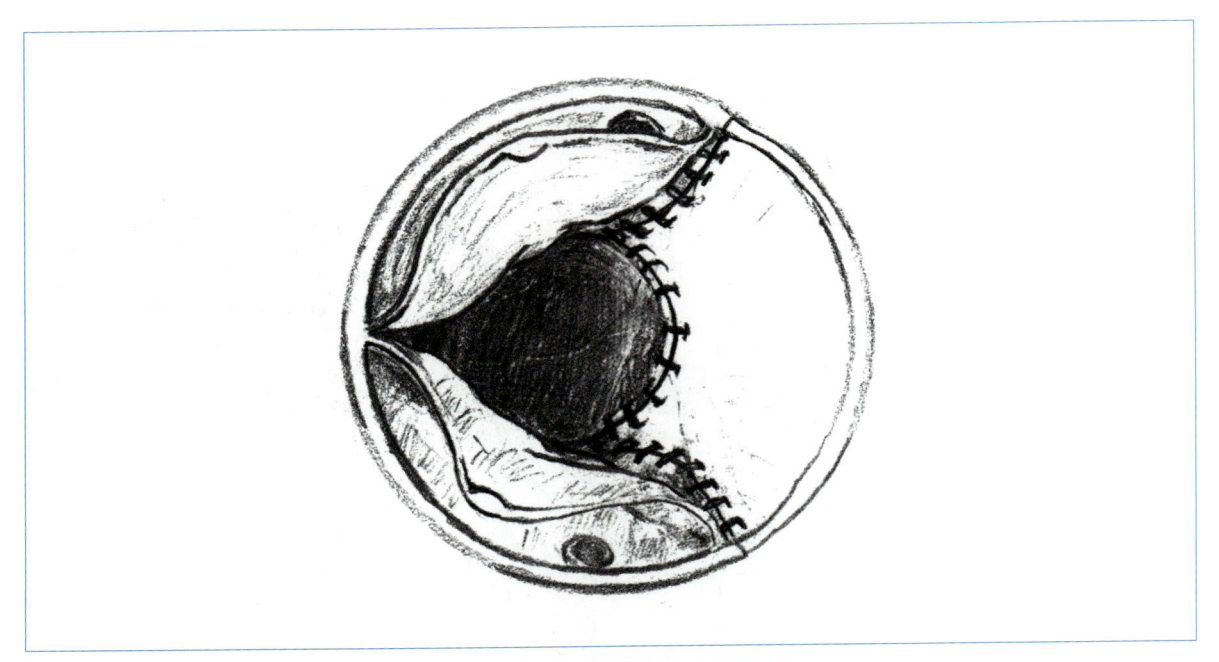

▲图 8-40 重建后的主动脉窦
重建后的窦壁亦形似铲状

5. 设计半月形瓣叶并固定（图 8-41）。

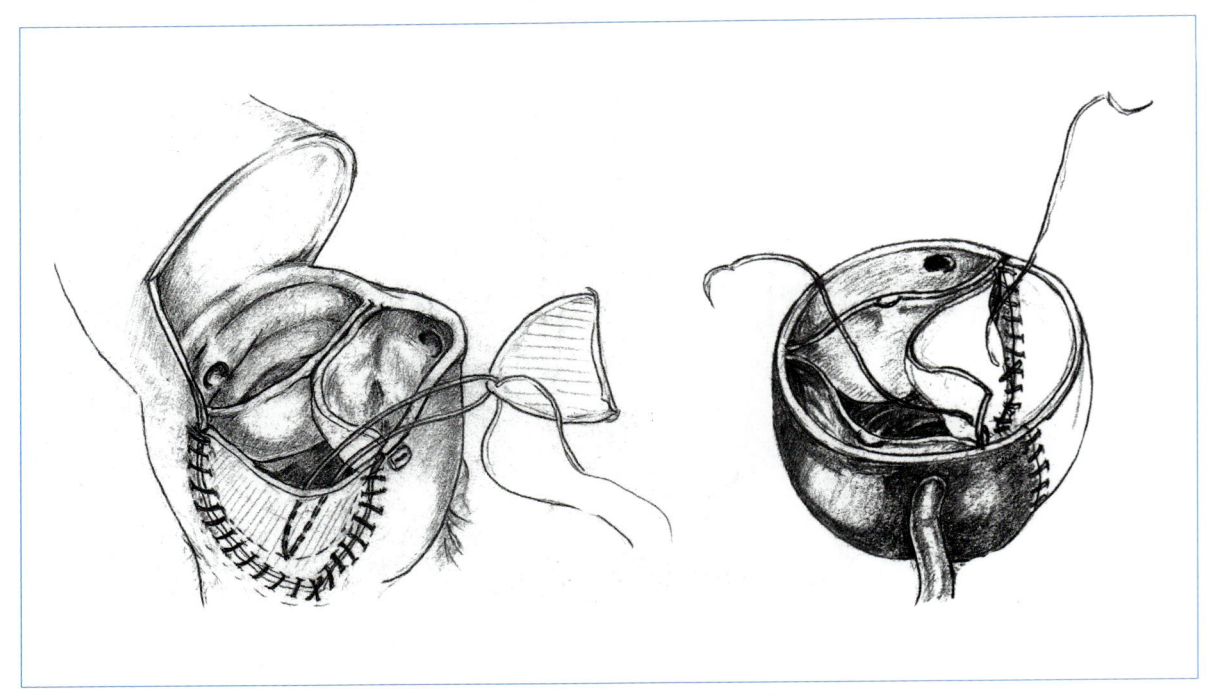

▲图 8-41 设计并固定瓣叶
根据前述主动脉瓣单瓣叶置换的方法测量并裁剪牛心包片呈半月形，连续缝合固定瓣叶，注意缝合时使瓣叶呈风帆状

Part 8 主动脉根部Ⅲ型病变重建

6. 重建后瓣膜开闭恢复正常（图 8-42）。

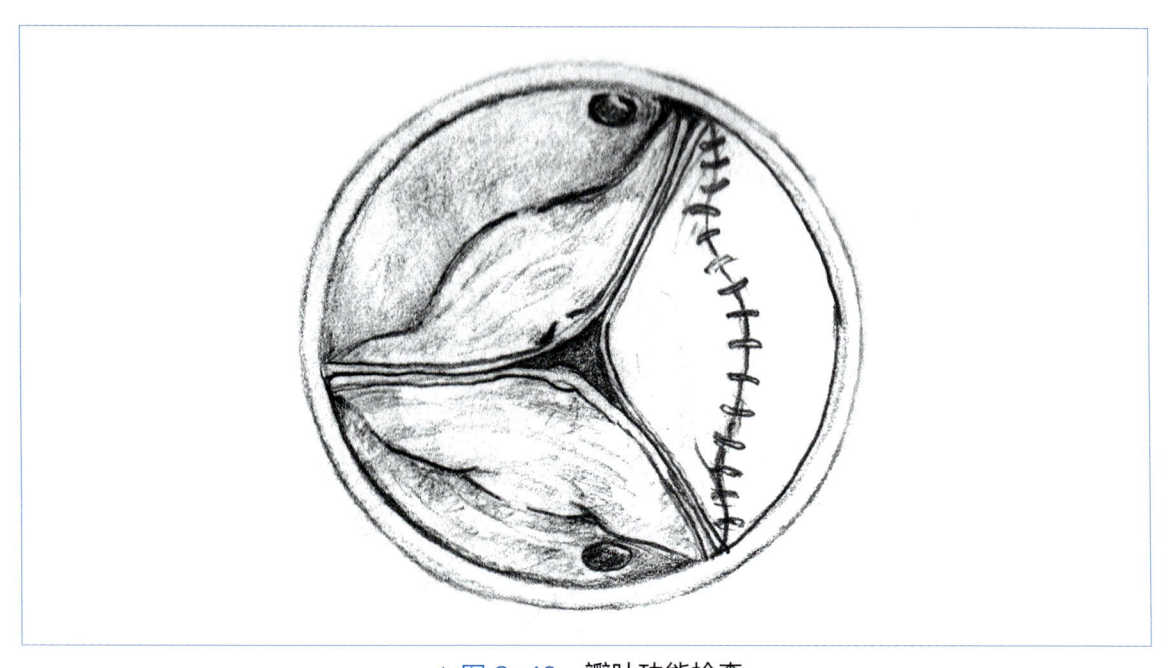

▲ 图 8-42 瓣叶功能检查
重建后的三瓣叶形态正常、启闭良好

（二）带瓣牛颈静脉重建主动脉窦及瓣叶

带瓣牛颈静脉重建主动脉窦及瓣叶的具体操作见图 8-43 和图 8-44。

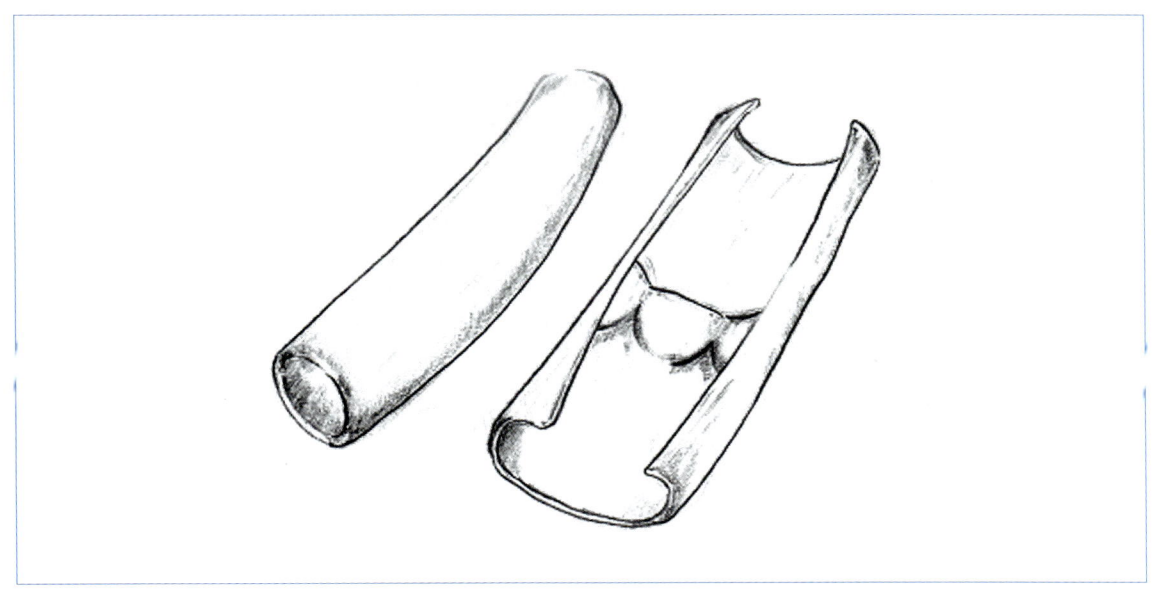

▲ 图 8-43 带瓣牛颈静脉制备
选择合适大小的带瓣牛颈静脉，纵行剖开牛静脉后检查各瓣叶的形态、大小

141

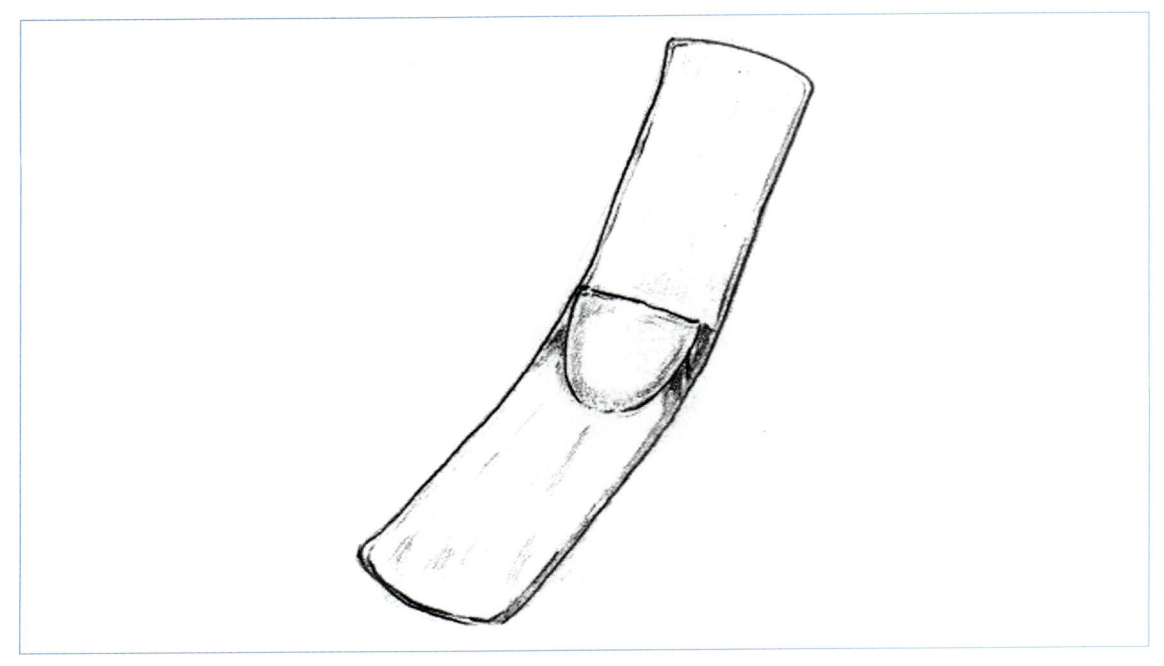

▲ 图 8-44　单瓣叶牛颈静脉

根据测量的窦壁及瓣的大小，裁剪并选择合适的单瓣叶牛颈静脉，如上述方法缝合

（三）部分自体肺动脉主动脉根部置换术（Part-Ross 手术）

1. 检查主动脉根部细小，肺动脉明显增粗（图 8-45）。

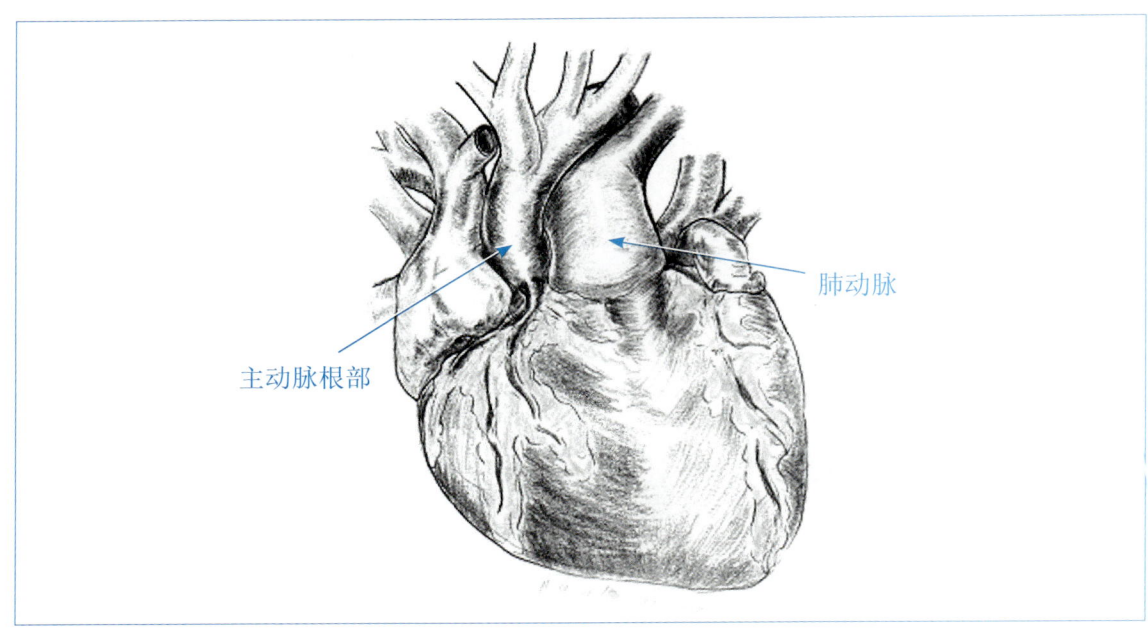

▲ 图 8-45　主动脉根部探查

一般情况下主动脉根部细小，肺动脉明显增粗

Part 8 主动脉根部Ⅲ型病变重建

2. 肺动脉窦及瓣叶显露（图 8-46）。

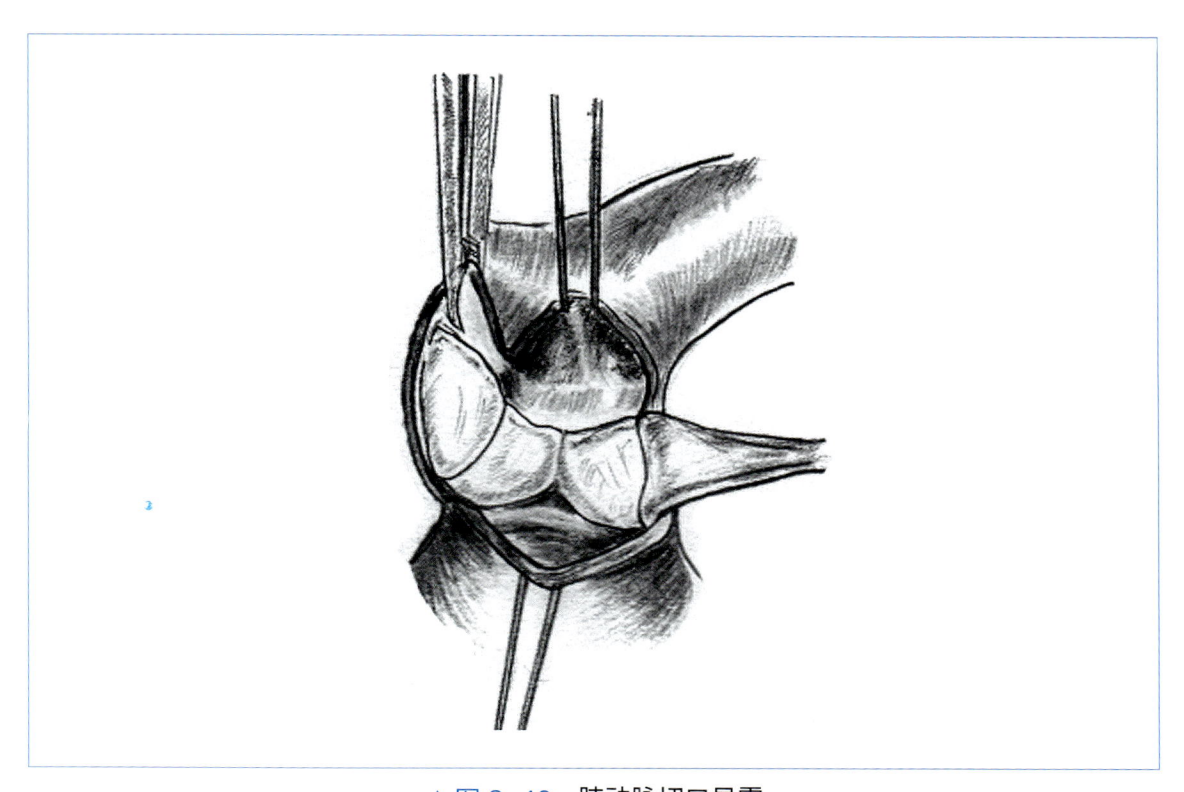

▲图 8-46 肺动脉切口显露
肺动脉窦上方切口悬吊肺动脉壁后显露窦及瓣叶，并选择合适的窦及瓣叶

3. 修剪肺动脉窦及瓣叶（图 8-47）。

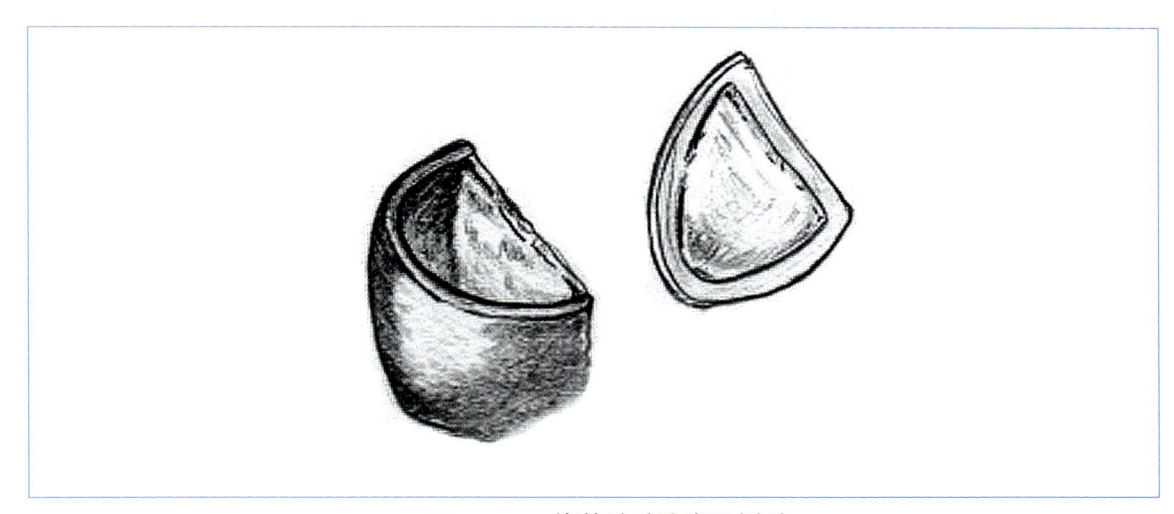

▲图 8-47 修剪肺动脉窦及瓣叶
将合适的肺动脉窦及瓣叶修剪，注意留取合适的缝合缘，并检查其功能

4. 重建主动脉根部（图 8-48）。

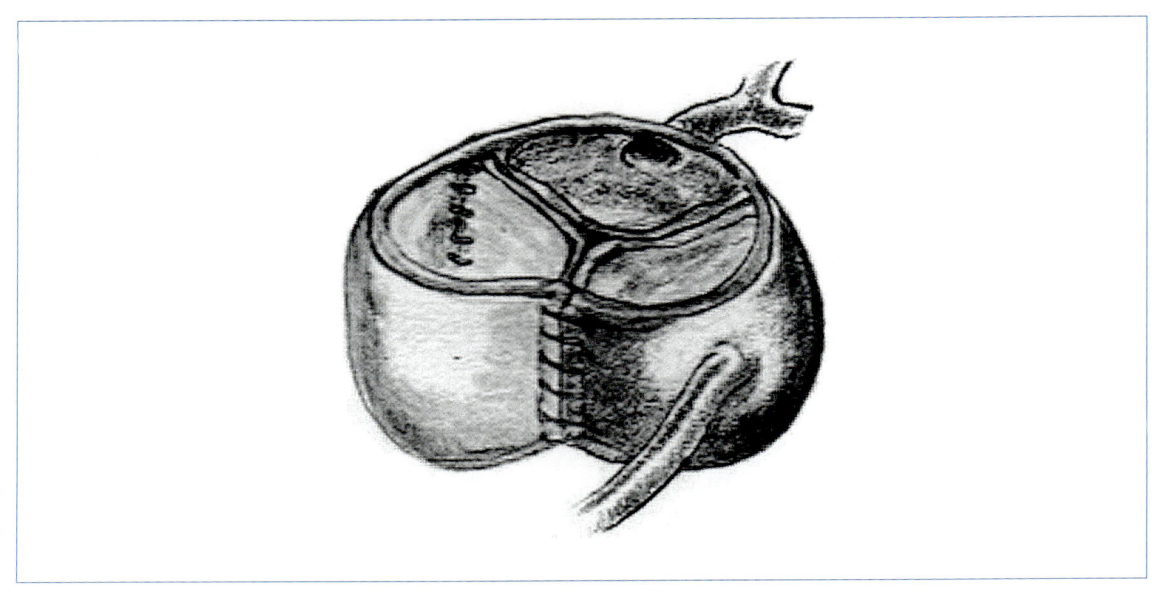

▲ 图 8-48　缝合固定

连续缝合肺动脉窦及瓣叶至主动脉根部，缝合时注意瓣叶的对合高度及闭合功能

5. 重建肺动脉（图 8-49，图 8-50）。

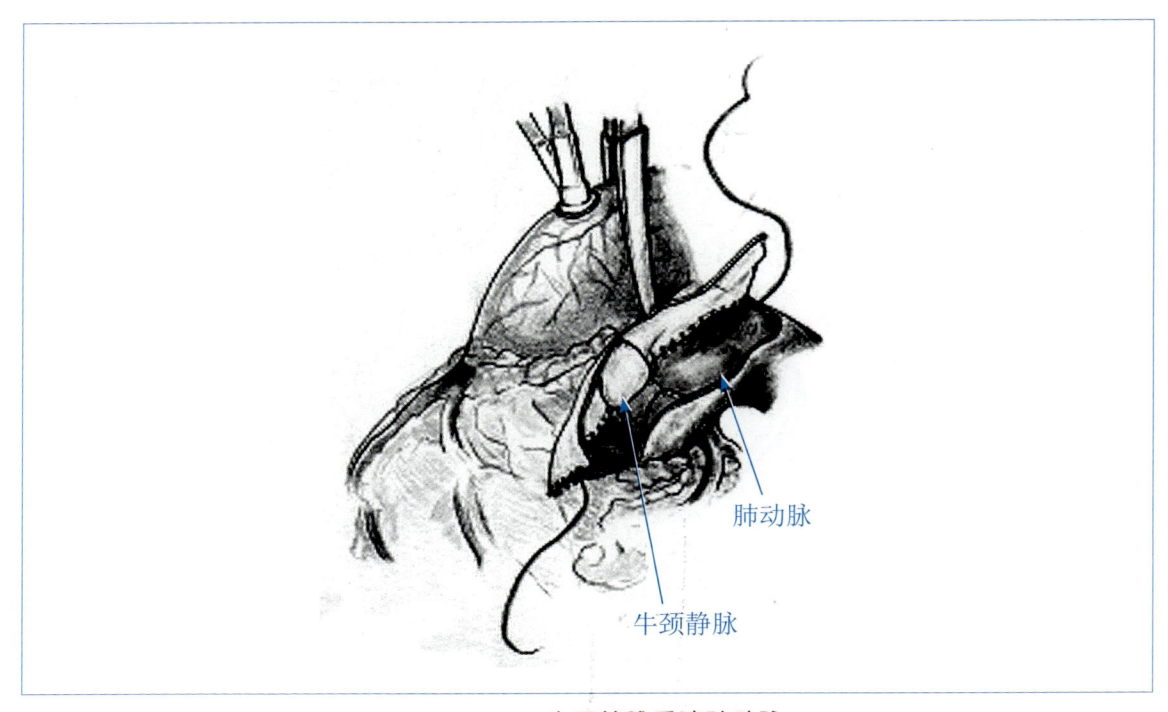

▲ 图 8-49　牛颈静脉重建肺动脉

连续缝合单瓣叶牛颈静脉重建肺动脉，注意将瓣叶置于自体瓣叶位置，以避免瓣膜功能不全

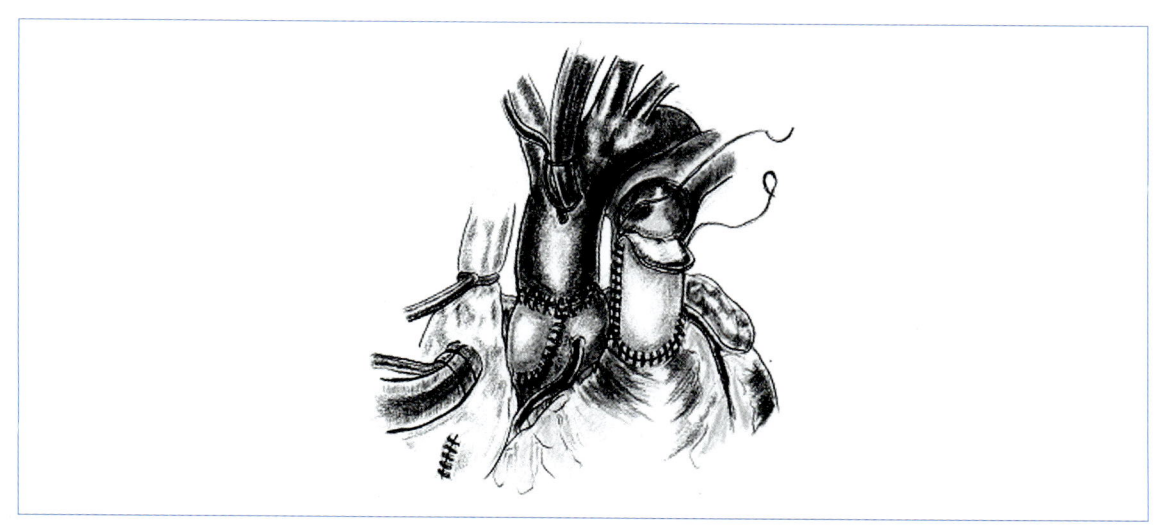

▲ 图 8-50　重建后主动脉根部及肺动脉

（四）Ross 手术

即自体肺动脉主动脉根部置换术 [12, 13]，理论上讲，该手术方式存在以下优点：自体肺动脉瓣具有潜在的生长能力，因此尤其适合于年轻患者；具有良好的血流动力学特性，无阻塞或湍流出现；不会形成血栓，术后不需要进行抗凝治疗。Ross 手术操作复杂，难度比较大，置换后的肺动脉瓣能否经受得住左心室高压所产生的张力，且缺乏长期疗效的结果，故而国内开展较少。

Ross 手术具体操作如下（图 8-51 至图 8-57）。

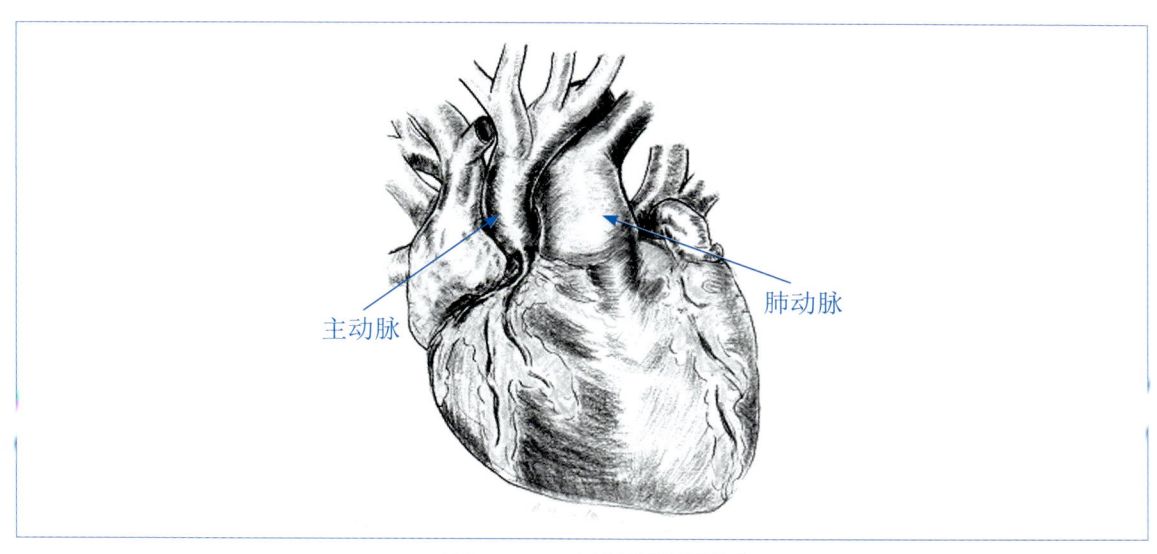

▲ 图 8-51　主动脉根部探查
主动脉根部细小、肺动脉明显增粗

实用主动脉根部重建术 Aortic Root Reconstruction

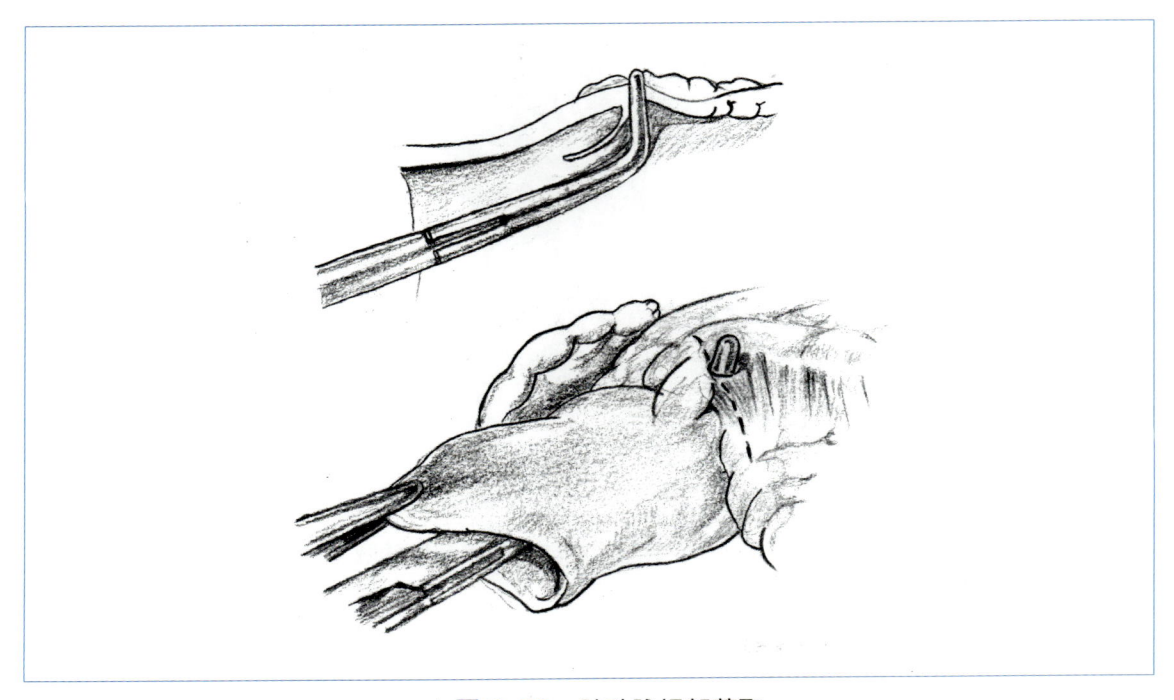

▲ 图 8-52 肺动脉根部获取

直角钳探及肺动脉瓣根部确定切开部位，注意留取缝合缘

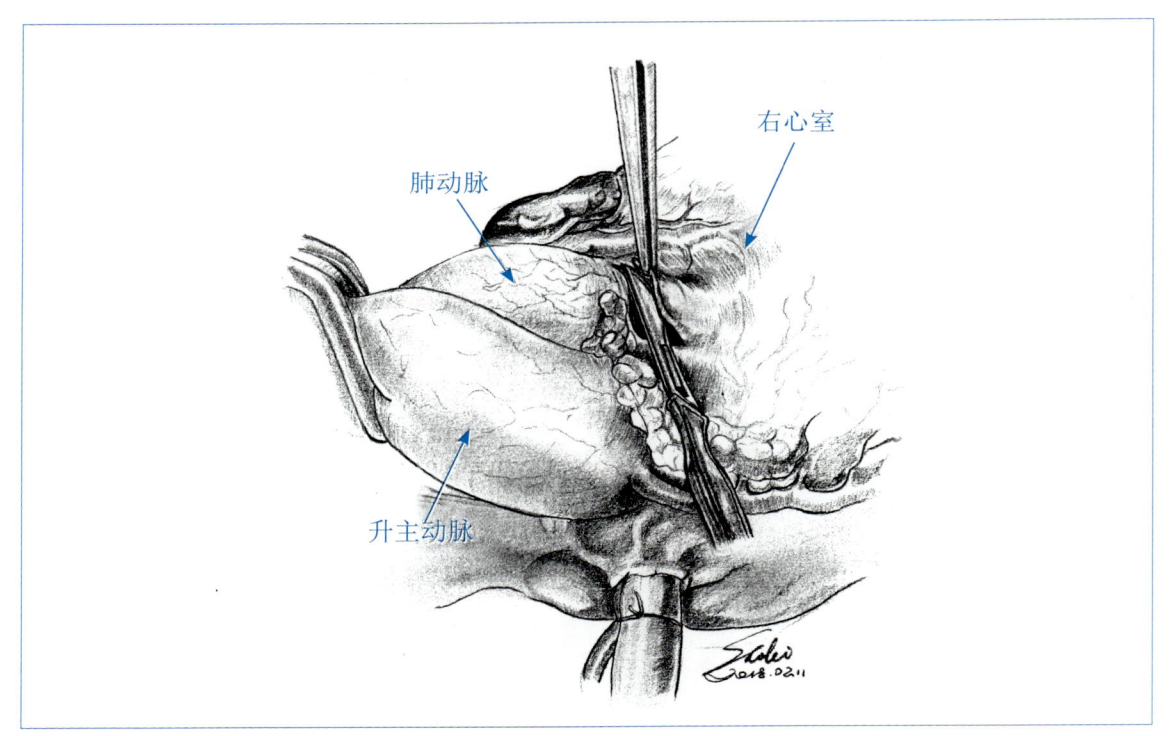

▲ 图 8-53 肺动脉根部的获取

注意切开右心室面时呈斜行，留取缝合缘

Part 8　主动脉根部Ⅲ型病变重建

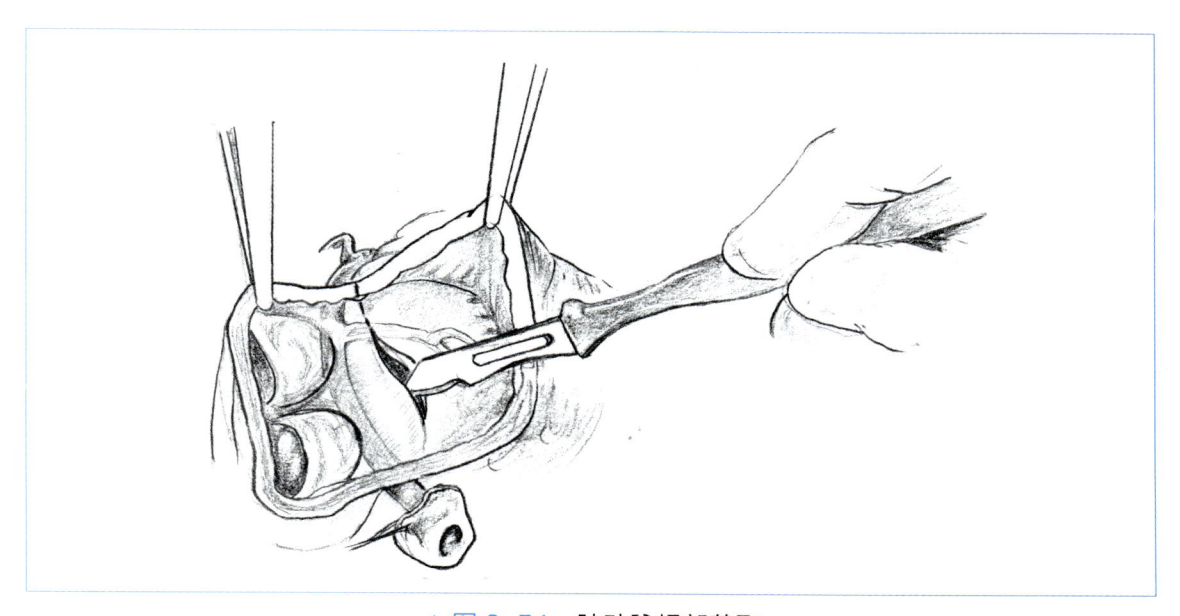

▲ 图 8-54　肺动脉根部获取
注意仔细分离肺动脉瓣根部，勿损伤冠状动脉

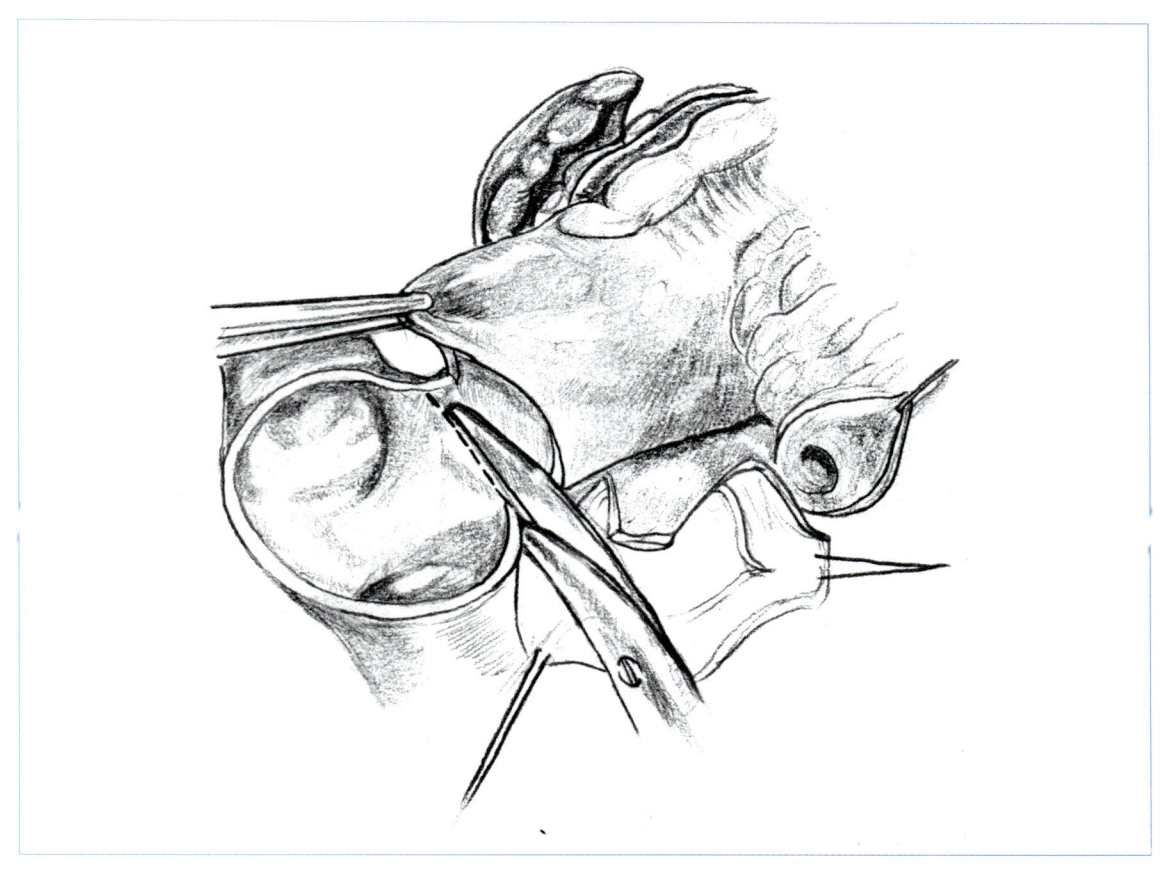

▲ 图 8-55　肺动脉根部获取
肺动脉分叉前切断主肺动脉

147

实用主动脉根部重建术 Aortic Root Reconstruction

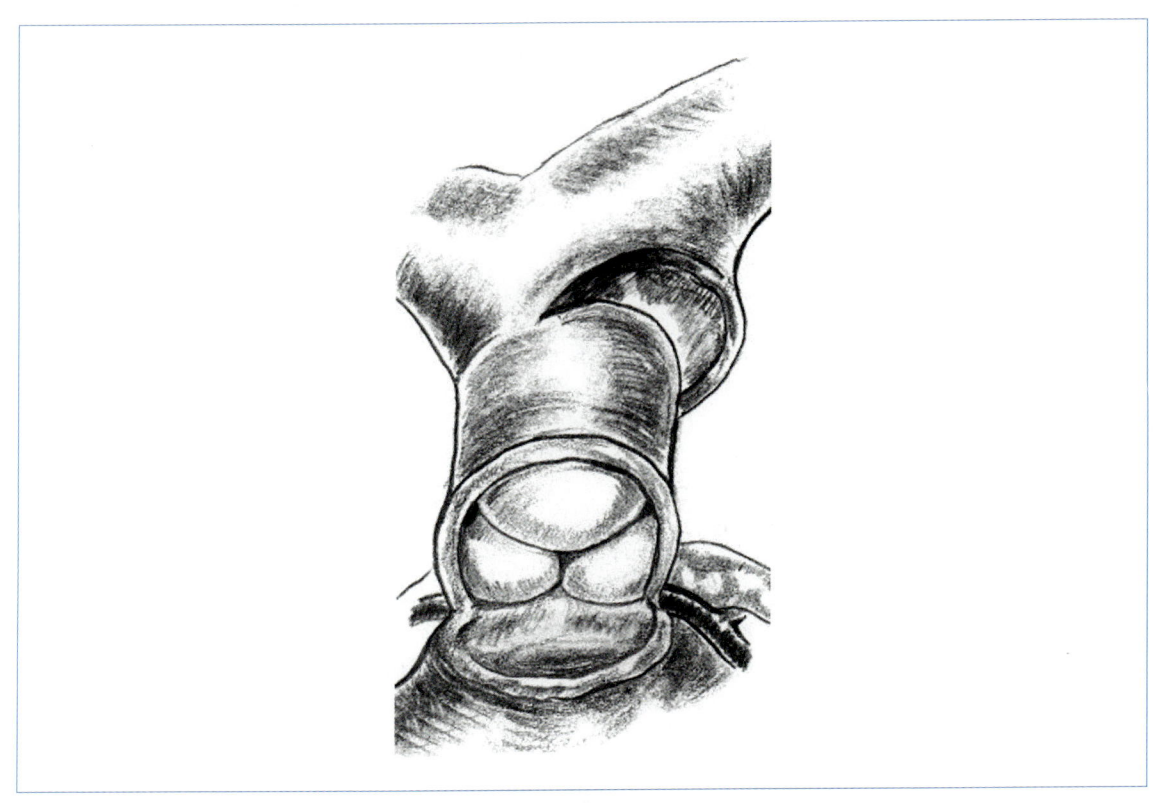

▲ 图 8-56 获取的肺动脉根部

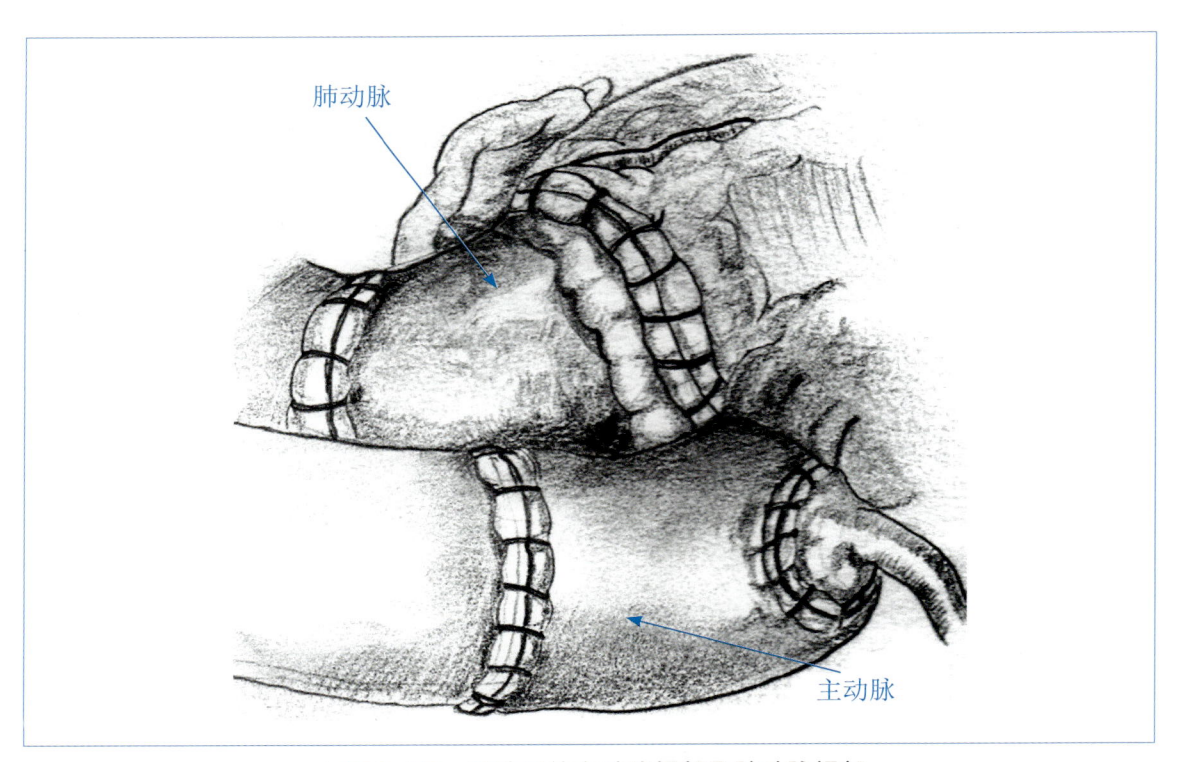

▲ 图 8-57 重建后的主动脉根部及肺动脉根部
将获取的肺动脉根部转移至主动脉根部，图示重建后的主动脉根部及肺动脉根部

Part 8 主动脉根部Ⅲ型病变重建

五、切除主动脉窦和（或）主动脉瓣叶

先天性主动脉瓣四瓣化畸形合并主动脉瓣膜功能障碍，其治疗手段主要是外科手术。对于主动脉瓣病变，大部分行主动脉瓣置换，少部分可以行主动脉瓣修复。主动脉瓣成形术后的近期效果良好，其远期疗效尚需随访[14-16]。现将我院的主动脉瓣修复的方法介绍如下。

1. 切除一个主动脉窦及瓣叶后重建主动脉根部（图8-58至图8-61）。

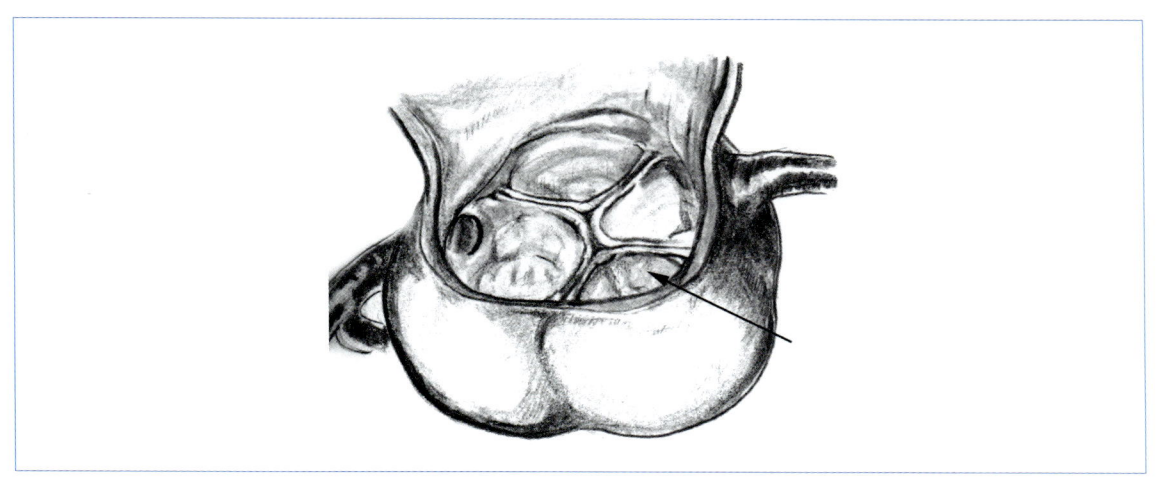

▲ 图 8-58　主动脉根部探查
主动脉根部为四窦四瓣化，箭头示较小的窦和瓣叶

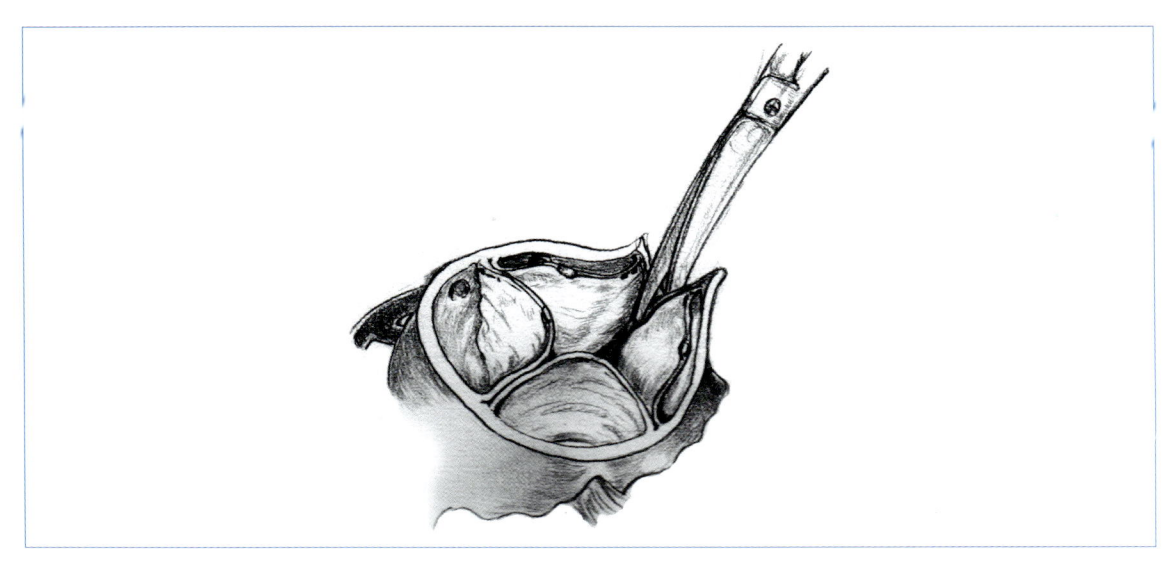

▲ 图 8-59　主动脉根部修剪
切除较小的瓣叶及窦壁，注意勿损伤邻近的瓣叶，并保留约 2mm 的缝合缘

实用主动脉根部重建术 Aortic Root Reconstruction

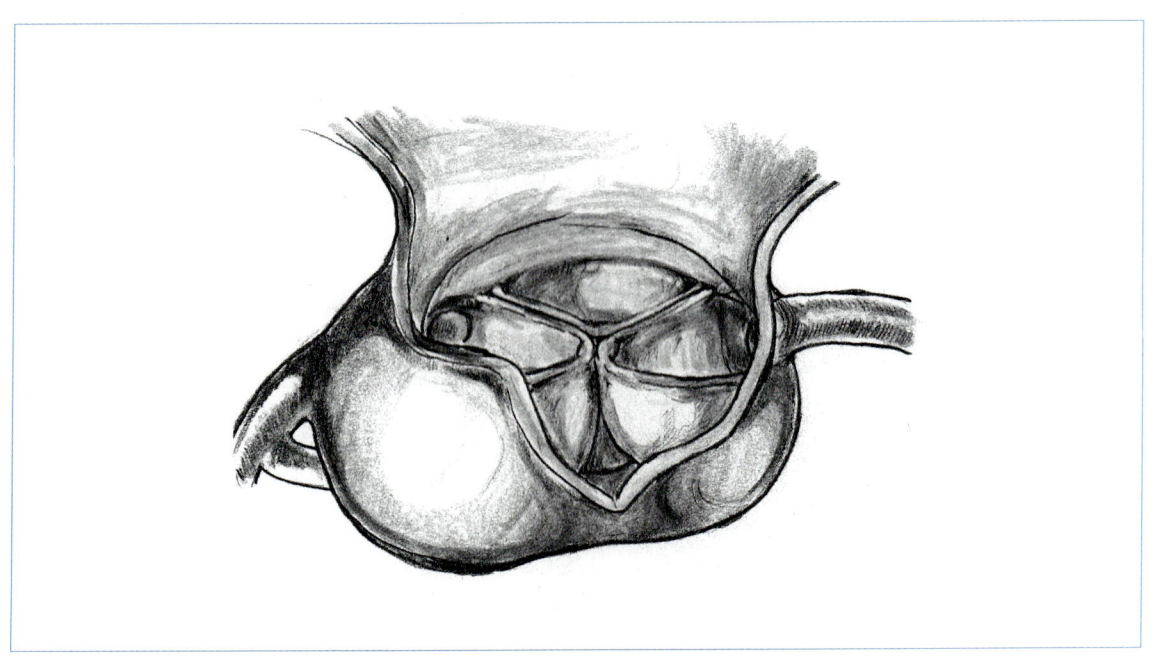

▲ 图 8-60 主动脉根部修剪
切除窦壁及瓣叶后略呈三角形

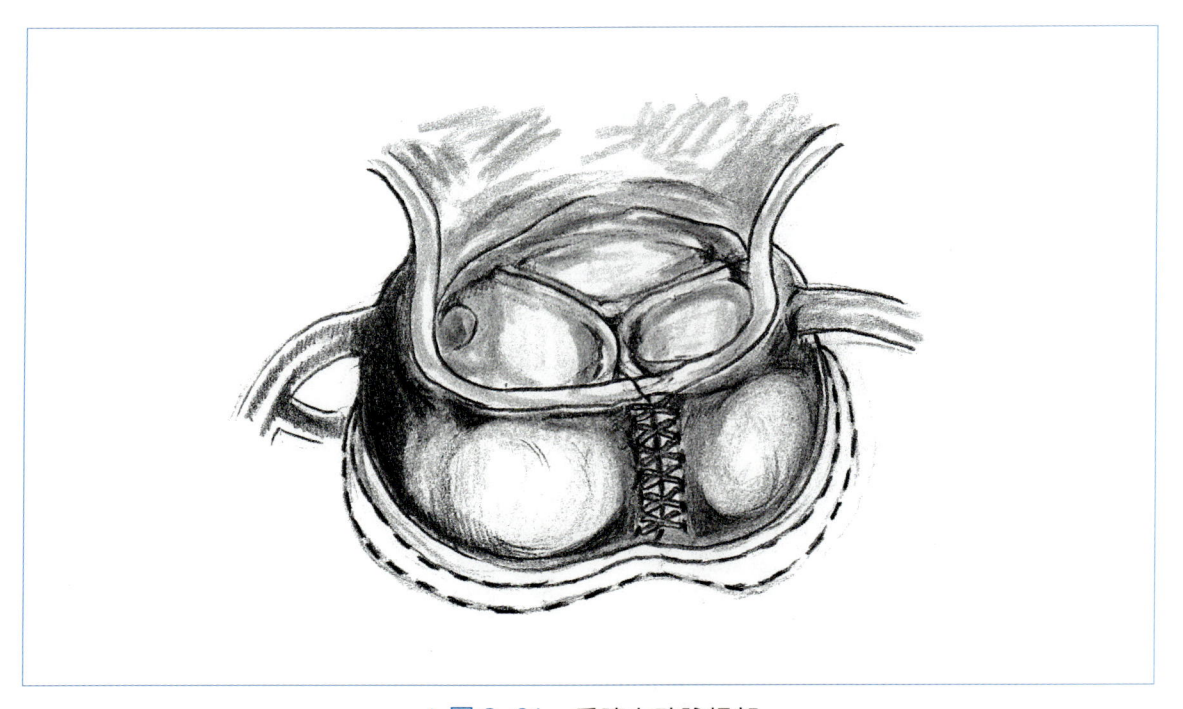

▲ 图 8-61 重建主动脉根部
连续缝合切缘，重建主动脉根部，缝合时注意重建两瓣叶的交界

Part 8　主动脉根部Ⅲ型病变重建

2．切除一个主动脉瓣叶后重建主动脉根部（图 8-62 至图 8-65）。

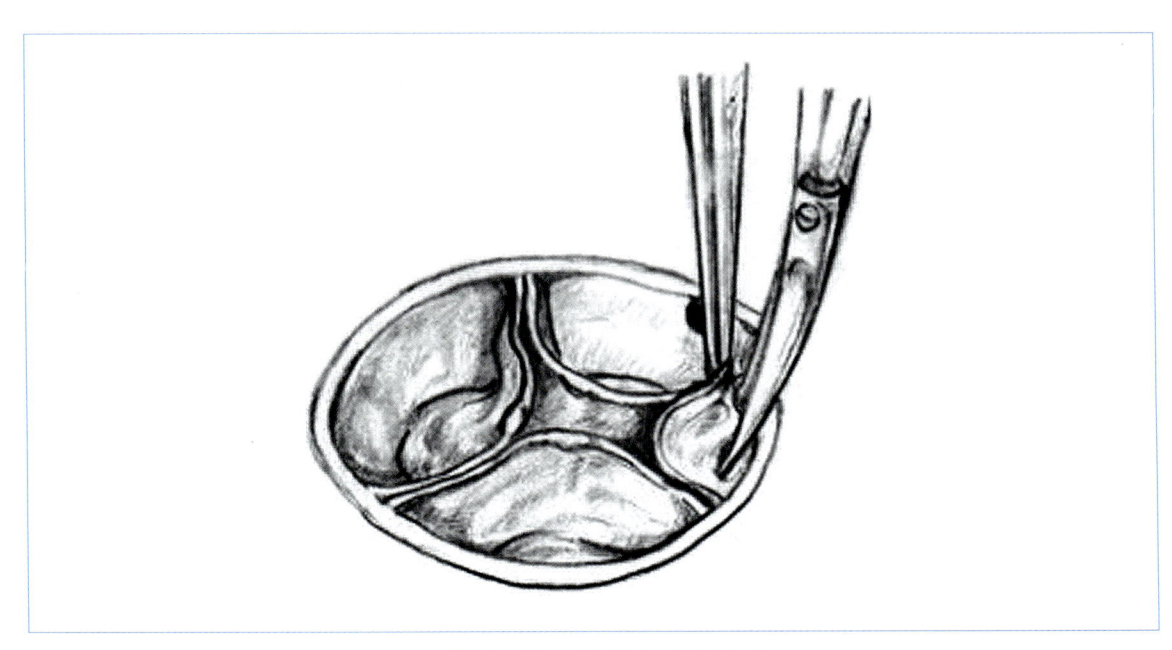

▲图 8-62　修剪主动脉瓣叶
沿主动脉瓣环根部切除较小的主动脉瓣叶

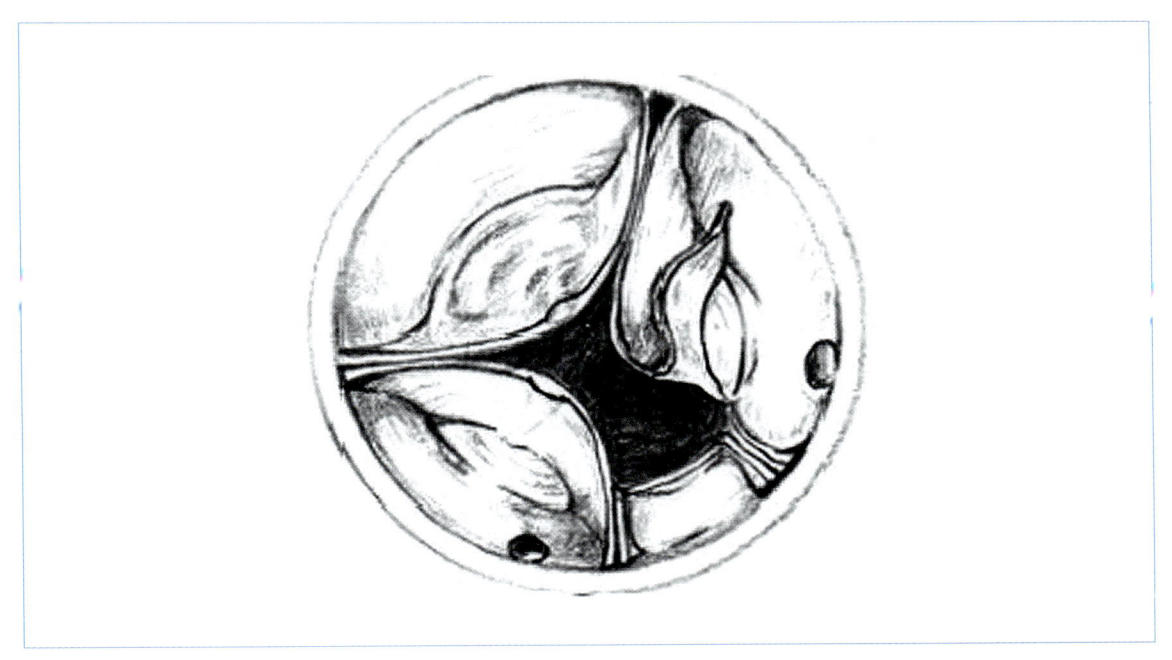

▲图 8-63　修剪主动脉根部
将邻近的瓣叶在交界处分离

151

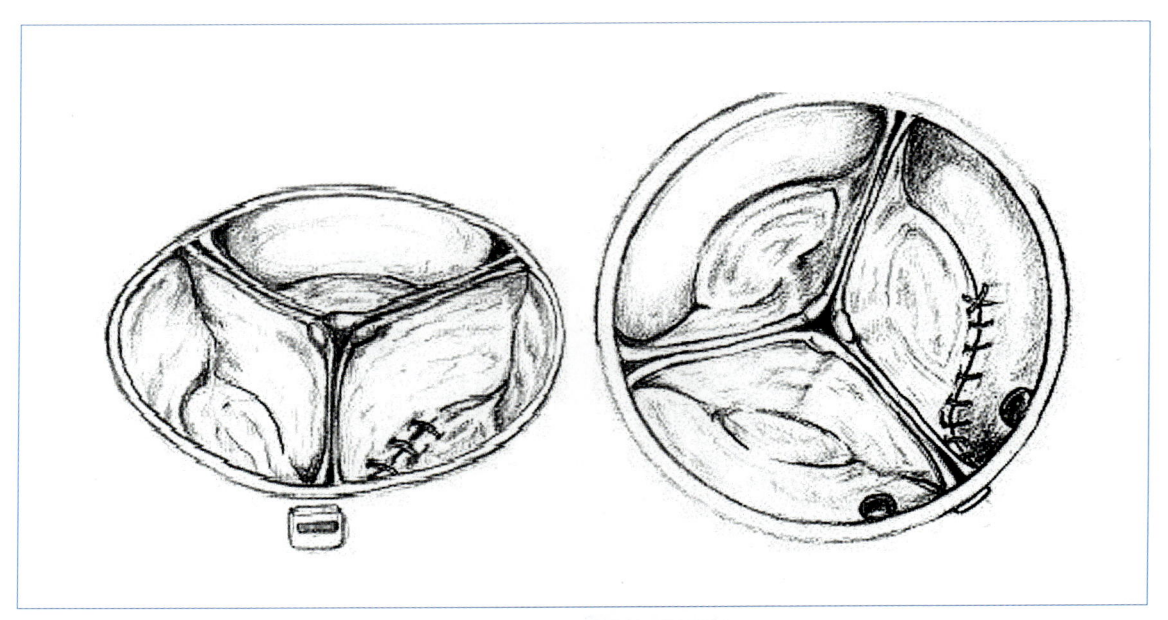

▲ 图 8-64　重建主动脉根部
将游离的瓣叶重新固定在瓣环上，缝合时需注意适当环缩瓣环，交界处需注意加强固定

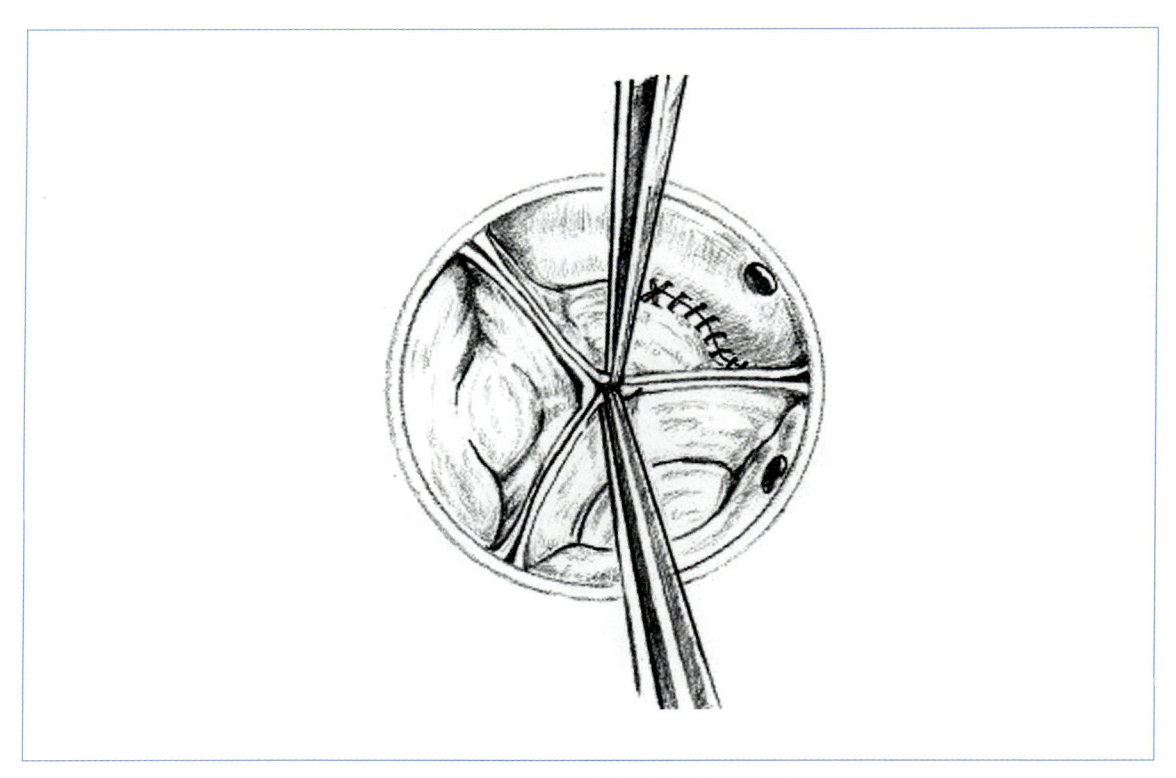

▲ 图 8-65　重建瓣叶功能检测
注意检测重建后的瓣叶对合高度及闭合功能

3. 修剪瓣叶后重建一个瓣叶（图 8-66 至图 8-69）。

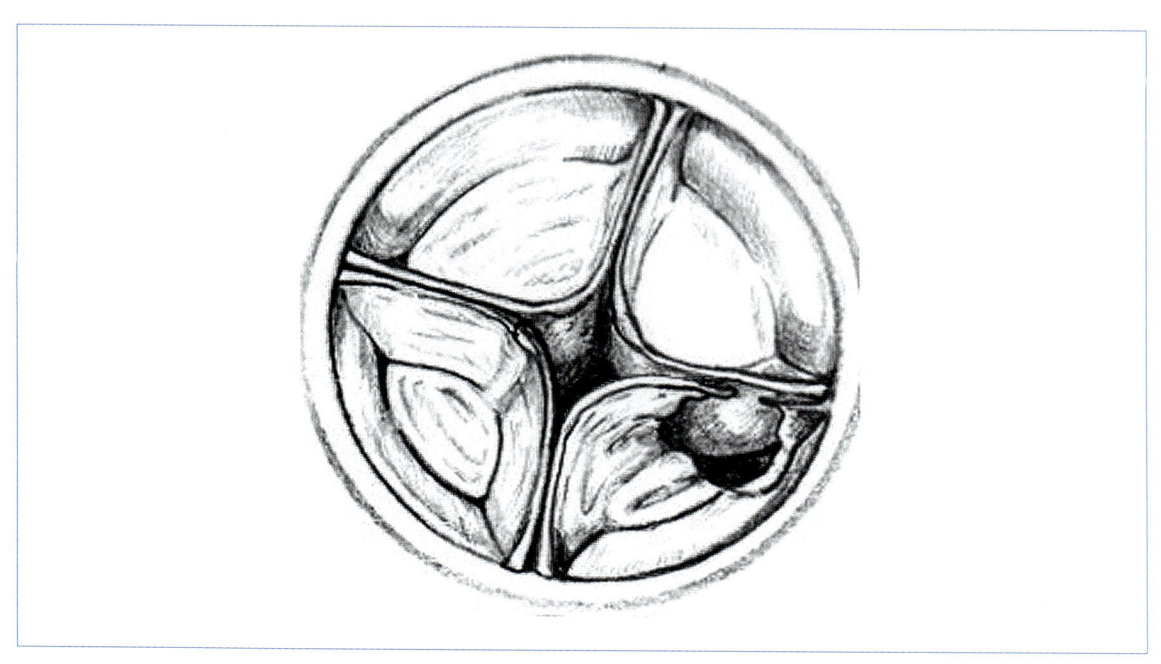

▲图 8-66　主动脉瓣叶探查
图示可见瓣叶较小且伴有穿孔，瓣叶闭合不良

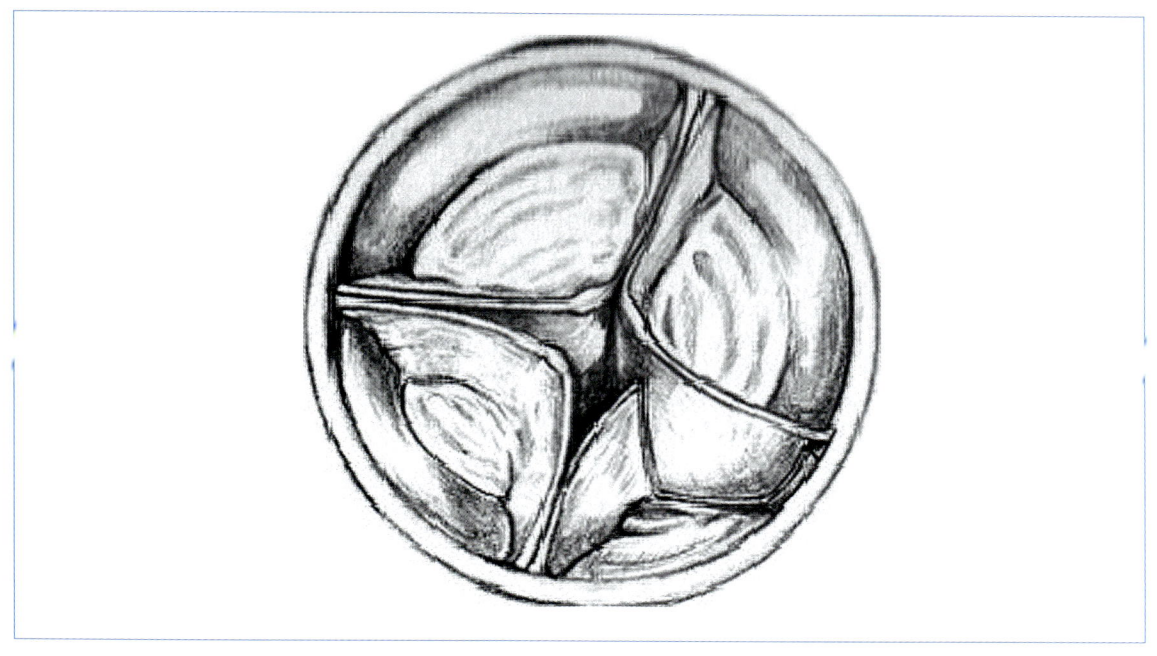

▲图 8-67　瓣叶修剪
将穿孔的瓣叶修剪至瓣环处

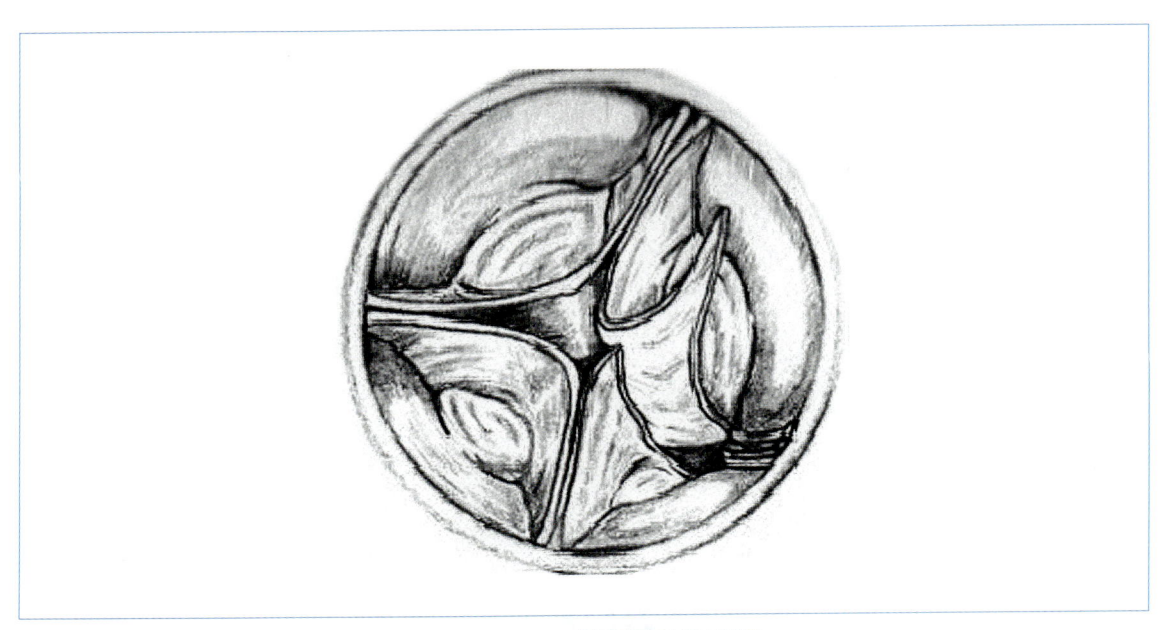

▲ 图 8-68 邻近瓣叶的修剪

将邻近的瓣叶于交界处沿瓣环分离，根据对合高度及对合面积修剪

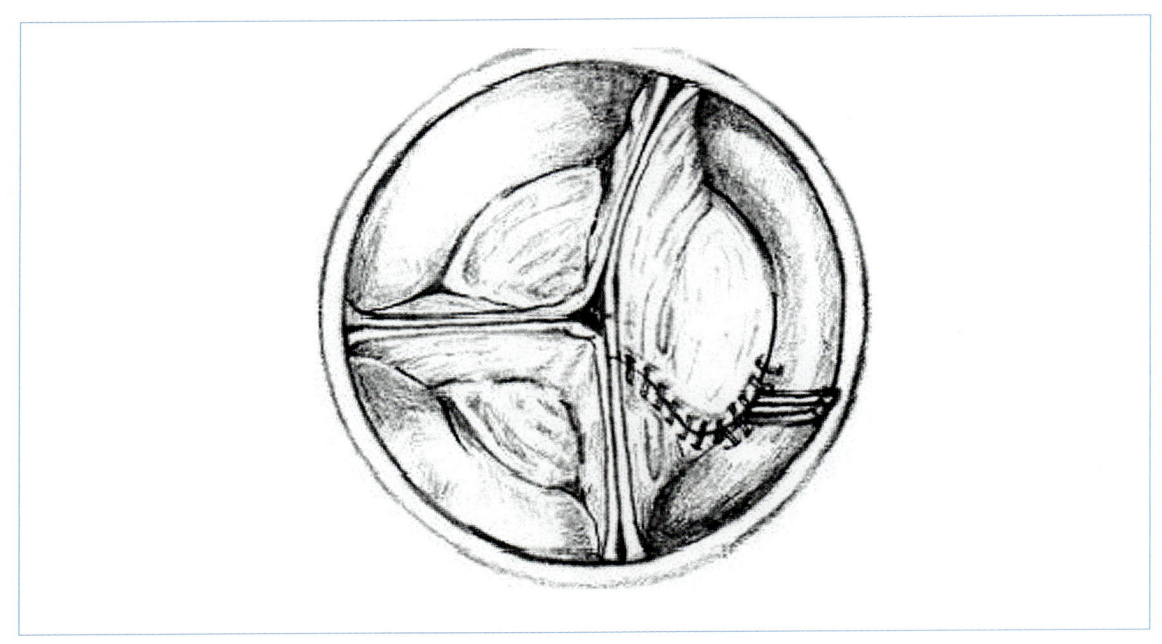

▲ 图 8-69 重建主动脉根部

连续缝合两修剪后的瓣叶，并将其固定至主动脉瓣环，形成三叶式主动脉瓣结构，并检查其对合高度及功能

（宋来春　韩　啸　周　丹　段　立）

参考文献

[1] Durán CM, Alonso J, Gaite L, et al. Long-term results of conservative repair of rheumatic aortic vavle insufficiency[J]. Eur J Cardio-thorac Surg, 1988, 2 (4): 217-223.

[2] Durán C, Kumar N, Gometza B, et al. Indications and limitations of aortic valve reconstruction[J]. Ann Thorac Surg, 1991, 52 (3): 447-453.

[3] Durán CG. Reconstructive techniques for rheumatic aortic valve disease[J]. J Card Surg, 1988, 3 (1): 23-28.

[4] Durán CMG, Gometza B, Kumar N, et al. Aortic valve replacement with freehand autologous pericardium[J]. J Thorac Cardiovasc Surg, 1995, 110: 511-516.

[5] Durán CM, Gometza B, Kuma N, et al. From aortic cusp extension to valve replacement with stentless pericardium[J]. Ann Thorac Surg, 1995, 60: S428-432.

[6] Durán C, Gometza B, Kuma N, et al. Treated bovine and autologous pericardium: surgical technique[J]. J Cardiac Surg, 1995, 10: 1-9.

[7] Al Halees Z, Al Shahid M, Al Sanei A, et al. Up to 16 years follow-up of aortic valve reconstruction with pericardium: a stentless readily available cheap valve? [J]. Eur J Cardiothorac Surg, 2005, 28: 200-205.

[8] 丁芳宝, 梅举, 张宝仁, 等. 主动脉瓣环窄小的二尖瓣和主动脉瓣联合置换术[J]. 中国胸心血管外科临床杂志, 2003, 10 (3): 213-214.

[9] Bleiziffer S, Ali A, Hettich IM, et al.Impact of the indexed effective orifice area on mid-term cardiac-related mortality after aortic valve replacement[J]. Heart, 2010, 96 (11): 865-871.

[10] Head SJ, Mokhles MM, Osnabrugge RL, et al. The impact of prosthesis-patient mismatch on long-term survival after aortic valve replacement: a systematic review and meta-analysis of 34 observational studies comprising 27 186 patients with 133 141 patient-years[J]. Eur Heart J, 2012, 33 (12): 1518-1529.

[11] Coutinho GF, Correia PM, Pauperio G, et al.Aortic root enlargement does not increase the surgical risk and short-term patient outcome[J]. Eur J Cardiothorac Surg, 2011, 40 (2): 441-447.

[12] Ross DB, Trusler GA, Coles JG, et al.Small aortic root in childhood: surgical options[J]. Ann Thorac Surg, 1994, 58 (6): 1617-1624, discusion1625.

[13] Ross DN.Replacement of aortic and mitral valves with a pulmonary autograft[J]. Lancet, 1967, 2 (7523): 956.

[14] Daprati A, Generali T, Arlati F, et al. Quadricuspid Aortic Valve Plasty : Is it worth to repair as an alternative to substitution? [J]. Ann Thorac Surg, 2013, 95 : E7-8.

[15] Schmidt KI, Jeserich M, Aicher D, et al. Tricuspidization of the quasdricuspid aortic valve[J]. Ann Thorac Surg, 2008, 85 : 1087-1089.

[16] Naito K, Ohteki H, Yunoki J, et al. Aortic valve repair for quadricuspid aortic valve associated with aortic regurgitation and ascending aortic aneurysm[J]. J Thorac Cardiovasc Surg, 2004, 128 : 759-760.